Práticas Integrativas e Complementares em Saúde no Tratamento da Dor
Cenário Científico

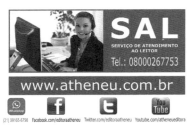

Maria Belén Salazar Posso

Práticas Integrativas e Complementares em Saúde no Tratamento da Dor
Cenário Científico

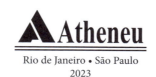

Rio de Janeiro • São Paulo
2023

EDITORA ATHENEU

São Paulo	— *Rua Maria Paula, 123 – 18º andar*
	Tel.: (11) 2858-8750
	E-mail: atheneu@atheneu.com.br
Rio de Janeiro	— *Rua Bambina, 74*
	Tel.: (21) 3094-1295
	E-mail: atheneu@atheneu.com.br

Produção Editorial: *Know-How Desenvolvimento Editorial*
Capa: *Equipe Atheneu*

CIP-BRASIL. CATALOGAÇÃO NA PUBLICAÇÃO
SINDICATO NACIONAL DOS EDITORES DE LIVROS, RJ

P925

Práticas integrativas e complementares em saúde no tratamento da dor : cenário científico / editora Maria Belén Salazar Posso. - 1 ed. - Rio de Janeiro : Atheneu, 2023.
    p. : il. ; 24 cm.)

    Inclui bibliografia e índice
    ISBN 978-65-5586-682-7

    1. Dor - Tratamento. 2. Psicoterapia. 3. Dor - Aspectos fisiológicos. 4. Dor - Aspectos psicológicos. I. Posso, Maria Belén Salazar.

23-82664   CDD: 616.0472
                    CDU: 616.8-009.7

Meri Gleice Rodrigues de Souza - Bibliotecária - CRB-7/6439
23/02/2023   27/02/2023

POSSO, M. B. S.
Práticas Integrativas e Complementares em Saúde no Tratamento da Dor – Cenário Científico

© *Direitos reservados à EDITORA ATHENEU – Rio de Janeiro, São Paulo, 2023*

Editora

Maria Belén Salazar Posso

Enfermeira. Mestre e Doutora em Enfermagem pela Escola de Enfermagem da Universidade de São Paulo (EE-USP). Professora Titular Aposentada do Departamento de Enfermagem da Universidade de Taubaté (UNITAU). Professora Emérita do Centro Universitário em Saúde ABC. Membro do Comitê de Práticas Complementares e Integrativas da Sociedade Brasileira para o Estudo da Dor (SBED). Membro-Editor da *Revista da Sociedade Brasileira de Enfermeiros de Enfermagem em Centro Cirúrgico, Recuperação Anestésica e Centro de Material e Esterilização* (SOBECC).

Colaboradores

Adriana Fernandes de Souza Garcia

Quiropraxista Veterinária. Graduada em Medicina Veterinária pela Universidade Santo Amaro (UNISA). Pós-Graduada em Clínica e Cirurgia Equina, Mestre em Saúde e Bem-Estar Animal e Pós-Graduada em Acupuntura Veterinária pelo Qualittas. Titular da equipe Garcia e Neubauer Veterinárias Associadas (GVETS).

Ana Lúcia Gargione Galvão de Sant'Anna

Enfermeira. Mestre em Engenharia Biomédica pela Universidade do Vale do Paraíba (UNIVAP). Doutora em Ciências pela Escola Paulista de Enfermagem da Universidade Federal de São Paulo (EPE-UNIFESP). Professora da Faculdade de Educação em Ciências da Saúde (FECS) do Hospital Alemão Oswaldo Cruz (São Paulo). Membro da Diretoria (Secretária) e do Comitê de Ensino e Pesquisa em Enfermagem Perioperatória (CEPEP) da Associação Brasileira de Enfermeiros de Centro Cirúrgico, Recuperação Anestésica e Centro de Material e Esterilização (SOBECC).

Ana Mary de Freitas Siqueira Cervantes

Mestrado em Música pelo Conservatório Brasileiro de Música – Centro Universitário (CBM-CeU). Curso Técnico em Música (Piano) pelo Conservatório Musical Villa Lobos (Adamantina, SP). Licenciatura Plena em Pedagogia pela Faculdade de Ciências e Letras de Adamantina (FAFIA). Especialização em Composição Musical pela Faculdade de Música Carlos Gomes (FMCG). Especialização em Psicopedagogia pelo Centro Universitário Moura Lacerda (Ribeirão Preto, SP). Mestrado em Música – Educação Musical (CBM) pela Universidade Federal do Rio de Janeiro (UFRJ). Especialização em Educação Especial pelo Centro Universitário Claretianos (Batatais, SP). Especialização em Piano Clássico pela FMCG. Licenciatura Plena em Música pela Universidade Metropolitana de Santos (UNIMES). Especialização em Regência de Coral pelo Centro Universitário – Conservatório Brasileiro de Música do Rio de Janeiro. Doutorado em Educação Musical pela Universidad Internacional Iberoamericana (UNINI). Autora de vários métodos de música para órgão eletrônico e piano e de diversos álbuns. Cursos ministrados no Brasil e no Exterior. Diretora e mantenedora do Colégio Cervantes (Ribeirão Preto, SP).

Ayne Murata Hayashi

Mestre e Doutora pelo Departamento de Cirurgia da Faculdade de Medicina Veterinária e Zootecnia da Universidade de São Paulo (FMVZ-USP). Especialista em Acupuntura Veterinária certificada pelo Conselho Federal de Medicina Veterinária (CFMV), Associação Brasileira de Acupuntura Veterinária (ABRAVET) e Sociedade Internacional de Acupuntura Veterinária (IVAS). Docente de Pós-Graduação no Departamento de Cirurgia da FMVZ-USP.

Carmencita Ignatti

Enfermeira. Doutora em Ciências da Saúde pela Universidade Federal do Estado de São Paulo (UNIFESP). Mestre em Filosofia da Educação pela Universidade Metodista de São Paulo. Especialista em Saúde Pública pela Escola de Enfermagem de Ribeirão Preto da Universidade de São Paulo (EERP-USP). Formada em Administração Hospitalar pelo Centro Universitário São Camilo; em Enfermagem do Trabalho pela Universidade Federal de São Carlos (UFSCar); e em Terapia Floral pela Universidade Federal do Rio de Janeiro (UFRJ). Membro da Câmara Técnica do Grupo de Trabalho de Práticas Integrativas e Complementares em Saúde de Mato Grosso do Sul e Rede Práticas Integrativas e Complementares em Saúde (Brasil).

Charlize Kessin de Oliveira Sales

Médica pela Faculdade de Medicina da Universidade Federal da Bahia (UFBA). Especialista em Anestesiologia pela Sociedade Brasileira de Anestesiologia (SBA); em Anestesia Pediátrica pelo Hôpital Saint-Vicent (Paris, França); em Anestesia Fetal e Obstétrica pela University of California (San Francisco, Estados Unidos). Médica em Missão Cirúrgica com a ONG Médicins Sans Frontières (Médicos sem Fronteiras). Atuação em Dor na Associação Médica Brasileira (AMB); em Cuidados Paliativos pelo Instituto Pallium (Buenos Aires, Argentina, e University of Cambridge, Inglaterra). Especialização em Bases da Medicina Integrativa pelo Instituto Israelita de Ensino e Pesquisa Albert Einstein (IIEPAE). Formação em Medicina Antroposófica pela Associação Brasileira de Medicina Antroposófica (ABMA). Médica Assistente da Divisão de Anestesia do Hospital das Clínicas da Faculdade de Medicina da Universidade de São Paulo (HCFMUSP).

Denise Giarelli Alario

Graduada em Enfermagem pela Faculdade de Enfermagem do Hospital Israelita Albert Einstein (FEHIAE). Especialista em Terapia Floral pela Escola de Enfermagem da Universidade de São Paulo (EE-USP) e em Obstetrícia pela Universidade Federal de São Paulo (UNIFESP). Acupunturista e Terapeuta Biomagnetista. Empresária e Empreendedora em Práticas Integrativas e Complementares em Saúde (PICS). Facilitadora em Florais de Bach Healing Herbs® para a Formação Internacional no Brasil.

Glaucia Cerioni

Expert em Práticas Integrativas e Complementares em Saúde (PICS). Graduada em Gestão Hospitalar. Professora de Reiki, idealizadora da escola Reikilibrar® e do método lúdico de Reiki para Crianças. Professora de Professores de Electromagnetic Field (EMF) Balancing Technique® (Estados Unidos). Pesquisadora da energia Tachyon e profissional da técnica Superluministic (Alemanha). Técnica em Bioeletrografia Digital Imagem Eletrofotônica, Gas Discharge Visualization (EPI-GDV) Padrão Korotkov (Rússia).

Guilherme Peniche

Graduado em Naturologia pela Universidade Anhembi Morumbi (UAM). Mestre em Ciências da Saúde pelo Programa em Saúde do Adulto (PROESA) da Universidade de São Paulo (USP). Professor do Curso de Pós-Graduação em Arteterapia e Mitologia Criativa da Universidade Paulista (UNIP). Representante Discente do PROESA frente ao Departamento de Enfermagem Cirúrgica da Universidade de São Paulo (EE-USP). Representante da EE-USP na Associação de Pós-Graduandos do Estado de São Paulo. Membro do Grupo de Pesquisa em Práticas Complementares e Integrativas na Saúde (GEPACS). Atua, com a Federação Paulista de Ginástica Artística, na prevenção de lesões e na promoção de saúde em competições em todo o território nacional. Colaborador da UAM na supervisão de estágios eletivos em esportes (desde 2012).

José Oswaldo de Oliveira Júnior

Médico Neurocirurgião. Doutor e Pós-Doutor. Atua na Central da Dor e Estereotaxia do A.C. Camargo Cancer Center (São Paulo, SP).

Juliane de Macedo Antunes

Doutora em Ciências do Cuidado em Saúde pela Universidade Federal Fluminense (UFF). Chefe de Enfermagem da Clínica de Dor do Instituto Nacional de Traumatologia e Ortopedia do Ministério da Saúde (INTO-MS). Associada da Sociedade Brasileira para o Estudo da Dor (SBED). Membro dos Comitês de Práticas Integrativas e Complementares, Segurança do Paciente e Dor e de Enfermagem da SBED.

Leonice Fumiko Sato Kurebayashi

Enfermeira Acupunturista. Mestrado, Doutorado e Pós-Doutorado em Práticas Integrativas e Complementares pela Escola de Enfermagem da Universidade de São Paulo (EE-USP). Proprietária do Instituto de Terapia Integrada e Oriental. Coordenadora de Pós-Graduação em Acupuntura e Massagem. Pesquisadora pelo Grupo de Estudos de Práticas Integrativas e Complementares da EE-USP. Educadora com mais de 30 anos de experiência clínica na área de Práticas Integrativas e Complementares, atuando em Acupuntura, Auriculoterapia, Fitoterapia Chinesa, Moxabustão, Ventosa, Reiki e Astrologia.

Ludmilla Garcia Lacerda Dornellas

Referência Técnica da Coordenação de Atenção Integral à Saúde do Adulto e Idoso da Prefeitura de Belo Horizonte, MG. Residência em Medicina da Dor no Hospital das Clínicas da Universidade Federal de Minas Gerais (HC-UFMG) e Residência em Clínica Médica no Hospital César Leite (Manhuaçu, MG). Membro Fundador e atual Secretária do Comitê de Espiritualidade e Dor da Sociedade Brasileira para o Estudo da Dor (SBED). Graduada em Medicina pela Faculdade de Ciências Médicas e da Saúde de Juiz de Fora (FCMS-JF; SUPREMA).

Marcia Fernandes

Gestora de Negócios pela Universidade Nove de Julho (UNINOVE). *Coach* em Resiliência — *Leader Coach/Personal & Professional Coaching*. Mestre Professora de Reiki Usui e Tibetano. Psicanalista e Espiritualista. Terapeuta em Linguagem do Corpo.

Márcia Zotti Justo Ferreira

Graduação em Enfermagem pela Universidade Federal de São Paulo (UNIFESP). Especialização, Aperfeiçoamento e Mestrado em Terapia Floral pela Escola de Enfermagem da Universidade de São Paulo (EE-USP). Doutorado em Ventilação Mecânica e Pós-Doutorado em Engenharia Biomédica pela Faculdade de Engenharia Elétrica e de Computação da Universidade Estadual de Campinas (UNICAMP).

Maria Fernanda Muniz Ferrari

Enfermeira. Graduada pela Universidade Federal Fluminense (UFF). Pós-Graduada em Qualidade em Saúde: Gestão e Acreditação pela Pontifícia Universidade Católica do Rio de Janeiro (PUC-Rio). Mestre em Ensino na Saúde pela UFF. Doutoranda em Ciências do Cuidado em Saúde pela UFF. Membro do Comitê de Práticas Integrativas e Complementares da Sociedade Brasileira para o Estudo da Dor (SBED). Membro da Câmara Técnica de Enfermagem no Manejo da Dor do Conselho Regional de Enfermagem do Rio de Janeiro (COREN-RJ).

Maria Inês Rosselli Puccia

Doutora em Ciências pelo Programa Interunidades de Doutoramento em Enfermagem da Universidade de São Paulo (USP). Mestre e Especialista em Saúde Pública pela Faculdade de Saúde Pública da Universidade de São Paulo (FSP-USP). Especialista em Gestão Pública pela Universidade Federal de São Paulo (UNIFESP). Especialista em Educação a Distância e em Neurociência e Psicopedagogia pela Universidade Paulista (UNIP). Graduada em Enfermagem pela UNIFESP. Professora Assistente do Curso de Graduação em Enfermagem do Centro Universitário da Faculdade de Medicina do ABC (FMABC). Consultora em projetos e ações relacionadas à saúde materna e infantil. Instrutora de Mindfulness para estresse e saúde, acreditada pelo RespiraVida Breathworks (Espanha/Reino Unido). Membro da Diretoria da Associação Brasileira de Obstetrizes e Enfermeiros Obstetras do Estado de São Paulo (ABENFO/SP), Gestão 2022-2024. Editora Associada da revista *Human Reproduction Archives*.

Maria Teresa de Mello Rego Souto

Médica Veterinária. Doutora em Ciências pela Faculdade de Medicina da Universidade de São Paulo (FMUSP). Mestre em Ciências pela Faculdade de Medicina Veterinária e Zootecnia da Universidade de São Paulo (FMVZ-USP). Membro do Comitê de Dor em Medicina da Sociedade Brasileira para o Estudo da Dor (SBED).

Marina Barbosa de Almeida

Bacharel em Naturologia Aplicada pela Universidade do Estado de Santa Catarina (UDESC). Pós-Graduada em Acupuntura pelo Instituto Superior de Ciências da Saúde/Instituto Mineiro de Acupuntura e Massagens (INCISA/IMAM). Fisioterapeuta pela UDESC. Pós-Graduada em Dor pela Faculdade Israelita de Ciências da Saúde Albert Einstein (FICSAE).

Marina de Góes Salvetti

Graduada em Enfermagem pela Escola de Enfermagem da Universidade de São Paulo (EE-USP). Mestre em Enfermagem na Saúde do Adulto pela EE-USP, com aprimoramento em Terapia Comportamental-Cognitiva pelo Instituto de Psiquiatria da Faculdade de Medicina da Universidade de São Paulo (IPq-FMUSP). Doutora em Ciências pelo Programa de Pós-Graduação em Enfermagem na Saúde do Adulto da EE-USP. Pós-Doutorado em Enfermagem pela Universidade Federal do Rio Grande do Norte (UFRN). Professora Associada do Departamento de Enfermagem Médico-Cirúrgica da EE-USP. Docente do Programa de Pós-Graduação em Enfermagem na Saúde do Adulto e do Programa de Mestrado Profissional Interunidades em Formação Interdisciplinar em Saúde da EE-USP.

Patrícia Bonifácio Flôr

Graduada em Medicina Veterinária pela Universidade de São Paulo (USP). Mestre em Clínica Cirúrgica Veterinária pela USP. Aperfeiçoamento em Programa de Aperfeiçoamento de Ensino pela USP. Especialização em Avaliação e Tratamento da Interdisciplinar da Dor pelo Hospital das Clínicas da Faculdade de Medicina da USP (HCFMUSP).

Paulo Rzezinski

Médico-Psiquiatra pelo Instituto de Psiquiatria da Universidade Federal do Rio de Janeiro (UFRJ). Pós-Graduado em Neurologia pela Escola Médica Carlos Chagas da Pontifícia Universidade Católica do Rio de Janeiro (PUC-Rio). Membro Associado da Sociedade Psicanalítica do Rio de Janeiro (SPRJ), com o Título de Especialista em Psicanálise. Membro Associado da Federação Brasileira de Psicanálise (FEBRAPSI) e da International Psychoanalytical Association (IPA; Londres).

Priscila Medeiros de Freitas

Graduação em Enfermagem pela Universidade São Francisco (USF). Mestrado pelo Programa Interdisciplinar em Ciências da Saúde da Universidade Federal de São Paulo (UNIFESP). Doutorado pelo Departamento de Neurologia, área de concentração Neurociências e Ciências do Comportamento, da Faculdade de Medicina de Ribeirão Preto da Universidade de São Paulo (FMRP-USP). Pós-Doutoranda do Departamento de Farmacologia pela FMRP-USP. Membro do Centro Multiusuário de Neuroeletrofisiologia (EMU/FAPESP) na FMRP-USP, situado no Departamento de Cirurgia e Anatomia. Membro da American Association of Neuroscience Nurses (AANN). Membro do Comitê de Práticas Integrativas e Complementares na Dor (COMPICS) da Sociedade Brasileira para o Estudo da Dor (SBED).

Renata Seixas Machado

Hipnoterapeuta Ericksoniana pelo Instituto Milton Erickson de Petrópolis (IMHEP) e Santa Casa de Misericórdia do Rio de Janeiro. Mestre em Saúde e Tecnologia no Espaço Hospitalar pela Universidade Federal do Estado do Rio de Janeiro (UNIRIO). Membro do Comitê de Práticas Integrativas e Complementares em Saúde da Sociedade Brasileira para o Estudo da Dor (SBED).

Renato Leonardo de Freitas

Graduação em Ciências Biológicas pelo Centro Universitário Barão de Mauá. Aperfeiçoamento e Iniciação Científica no Departamento de Morfologia e no Departamento de Farmacologia na Faculdade de Medicina de Ribeirão Preto da Universidade de São Paulo (FMRP-USP). Mestrado, Doutorado e Pós-Doutorado em Ciências Biológicas (Farmacologia) pela FMRP-USP. Diretor do Centro Multiusuário de Neuroeletrofisiologia (CMN). Orientador e responsável pela Disciplina de Pós-Graduação Fundamentos de Neurociências e Psicofarmacologia da Dor Física e Emocional, no Programa de Pós-Graduação em Neurologia e Neurociências (PPGNCC). Professor Colaborador no Departamento de Cirurgia e Anatomia da FMRP-USP. Fundador do Instituto Brasileiro de Neurociências Cognitiva e Comportamental (IBNCC). Colaborador internacional entre projetos e linhas de pesquisa. Estagiário no Department of Experimental Medicine, Division of Pharmacology, University of Campania L. Vanvitelli (Nápoles, Itália). Colaborador internacional da Neurobiological Psychiatry Unit da McGill University (Canadá) e da Marburg University (Alemanha). Coordenador do Comitê de Pesquisa Básica em Dor e Membro do Comitê de Educação e Dor da Sociedade Brasileira para o Estudo da Dor (SBED). Editor de área da *Revista Brasileira de Extensão Universitária* e Membro do Corpo Editorial da *World Journal of Neuroscience e da Brazilian Journal of Pain.* Pesquisador, principalmente nos temas: aspectos cognitivos, comportamentais e emocionais relacionados às comorbidades neurológicas (Parkinson e catalepsia) e psiquiátricas (ansiedade, pânico e depressão), bem como dor crônica e neuropática.

Rosemeire Sartori de Albuquerque

Professora Livre-Docente da Escola de Artes, Ciências e Humanidades da Universidade de São Paulo (EACH-USP). Pós-Doutorado em Enfermagem pela Universidade Católica Portuguesa (Porto, Portugal). Doutorado em Ciências da Saúde pela Universidade Federal de São Paulo (UNIFESP)/Escola Paulista de Medicina (EPM). Mestrado em Enfermagem com Área de Concentração em Saúde da Mulher pela UNIFESP/EPM. Especialização em Enfermagem Obstétrica e Obstetrícia Social pela UNIFESP/EPM. Especialização em Reflexologia pelo Método Inghan (África do Sul). Docente do Curso de Obstetrícia. Líder do Grupo de Pesquisa, Ensino e Assistência em Práticas Integrativas e Complementares no Ciclo da Vida (GPEAPICOV).

Rosimary Amorim Lopes

Enfermeira. Mestrado em andamento e atuação no Instituto de Assistência Médica do Servidor Público Estadual (IAMSPE) (São Paulo, SP).

Ruan Nilton Rodrigues Melo

Enfermeiro pela Universidade Federal de Alfenas (UNIFAL-MG). Especialista em Oncologia pelo Programa de Residência Multiprofissional do A.C. Camargo Cancer Center. Mestrando do Programa de Enfermagem em Saúde do Adulto da Escola de Enfermagem da Universidade de São Paulo (EE-USP). Enfermeiro Educador do Curso Técnico de Enfermagem e da Residência Multiprofissional em Enfermagem no A.C. Camargo Cancer Center.

Rui Nei de Araújo Santana Júnior

Neurocirurgião pela Pontifícia Universidade Católica do Paraná (PUC-PR). Atua em Neurocirurgia e Cirurgia Endoscópica de Coluna. Graduado em Medicina pela Universidade Estadual de Santa Cruz (UESC), Bahia. Mestre em Tecnologias em Saúde pela Escola Bahiana de Medicina e Saúde Pública (EBMSP). Membro Titular da Sociedade Brasileira de Neurocirurgia (SBN). Membro da Sociedade Brasileira para o Estudo da Dor (SBED). Fundador e Coordenador do Comitê de Saúde e Espiritualidade da SBED. Revisor do *Brazilian Journal of Pain* (BrJP). Médico Voluntário no Centro Social Monsenhor Jessé (Feira de Santana, BA). Fundador do Grupo de Oração Ecumênico Aprendendo a Ser Cristão, Feira de Santana (BA) e células em Salvador (BA) e Itabuna (BA). *Master Coach* pelo Instituto Brasileiro de Coaching (IBC; São Paulo, SP), com foco em Neurociência.

Talita Pavarini Borges de Souza

Doutora pela Universidade de São Paulo (USP). Docente da Faculdade de Ciências Médicas da Santa Casa de São Paulo (FCMSCSP). Coordenadora do Comitê de Enfermagem e Dor da Sociedade Brasileira para o Estudo da Dor (SBED). Coordenadora do Grupo de Trabalho de Práticas Integrativas e Complementares em Saúde (PICS) do Conselho Regional de Enfermagem de São Paulo (COREN-SP, 2021-2022). Integrante do Grupo de Estudos de PICS da Escola de Enfermagem da USP (EE-USP). Enfermeira Clínica em PICS. Palestrante pelo COREN-SP. Idealizadora do projeto Nursecast Brasil.

Vania Maria de Araújo Giaretta

Enfermeira. Mestre e Doutora em Engenharia Biomédica pela Universidade do Vale do Paraíba (UNIVAP). Professora Auxiliar II do Departamento de Enfermagem e Nutrição da Universidade de Taubaté (UNITAU). Coordenadora do Projeto de Extensão Ecocidadania e Saúde da Pró-Reitoria de Extensão da UNITAU. Coordenadora do Comitê de Práticas Complementares e Integrativas da Sociedade Brasileira para o Estudo da Dor (SBED).

Virginia Turra

Graduação em Psicologia, Especialização em Psicologia Hospitalar, Mestrado em Psicologia Clínica e Doutorado em Psicologia da Saúde pela Universidade Católica de Brasília (UCB). Pós-Doutorado na UCB, com pesquisa em Psicologia da Saúde e Religião/Espiritualidade.

Prefácio

O livro "Práticas Integrativas e Complementares em Saúde no Tratamento da Dor – Cenário Científico" foi construído por um grupo de profissionais que pesquisam e implementam o uso dessas práticas com a finalidade de assistir, integralmente, um ser vivo. Ressalta-se o cuidado a todos os seres, uma vez que a editora teve o zelo de oferecer ao leitor um capítulo dedicado especialmente ao manejo da dor em animais.

Ao se pensar em dor, remete-se, geralmente, à experiência da dor física. Embora a dor seja uma experiência sensorial, esta transpassa a dimensão material, atingindo também dimensões biopsicossocioespirituais, daí seu caráter multidimensional. E é justamente no sentido de conseguir tratar os sofrimentos em suas diferentes perspectivas ocasionais que as Práticas Integrativas e Complementares em Saúde (PICS) podem ser aplicadas. As PICS representam importantes ferramentas para atenuar a memória afetiva das sensações dolorosas, sejam elas de cunho agudo ou crônico. Atualmente, é sabido que a neurociência propõe estratégias adjuvantes com a finalidade de dessensibilizar o sistema nervoso central, nas quais se enquadram as 22 PICS abordadas nesta obra.

A aproximação entre as PICS e a dor é explorada ao longo dos 23 capítulos, concatenando não somente os aspectos relacionados à fisiopatologia da dor, mas também o protagonismo das PICS na atualidade, uma vez que, em tempos recentes de pandemia, as pessoas experienciaram a multidimensionalidade da dor. Ressalta-se que, com esse fenômeno, houve uma crescente demanda pelas PICS, devido ao interesse de promover saúde ao indivíduo, com caráter holístico e especialmente singular, características básicas das práticas integrativas. Nesse contexto de tantas incertezas, insegurança, medos, perdas e diferentes formas de experienciar a dor, fomos obrigados a nos reinventar e também a ressignificar as formas de cuidar. De cuidar do SER VIVO, que tem um sistema nociceptivo capaz de transmitir estímulos dolorosos, seja do SER semelhante, do animal e/ou de nós mesmos.

Destarte, não se pode deixar de destacar um movimento de nosso Estado-nação, durante os últimos anos, para implementar o uso das PICS no Sistema Único de Saúde (SUS). Desde o surgimento da Política Nacional de Práticas Integrativas e Complementares, em 2006, ocorreram duas novas atualizações, que ampliaram as cinco práticas incluídas inicialmente para as atuais 29 contempladas em nossa política.

Publicar um livro que insere as PICS no cuidado à dor representa uma mudança de paradigma nas práticas de saúde centradas no modelo biomédico de busca da cura, fruto do pensamento visionário da editora. Em cada um dos capítulos, os autores trazem a fundamentação técnico-científica, correlacionando publicações sobre os mecanismos que têm sido discutidos a respeito da capacidade analgésica de cada uma das PICS aqui apresentadas.

Envolver as PICS no cuidado ao SER é propor que valores e preferências do paciente sejam respeitados. É escolher uma opção terapêutica pautada no diálogo e na participação ativa dos indivíduos. É integralizar cuidados que envolvem proporcionar alívio da dor e de outros sintomas angustiantes para afirmar e promover a vida.

Utilizar as PICS na assistência à dor é desafiador, pois requer, além de conhecimentos específicos, disposição para a construção de saberes por meio de novas abordagens do cuidar que permitam o despertar, nos profissionais de saúde, de percepções mais amplas sobre como cuidar integralmente do indivíduo com dor. Dessa forma, este livro traz a esses profissionais, dentro de suas diversas especialidades e competências, considerações sobre a importância de não somente ter conhecimento sobre analgesia farmacológica, mas também oferecer possibilidades de tratamentos não farmacológicos que integram o atendimento das necessidades biopsicossocioespirituais.

Nesse ínterim, o leitor é convidado a conhecer uma abordagem de cuidado pautado na interprofissionalidade, caraterística primordial das PICS. Este livro tem a grande missão, idealizada pela editora, de despertar os profissionais para mais essa possibilidade de manejo da experiência da dor, de modo que, ao se utilizarem recursos extra-alopáticos, seja possível ultrapassar o foco do tratamento, para além da dor física, contemplando também o cuidado nas suas diversas dimensões.

Juliana Rizzo Gnatta
Professora da Escola de Enfermagem da Universidade de São Paulo (USP),
Departamento de Enfermagem Médico-Cirúrgica. Líder do Grupo de Estudos
das Práticas Integrativas ou Complementares de Saúde (GEPICS).

Apresentação

Esta iniciativa pioneira de evidenciar, neste livro, a utilização das Práticas Integrativas e Complementares em Saúde (PICS) pouco explorada no cenário científico do estudo da dor, mostra a preocupação da editora e dos colaboradores em contribuir com os profissionais da área da saúde atuantes no controle da dor, no sentido de coadjuvar sua terapêutica, ou mesmo, usá-las como tratamento natural e holístico na dor total.

É importante destacar que este livro nasceu das questões tão discutidas nos Congressos Brasileiros da Sociedade Brasileira para o Estudo da Dor (SBED) e no Comitê de PICS (COMPICS-SBED) para preencher uma lacuna na literatura referente ao estudo das PICS na terapêutica antálgica, cujo reconhecido potencial é validado por usuários e profissionais de saúde.

É uma felicidade concretizar o sonho acalentado pela editora compartilhado e acolhido por cada um dos autores com brilhante trajetória profissional, que reúnem as qualidades próprias daqueles que vivenciam cotidianamente as dificuldades em minimizar o sofrimento das pessoas com dor.

Assim, é oportuno neste momento agradecer aos colaboradores que com expressivos conhecimentos teórico e prático, diligência, competência ajudaram na construção desta obra e à Editora Atheneu, que acreditou e acolheu esta iniciativa e envidou esforços para a sua realização.

Também, agradecer a Rosemeire, Eliane, Romério e Zuleide, da Know-How Desenvolvimento Editorial, pelo profissionalismo, especial cuidado com a revisão, demonstrados em cada parte que compõe todo este livro.

Procurou-se, então, englobar nos 23 capítulos aspectos conceituais básicos da dor e de 22 das 29 PICS, evidenciados no cenário científico para debelar a dor, aguda ou crônica, nos seus multifacetados sinais e sintomas psicobiológicos, psicossociais e psicoespirituais que, deles, podem advir.

É nosso desejo que este livro possa ser fonte de consulta e de orientação aos leitores envolvidos no estado da arte e ciência da Dor e das PICS para melhorar a qualidade de vida das pessoas afetadas pelo sofrimento causado pela dor.

Profunda gratidão ao SER MAIOR!

Profa. Dra. Maria Belén Salazar Posso
Editora

Sumário

Capítulo 1

Práticas Integrativas e Complementares em Saúde e Abordagem da Dor na Perspectiva do Sofrimento *19*

Carmencita Ignatti

Capítulo 2

Acupuntura e Dor *27*

Leonice Fumiko Sato Kurebayashi

Capítulo 3

Aromaterapia no Processo Doloroso *33*

Talita Pavarini Borges de Souza | Guilherme Peniche | Marina Barbosa de Almeida

Capítulo 4

Arteterapia no Controle da Dor *41*

Maria Belén Salazar Posso | Vania Maria de Araújo Giaretta

Capítulo 5

Auriculoterapia e Dor *49*

Leonice Fumiko Sato Kurebayashi

Capítulo 6

Calatonia e a Superação da Dor *55*

Maria Belén Salazar Posso | Vania Maria de Araújo Giaretta

Capítulo 7

Cromoterapia e Sua Ação na Dor *61*

Maria Belén Salazar Posso | Vania Maria de Araújo Giaretta | Glaucia Cerioni

Capítulo 8

EMF Balancing Technique® e Dor *69*

Glaucia Cerioni

Capítulo 9

Espiritualidade e Dor *79*

Paulo Rzezinski | Rui Nei de Araújo Santana Júnior | Ludmilla Garcia Lacerda Dornellas

Capítulo 10

Fotobiomodulação e Dor *87*

Vania Maria de Araújo Giaretta | Ana Lúcia Gargione Galvão de Sant'Anna

Capítulo 11

Hipnose no Manejo da Dor *95*

Renata Seixas Machado

Capítulo 12

Massoterapia no Alívio da Dor *103*

Talita Pavarini Borges de Souza

Capítulo 13

Medicina Atroposófica e Dor *109*

Charlize Kessin de Oliveira Sales

Capítulo 14

***Mindfulness* no Cenário da Dor** *123*

Maria Inês Rosselli Puccia

Capítulo 15

Musicoterapia na Terapêutica da Dor *135*

Priscila Medeiros de Freitas | *Ana Mary de Freitas Siqueira Cervantes*
Renato Leonardo de Freitas

Capítulo 16

Ozonioterapia e Dor *143*

José Oswaldo de Oliveira Júnior | *Rosimary Amorim Lopes*

Capítulo 17

Práticas Integrativas e Complementares em Saúde no Manejo da Dor em Animais *149*

Maria Teresa de Mello Rego Souto | *Ayne Murata Hayashi*
Adriana Fernandes de Souza Garcia | *Patrícia Bonifácio Flôr*

Capítulo 18

Reflexologia no Cenário da Dor *161*

Rosemeire Sartori de Albuquerque

Capítulo 19

Reiki – uma Terapia Antálgica *169*

Glaucia Cerioni | *Marcia Fernandes*

Capítulo 20

Terapia Floral e Dor *179*

Denise Giarelli Alario | *Márcia Zotti Justo Ferreira*

Capítulo 21

Termalismo e Crenoterapia como Ações Analgésicas *187*

Juliane de Macedo Antunes | *Maria Fernanda Muniz Ferrari*

Capítulo 22

***Yoga* Atuando na Dor** *195*

Marina de Góes Salvetti | *Ruan Nilton Rodrigues Melo*

Capítulo 23

Terapia Comunitária e Dor *207*

Virginia Turra

Índice Remissivo *213*

Capítulo 1

Práticas Integrativas e Complementares em Saúde e Abordagem da Dor na Perspectiva do Sofrimento

Carmencita Ignatti

Algumas ponderações pertinentes

A longa experiência profissional frente às várias formas em que o sofrimento aparece na vida das pessoas impulsionou essa reflexão, pois foi justamente esse o dilema existencial que tornou a imersão nas Práticas Integrativas e Complementares um marco em minha trajetória pessoal por busca de recursos para o alívio e, quiçá, um suporte efetivo em situações nas quais se estabelece a presença do sofrimento, notadamente em se tratando de dor crônica.

A Sociedade Brasileira para Estudo da Dor (SBED)[1] aponta que cerca de 20% a 40% da população do planeta sofre com variados tipos de dor, o que resulta em perda da capacidade de trabalho, perturbações psicoemocionais e prejuízos socioeconômicos para os indivíduos e a sociedade, representando um aumento do sofrimento em nível multidimensional.

A International Association for the Study of Pain (IASP),[2] à qual a SBED é filiada, definiu, a partir de 1979, dor como "uma sensação ou experiência emocional desagradável associada com dano tecidual real ou potencial", considerando a dor "um conceito psicológico e não uma medida física". Essa definição também considera que a "experiência da dor tinha que ser diferenciada de um estímulo nocivo", reconhecendo que, embora a lesão tecidual seja um antecedente comum da dor, ela pode estar presente mesmo quando uma lesão tecidual não é perceptível ou relacionada a aspectos multidimensionais e múltiplos significados.[1,2]

Essa conceituação destaca que a dor é sempre uma experiência pessoal, influenciada, em graus variáveis, por fatores biológicos, psicológicos e sociais. Sendo a dor e a sensibilidade a ela fenômenos diferentes, a dor não pode ser determinada exclusivamente pela atividade dos neurônios sensitivos (nocicepção). Segundo essa nova definição, afirma-se que as pessoas aprendem o conceito de dor ao longo de suas vidas e, portanto, seu relato sobre uma experiência de dor deve ser respeitado. Ressalta-se que a descrição verbal é apenas uma das várias formas para expressar a dor e que a incapacidade de comunicação não invalida a possibilidade de um ser humano ou um animal sentir dor.

As propostas de tratamento biomédico se ampliam, mediante o avanço da medicalização e de práticas terapêuticas cada vez mais potentes, porém esbarram nas dores rebeldes que persistem e se cronificam, desafiam o poder da medicina científica, causam desgastes orgânicos, risco de intoxicação e iatrogenia, sem mencionar o alto custo dos tratamentos e a frustração de profissionais e pacientes, minando as esperanças de cura ou alívio definitivo.

O sofrimento extrapola os limites físicos impostos pela dor, pois implica em impossibilidades diversas que vão desde a constatação do que foi perdido em um tempo em que a dor não existia, todo o presente que está sendo alterado em todos os setores da vida pessoal e coletiva e as sombras que se abatem sobre um futuro incerto e temeroso do que virá a ser naquela existência: incapacidade? dependência? abandono? solidão? E tantas outras dúvidas cruéis que passam a povoar a mente e todos os espaços da vida restantes, roubando a identidade social e sequestrando sonhos, prazeres e projetos.

As Práticas Integrativas e Complementares abarcam um amplo leque de propostas terapêuticas, de acordo com seu sistema de aplicação e conceitos definidores, introduzidas no Sistema Único de Saúde (SUS) a partir da implantação da Política Nacional de Práticas Integrativas e Complementares (PNPIC), por meio da Portaria MS n. 971/2006,[3] com base nas recomendações da Organização Mundial da Saúde (OMS)[4,5] e ampliadas pelas Portarias ns. 849/2017 e 702/2018.[6,7]

Para a OMS, trata-se de estratégias que compreendem: a medicina tradicional, que se constitui de práticas ancestrais e tradicionais em determinadas culturas para intervir na prevenção, na promoção, no diagnóstico e no tratamento a partir de uma cosmovisão explicativa dos fenômenos relativos a saúde e a doença; a medicina complementar ou a alternativa, que não são consideradas tradicionais e não fazem parte do modelo biomédico e podem ou não estar associadas ao sistema de saúde vigente; e, mais recentemente, a medicina integrativa, que aproxima práticas do sistema biomédico e abordagens integrativas das medicinas tradicionais e complementares, com uma visão sob a ótica da integralidade, que estabelece uma escuta acolhedora, uma relação de horizontalidade, alteridade, com foco nas necessidades de saúde de cada pessoa, e considera a multidimensionalidade do ser humano e os fatores multicausais que podem afetar a dinâmica do contexto social individual, enfatizando ainda a importância da educação para o autocuidado e a autogestão da saúde.

Do ponto de vista científico, pesquisas estão se intensificando em nível global na busca de mais evidências para corroborar a segurança e a eficácia das várias práticas, ampliando as possibilidades terapêuticas para profissionais, serviços e usuários. Entre as iniciativas da OMS, a Organização Pan-Americana da Saúde (OPAS) articulou a Rede das Medicinas Tradicionais Complementares e Integrativas (MTCI) das Américas, cuja parceria gerou o Portal MTCI, que disponibiliza o acesso ao mapa de evidências e publicações de pesquisas, abrangendo os países das Américas, Caribe, Estados Unidos e Canadá.[8,9]

Para um fenômeno tão complexo quanto a dor e seus tentáculos, a aproximação entre os sistemas biomédico e integrativo, compondo o conceito de medicina integrativa, surge como um caminho viável e promissor para proporcionar alívio dos estados aflitivos que se estabelecem na trajetória de vida para uma parcela significativa de pessoas acometidas por dor crônica e do amplo espectro de sofrimentos que determina.

Capacitar profissionais para um olhar ampliado para além da dor, em direção ao sofrimento, é, portanto, uma premência a ser inserida nos debates acerca das estratégias possíveis para dar conta dessa demanda que caminha para o topo da lista de fatores que impactam o bem-estar e a qualidade de vida.

Dor e sofrimento – a perturbação que chega para ficar

A dor, considerada o quinto sinal pelas avaliações médicas, de acordo com a SBED[1] é indubitavelmente um mecanismo de defesa e expressão que sinaliza que algo estranho está acontecendo. Mas, no momento em que surge, ela deixa de ser sinal do que poderia ocorrer e torna-se o terrível sintoma do que já se instalou. Nessa perspectiva, a dor é um modo de dar-se conta de que há um corpo, ao forçar que se centralize nele a atenção. É no ato de "corporificação" da dor que uma pessoa percebe que algo não vai bem, alertando que há um problema em algum lugar do seu corpo, o qual, embora "lá dentro", atravessa os limites da pele e se materializa "lá fora" em todos os aspectos da vida, pois o corpo é um veículo do ser no mundo.[10]

O corpo "é a interface entre o social e o individual, a natureza e a cultura, o psicológico e o simbólico",[11] não estando separado de todas as dimensões em que se insere e que o transpassam nos papéis e funções sociais que desempenha em dada sociedade e cultura.[11,12]

Entende-se, portanto, a dor como um fenômeno complexo e com variantes multidimensionais: biofisiológicas, bioquímicas, psicossociais, comportamentais e morais. Do ponto de vista organicista, as dores podem ser classificadas segundo critérios que levam em consideração a localização (topográfica), a fisiopatologia (de acordo com a origem), o tempo de duração/incidência. Quanto à topografia, destacam-se as dores sem localização específica e que se deslocam, denominadas dores difusas. Com relação ao aspecto fisiopatológico, destacam-se dores sem lesão ativa ou causa relacionada, consideradas de origem psicossocial (psicogênica). Quanto ao aspecto tempo/incidência, destacam-se as dores recorrentes.

Dada a complexidade da dor e dos vários critérios para sua identificação, são relevantes os dados que contextualizam a particularidade de sua manifestação, como: queixa dolorosa ou reação a eventuais intervenções; estado de ansiedade, depressão, alterações comportamentais e manifestações causadas ou modificadas pela medicação analgésica; estado de incapacidade; idade (as crianças e as pessoas idosas têm mais dificuldade em verbalizar o que sentem, como sentem e onde sentem); doenças ou patologias que o doente possa ter (reumáticas, oncológicas, respiratórias), incluindo, ainda, situações de risco real ou potencial de danos à vida, geradores de impactos psicológicos profundos.[13] Além disso, a severidade da dor não é diretamente proporcional à quantidade de tecido lesado, e muitos fatores podem influenciar a sua percepção como um sintoma, como fadiga, depressão, raiva, medo/ansiedade e sentimentos de falta de esperança e amparo.[2]

A enfermeira e médica americana Cicely Saunders introduziu o conceito de "dor total", definida a partir de vários aspectos: físico, mental, social e espiritual. Nesse sentido, a dor total, assim como a dor crônica, implica em uma gama importante de perdas e limitações que afeta todas as dimensões da vida do indivíduo e deve ser considerada na busca da etiologia e do alívio da dor.[14] O sofrimento a ela associado afeta, portanto, mental e moralmente o indivíduo, uma vez que invade todas as instâncias de sua vida pessoal e se expande para seu núcleo social, como a família e todas as demais relações que ele mantenha, com comprometimento das emoções, com possibilidades de variáveis graus de alterações de comportamento.[11,12,15]

Os conceitos de dor crônica e dor total apresentados evidenciam que a dor faz parte do ser humano, para além da sua dimensão biológica, constituindo-se tanto como sinal quanto como sintoma, que se manifestam em sua vida e nos contextos em que se insere. A percepção e a interpretação da dor estão relacionadas a características pessoais, emocionais e sociais; sua presença é assimilada como parte da existência e se expressa de acordo com padrões culturais, independentemente de manifestações clínicas específicas. O contexto sociocultural, portanto, determina as manifestações do comportamento frente à dor: expressões sonoras e verbais, gestuais, modificações de conduta que podem variar em intensidade, amplitude, profundidade, veracidade (ou não), cronicidade e, principalmente, sua expressão (disfarçada, reprimida, fingida, imaginada, distorcida, amplificada), inclusive na própria ausência da dor concreta.[16]

Nesse sentido, os profissionais de saúde, para que possam dar um nível de atenção adequado à pessoa que sente dor, devem compreender que diferentes culturas apresentam diferentes crenças e atitudes em relação aos eventos de dor. Ao avaliar as pessoas que se queixam de dor, precisam considerar que ela integra uma experiência biopsicossocial, na qual a cultura desempenha um papel importante de determinação interpretativa e expressiva.[17]

A dor crônica pode desencadear o sofrimento físico, psíquico e social, despertando nas pessoas sentimento de revolta, conformação, resignação, inutilidade, ressentimento, culpa, impotência, impertinência, esgotamento, desconfiança de si, angústia e ansiedade. Isso afeta tanto a pessoa que a sente como quem a rodeia na vida familiar e social. É uma forma de aflição que perdura no tempo e que não pode ser curada, mas controlada, demandando um aprendizado de convivência e adaptação do viver com e apesar dela, num contexto repleto de tensões causadas por fatores como "estigma, politização, reflexividade, medicalização, risco e incerteza, memória, tempo e experiência, aprendizagens, redes de convivência e de cuidados".[18]

As dores crônicas apresentam características particulares, consideradas entre o corpo e a mente, com atribuições da esfera psíquica, intersubjetivas e que escapam aos diagnósticos, relegando quem as sofre a uma condição de não legitimidade e reconhecimento. Entre essas características, estão a não localização definida, isto é, a manifestação frequente em lugares diversos do corpo, ou de formas diferentes, dependendo da região em que se manifestam. Podem, assim, causar sensações reais para os afetados, mas invisíveis, imponderáveis e imensuráveis por tecnologias médicas usuais. As escalas para aferição de dor são subjetivas e baseiam-se em aproximações para o mapeamento dessa experiência, seguindo protocolos específicos sem promessas de cura.[19]

Dentre as dificuldades para sua identificação, destaca-se a comunicação de sua localização exata, segundo os parâmetros médicos, podendo ser designada como difusa, na medida em que suas expressões não estão somente no corpo, mas sob influência das relações entre o indivíduo e a sociedade,[20] remetendo a uma complexidade e multidimensionalidade que não podem ser desconsideradas por profissionais e serviços.

Práticas integrativas e complementares em saúde no tratamento da dor e do sofrimento – avanços e limites

De modo geral, as dores podem ser aliviadas por meios não medicamentosos, porém o foco tem que avançar para além da dor física, abrangendo, assim, a atenção ao sofrimento.

Entre os exemplos de práticas integrativas e complementares em saúde (PICS) eficazes no alívio da dor, estão as massagens, os métodos de relaxamento e meditação, a hipnose, a acupuntura, as práticas corporais como a biodança, o Tai Chi ou o Q'Going e terapias de imposição de mãos, porém importa compreender o modo de funcionamento e qual a proposta de abordagem e atenção que torna essas práticas exitosas.

Torna-se relevante apontar alguns pressupostos fundamentais nas quais as PICS se baseiam para estender a atenção tanto à dor quanto ao sofrimento.

As abordagens sobre saúde e doença no modelo integrativo centram-se em outro paradigma do que é o ser humano, não mais como somente um aglomerado de moléculas organizadas em tecidos, órgãos e aparelhos regulados pelos sistemas nervoso e hormonal, mas como um campo complexo e sistêmico de forças inteligentes interconectadas, que avançam para além do físico e se estendem para o psíquico, o social e o espiritual, enquanto princípio existencial ou essência consciente. Portanto, difere do modelo biomédico, que investiga as partes para chegar ao todo.

Para ampliar a compreensão da proposta das práticas integrativas, é necessário compreender a visão de integralidade a partir da concepção de indivisibilidade entre os níveis biológico, psicoemocional e espiritual, pressuposta no paradigma holístico, defendido por teóricos como Capra,[21] Sheldrake[22] e Lipton.[23] Cabe também considerar o paradigma biopsicossocial, a partir de Engel,[24] que compreende o entendimento do organismo humano como multidimensional e a saúde resultante de uma dinâmica de forças biológicas, emocionais e sociais em interconexão, dependente de múltipla causalidade de agravos e de um conjunto de ações integradas para ser atendida, não restrita à exclusividade das especialidades da biomedicina. A transição de um sistema para outro pressupõe a ressignificação de conceitos de saúde, doença e cura e dos modos do tratar e do cuidar.[25]

Na proposta da integralidade do cuidado, ao contrário, mais do que a identificação da doença, busca-se ampliar o acolhimento e a escuta, considerando o valor humano da pessoa, com suas características específicas, seu histórico de vida, suas condições socioculturais, com abertura para um diálogo atento e ético e a possibilidade da participação na elaboração do tratamento.

O cuidado centrado no paciente compreende a oferta de cuidados individualizados, a escuta acolhedora, a inclusão de práticas médicas científicas, o discurso orientado para a cura (e não para a doença), a integralidade do cuidado ao levar em conta aspectos biopsíquicos, espirituais e sociais, o respeito aos ritmos e ciclos de cada pessoa e a autogestão responsável do autocuidado, com estímulo a mudanças no estilo de vida e à reeducação para hábitos saudáveis, com destaque para o autocuidado autorreferido.[26]

Nesse contexto, o modo do cuidado não se pauta no identificar-diagnosticar-curar, mas possibilita o acolher-escutar-interagir-perceber-harmonizar, operando de modo bilateral na relação entre cuidador e cuidado e estendendo-se às dimensões familiar e social. Estabelece-se, assim, uma relação ética e sensível, de uma maneira comprometida, profunda e solidária, que implica no transformar e ser transformado na experiência em tempo real e por essa experiência, sem a obrigatoriedade de seguir um padrão cristalizado.[27]

Considerações finais

Frente aos inevitáveis embates que afetam as pessoas durante sua vida e os fatores agressores dos ambientes e das relações, não há como evitar que dor e sofrimento se abatam sobre elas e acabem por ocupar um espaço significativo de suas existências, com um roubo de uma parcela considerável de sonhos, prazeres e realizações.

Os aspectos que modelam as PICS com um forte viés social no seu modo de tratar os usuários e conduzir as práticas, em uma relação terapêutica horizontal que constrói um vínculo ao considerar as múltiplas dimensões agregadas à saúde, compreendendo-a de uma perspectiva cultural sistêmica, não voltada exclusivamente para a sintomatologia, e sim para a estimulação dos processos naturais de autocura, com o engajamento do usuário no processo por meio do realinhamento de escolhas e condutas,[28] favorecem o aprendizado de convivência, o desenvolvimento da capacidade adaptativa e a busca de uma maneira de lidar com a realidade sem ser vencido por ela e vão ao encontro da proposta do Modelo Salutogênico de Saúde,[29] apontando para o enfrentamento do e sua relação com a saúde.

Estende-se, a partir deste capítulo, um convite ao repensar a visão sobre dor, considerando-se o sofrimento agregado e que não pode mais ser descartado de qualquer proposta terapêutica minimamente humanizada.

Referências bibliográficas

1. Sociedade Brasileira para Estudo da Dor (SBED). Capítulo brasileiro da International Association for the Study of Pain (IASP). Projeto Brasil sem Dor: controle da dor no Brasil. [Acesso em 20 jul 2021]. Disponível em: http://www.dor.org.br/brasil-sem-dor.

2. Sociedade Brasileira para Estudo da Dor (SBED). Definição revisada de dor pela Associação Internacional para o Estudo da Dor: conceitos, desafios e compromissos. 2020. [Acesso em 20 jul 2021]. Disponível em: https://sbed.org.br/wp-content/uploads/2020/08/Defini%C3%A7%C3%A3o-revisada-de-dor_3.pdf.

3. Brasil. Ministério da Saúde. Portaria n. 971, de 3 de maio de 2006. Aprova a Política Nacional de Práticas Integrativas e Complementares (PNPIC) no Sistema Único de Saúde. Brasília: Diário Oficial da União; maio 2006. [Acesso em 10 jul 2021]. Disponível em: bvsms.saude.gov.br/bvs/saudelegis/gm/2006/prt0971_03_05_2006.html.

4. World Health Organization (WHO). Traditional medicine strategy 2002-2005. 2002. [Acesso em 22 jul 2021]. Disponível em: https://apps.who.int/iris/handle/10665/67163.

5. Organización Mundial de La Salud (OMS). Estrategia de la OMS sobre medicina tradicional 2014-2023. Genebra: OMS; 2013.

6. Brasil. Ministério da Saúde. Departamento de Atenção Básica. Portaria n. 849, de 27 de março de 2017. Inclui na Política Nacional de Práticas Integrativas e Complementares (PNPIC), instituída pela Portaria n. 971/GM/MS, de 3 de maio de 2006, publicada no Diário Oficial da União n. 84, de 4 de maio de 2006, Seção 1, p. 20, as seguintes práticas: Arteterapia, Ayurveda, Biodança, Dança Circular, Meditação, Musicoterapia, Naturopatia, Osteopatia, Quiropraxia, Reflexoterapia, Reiki, Shantala, Terapia Comunitária Integrativa e Yoga apresentadas no anexo a esta Portaria. Brasília; 2017. [Acesso em 21 jul 2021]. Disponível em: http://dab.saude.gov.br/portaldab/biblioteca.php?conteudo=legislacoes/pnpics.

7. Brasil. Ministério da Saúde. Portaria n. 702, de 21 de março de 2018. Altera a Portaria de Consolidação n. 2/GM/MS, de 28 de setembro de 2017, para incluir novas práticas na Política Nacional de Práticas Integrativas e Complementares – PNPIC. Brasília; 2018. [Acesso em 21 jul 2021]. Disponível em: http://bvsms.saude.gov.br/bvs/saudelegis/gm/2018/prt0702_22_03_2018.html.

8. Organização Pan-Americana da Saúde (OPAS). Medicinas tradicionais, complementares e integrativas. 2021. [Acesso em 29 jun 2022]. Disponível em: https://www.paho.org/pt/topicos/medicinas-tradicionais-complementares-e-integrativas.

9. Biblioteca Regional de Medicina (BIREME). OPAS/OMS assina Termo de Cooperação com a Academia de Medicina e Saúde Integrativa dos Estados Unidos. Boletim BIREME. Out 2021; 60. [Acesso em 29 jun 2022]. Disponível em: https://boletin.bireme.org/pt/2021/10/04/opas-oms-assina-acordo-de-cooperacao-com-a-academia-de-medicina-e-saude-integrativa-dos-estados-unidos/.

10. Martins BS. O corpo-sujeito nas representações culturais da cegueira. Fractal: Revista de Psicologia. 2009;21(1):5-22. [Acesso em 20 jul 2021]. Disponível em: http://www.scielo.br/scielo.php?pid=S198402922009000100002&script=sci_arttext.

11. Le Breton D. Antropologia da dor. São Paulo: FapUnifesp; 2013. p. 97.

12. Canesqui AM. Legitimidade e não legitimidade das experiências dos sofrimentos e adoecimentos de longa duração. Ciência & Saúde Coletiva. 2018;23(2):409-16. [Acesso em 10 jul 2021]. Disponível em: https://www.scielosp.org/pdf/csc/2018.v23n2/409-416/pt.

13. Patel NB. Fisiologia da dor. In: Guia para o tratamento da dor em contextos de poucos recursos. 2010. [Acesso em 20 jul 2021]. Disponível em: http://www.iasppain.org/files/Content/ContentFolders/Publications2/FreeBooks/GuidetoPainManagement_Portuguese.pdf.

14. Brasil. Ministério da Saúde. Instituto Nacional do Câncer (INCA). Cuidados paliativos oncológicos: controle da dor. Rio de Janeiro: INCA; 2001.

15. Helmann C. Cultura, saúde e doença. 5. ed. Porto Alegre: Artmed; 2009.

16. Pimenta CAM, Portnoi AG. Dor e cultura. In: Carvalho MM. Dor: um estudo multidisciplinar. São Paulo: Summus; 1999.

17. Briggs E. Cultural perspectives on pain management. Journal of Perioperative Practice. 2008;18(11):468-71. [Acesso em 20 jul 2021]. Disponível em: https://www.researchgate.net/publication/23566907_Cultural_Perspectives_on_Pain_Management.

18. Fleischer S; Franch M. Uma dor que não passa: aportes teórico-metodológicos para uma antropologia das doenças compridas. Política & Trabalho: Revista de Ciências Sociais. 2015;42:13-28. p. 15. [Acesso em 20 jul 2021]. Disponível em: https://www.academia.edu/17384114/Uma_dor_que_não_passa._Aportes_teórico-metodológicos_para_uma_antropologia_das_doenças_compridas.

19. Lima MAG. Tradução de Bonfim LA. A dor crônica sob o olhar médico: modelo biomédico e prática clínica. Cadernos de Saúde Pública. 2017;23(11). [Acesso em 20 jul 2021]. Disponível em: htps://www.scielo.br/scielo.php?script=sci_arttext&pid=S0102-311X2007001100015.

20. Sarti C. A dor, o indivíduo e a cultura. Saúde e Sociedade. 2001;10(1):3-13. [Acesso em 20 jul 2021]. Disponível em: http://www.scielo.br/pdf/sausoc/v10n1/02.pdf.

21. Capra F. A teia da vida: uma nova compreensão científica dos sistemas vivos. São Paulo: Cultrix; 2012.

22. Sheldrake R. Uma nova ciência da vida. São Paulo: Cultrix; 2014.

23. Lipton BH. A biologia da crença: o poder da consciência sobre a matéria e os milagres. São Paulo: Butterfly; 2017.

24. Engel GL. The need for a new medical model: a challenge for biomedicine. Science. 1977;196:129-36.

25. Fava GA, Sonino N. From the lesson of George Engel to current knowledge: the biopsychosocial model 40 years later. Psychother Psychosom. 2017;86:257-9. [Acesso em 14 set 2021]. Disponível em: https://www.karger.com/Article/FullText/478808.

26. Tesser CD, Dallegrave D. Práticas integrativas e complementares e medicalização social: indefinições, riscos e potências na atenção primária à saúde. Caderno de Saúde Pública. 2020;36(9):e00231519. [Acesso em 11 jul 2021]. Disponível em: https://doi.org/10.1590/0102-311x00231519.

27. Barreto AF. Práticas integrativas e complementares como ética da sensibilidade no cuidado humano. Journal of Management & Primary Health Care. 2017;8(2):181-202. [Acesso em 11 jul 2021]. Disponível em: www.jmphc.com.br.

28. Moura ISC. Novos desafios: a biologia da crença. Revista Portal: Saúde e Sociedade. 2017;2(1):380-2. [Acesso em 11 jul 2021]. Disponível em: www.seer.ufal.br/index.php/nuspfamed/article/download/.

29. Antonovsky A. Saúde, estresse e enfrentamento. São Francisco/London: Jossey-Bass; 1979. 255p. [Acesso em 14 set 2021]. Disponível em: https://openlibrary.org/books/OL23748428M/Health_stress_and_coping.

Capítulo 2

Acupuntura e Dor

Leonice Fumiko Sato Kurebayashi

Introdução

A acupuntura, uma das modalidades oriundas da Medicina Tradicional Chinesa (MTC) para tratamento de enfermidades, tem sido extensamente utilizada no tratamento de dor há mais de 3 mil anos.[1] Segundo a World Health Organization (WHO) (2022),[2] é a forma mais popular de tecnologia da Medicina Tradicional e Complementar e globalmente reconhecida por 113 Estados-Membros.

A dor tem sido relatada como um problema prevalente mundialmente, o qual impacta a vida de pessoas de todas as idades, e a acupuntura tem sido recomendada e utilizada para alívio da dor, seja ela crônica musculoesquelética,[3,4] como a osteoartrite,[5] dor em cuidados paliativos para pacientes com câncer,[6] dores agudas[7,8] ou até mesmo viscerais.[9] Em função de efeitos colaterais severos e da dependência que os opioides causam em quem faz uso constante deles,[10] a acupuntura tem se mostrado uma técnica auxiliar segura para reduzir dores agudas, como entorse aguda de tornozelo[11] e dor aguda em pediatria,[12] com bons resultados quando associada ao aquecimento com moxabustão,[13] como comumente é utilizada na clínica para dores crônicas.

Essa técnica milenar chinesa, que envolve a inserção de agulhas finas na pele, atinge nervos, músculos e tecido conjuntivo em todo o corpo para promover alívio de dor, tensão e estresse.[10] Quando acupontos são ativados, ocorrem sensações de dor, dormência, plenitude ou peso, ao que se denomina "DeQi" ou sensação de agulhada da acupuntura.[14] O principal objetivo é exatamente redirecionar e liberar o fluxo de energia nos meridianos, músculos, órgãos e vísceras.[15]

Cientistas e clínicos têm se esforçado, nas últimas décadas, para entender o mecanismo fisiológico e biológico da acupuntura e para avaliar sua real eficácia na prática clínica.[4] Ela estimula a liberação de opiáceos endógenos, como dinorfina, endorfina, encefalina, corticosteroides,[7] e auxilia no controle de crise por abuso de opioides,[16] produzindo efeitos antinociceptivos por modular regiões-chave e as vias descendentes da dor.[17] O agulhamento e a manipulação da acupuntura produzem uma variedade de efeitos fisiológicos, tanto central quanto perifericamente, em experimentos com animais e humanos.[18]

Acupuntura e mecanismo de ação

Os mecanismos subjacentes aos efeitos da acupuntura são complexos e, para entender-se seu mecanismo de ação à luz da ciência ocidental, serão explanados a seguir alguns aspectos sobre mecanismos fisiológicos e biológicos relacionados à analgesia pela acupuntura.

A neurofisiologia dos efeitos analgésicos da acupuntura foi inicialmente resumida por Hans e Terenius (1982), que descreveram a liberação de endorfinas e serotonina na realização da acupuntura, utilizando-se da teoria do portão da dor de Melzack e Wall (1965).[19] Essas descobertas conseguiram despertar o interesse sobre a temática pelos estudiosos, na busca da compreensão dos diversos mecanismos, sejam eles inespecíficos ou específicos, desde os efeitos locais, segmentares no nível da coluna e suprassegmentares, ligados ao sistema nervoso central, até os efeitos anti-inflamatórios e a modulação do sistema imune.

Mecanismo de ação local da acupuntura

A acupuntura produz a liberação de neuropeptídeos, promovendo vasodilatação local, que ocorre ao se atingir a musculatura, promovendo também seu relaxamento. O "DeQi" pode ser conseguido manualmente ou por estimulação elétrica da agulha a 2 Hz, e as fibras estimuladas podem produzir um efeito de analgesia com a liberação de diversos neuropeptídeos locais, como o peptídeo intestinal vasoativo, fator de crescimento do nervo, neuropeptídeo Y e o peptídeo relacionado ao gene da calcitonina (CGRP). Há a liberação de histamina, que, associada ao CGRP, gera eritema local. Sua ação é geralmente pró-inflamatória, mas em baixas doses, na periferia, pode ter ação anti-inflamatória. O estímulo mecânico da agulha promove essa resposta inflamatória local, com consequente vasodilatação e chamada de "mediadores pró-inflamatórios locais" (citocinas, prostaglandinas, bradicinina), contribuindo para o acelerar do processo de cicatrização.[19]

Em estudo com indivíduos com osteoartrite de joelho, encontrou-se que a eletroacupuntura e a acupuntura manual produziram alívio da dor e redução de inflamação, parcialmente mediada por alterações dos fatores inflamatórios TNF-α, IL-1β e IL-13.[20] A acupuntura, a eletroacupuntura e a acupuntura intradérmica em pós-cirúrgico de craniotomia por aneurisma não roto, espasmo facial ou tumor cerebral conseguiram também atenuar os níveis de citocinas pró-inflamatórias e reduziram significativamente a incidência de febre nesses pacientes.[21]

Com relação aos pontos-gatilho, aos acupontos e aos pontos *ashi* de dor, os pontos-gatilho são compostos por inúmeros nódulos de contração, por segmentos pontuais em uma área da fibra muscular, com os sarcômeros contraídos e com aumento de diâmetro. Os pontos-gatilho parecem ter uma correspondência com os pontos *ashi* (pontos dolorosos) da acupuntura, mas não necessariamente com os acupontos dos meridianos, como discutem os estudiosos. Os acupontos e os pontos-gatilho representam dois sistemas de terapia invasivos diferentes. Os primeiros são tratados pela acupuntura tradicional e, para os pontos-gatilho, utiliza-se o agulhamento seco.[22] Estudos recentes sugerem que os pontos-gatilho e os acupontos sensibilizados compartilham propriedades biológicas semelhantes e, ao categorizar semelhanças e diferenças, incluindo localização e alcance, morfologia patológica, percepção da dor, efeitos da temperatura da superfície e propriedades bioelétricas, estudiosos concluíram que eles podem constituir "um mesmo livro com capas diferentes", porém mais estudos sobre as propriedades dos acupontos são necessárias.[23]

Mecanismo segmentar da acupuntura

A acupuntura provoca um estímulo nas terminações nervosas de fibras pouco mielinizadas, como as fibras Aδ e, no músculo, as fibras do tipo II e III. Há dois tipos de transmissão do estímulo doloroso: um rápido, que ocorre durante o estímulo lesivo; e outro mais lento, que permanece após o término da lesão. A dor rápida e aguda é detectada pelas fibras Aδ; e a sensação dolorosa continuada, pelas fibras C.[24] As fibras C projetam-se para o corno posterior da medula espinal (CPME) e são as mais finas, amielínicas, com velocidade de condução inferior a 2 m/s.[25] Essas fibras se conectam com um grupo de células na substância gelatinosa no CPME, que é responsável por transmitir o sinal de dor para níveis suprassegmentares, pelas vias espinorreticulares ascendentes contralaterais para o cérebro, gerando a sensação de dor. Da mesma maneira, as fibras Aδ e as fibras tipo II e III, do músculo, também se projetam para o CPME.[26]

A acupuntura se utiliza das fibras Aδ e, no nível segmentar e espinal, provoca atividade em interneurônios de inibição situados no CPME, os quais liberam principalmente a encefalina. Assim, há bloqueio nas entradas sensoriais aferentes dos pontos gatilhos C, na medula espinal. As fibras do tipo Aδ são fibras finas e com pouca mielina, mas com velocidade de condução de 12 a 30 m/s.[24] A encefalina bloqueia a sinalização das fibras C para as células da substância gelatinosa, gerando o efeito de analgesia segmentar da acupuntura.[19]

O CPME também recebe aferentes viscerais, de inervação autonômica. Há convergência de fibras somáticas, por exemplo A e C, e viscerais, fazendo com que o cérebro receba sinais da mesma origem segmentar, gerando relações entre músculos e vísceras, denominadas "somatoviscerais" e "viscerossomáticas". Isso significa que uma dor visceral pode ser percebida na superfície, em uma musculatura de um mesmo segmento, assim como um reflexo muscular pode influenciar a víscera; e é desse modo que a acupuntura pode inibir, pelo sinal somático, uma dor visceral associada.[19]

Mecanismo suprassegmentar da acupuntura

O estímulo produzido pela agulha de acupuntura é transmitido para o sistema nervoso central, onde são desencadeados mecanismos de analgesia suprassegmentar. A segunda via de inibição de dor ocorre quando o trato espinotalâmico lateral emite colaterais que se dirigem para a área cinzenta do periaqueduto do mesencéfalo, na extremidade superior de um sistema descendente inibidor de dor.[24] A estimulação dos aferentes das fibras Aδ ativa o hipotálamo, como já mencionado, em especial o núcleo arqueado, que estimula reações descendentes que inibem a nocicepção em toda a medula espinal.[26] Assim, são duas as vias descendentes: uma delas é um trajeto mediado por serotonina, que compreende estruturas da linha mediana, a substância cinzenta periaquedutal e o núcleo magno da rafe; e a outra via seria o trajeto mediado pela noradrenalina, que desce em cada lado da linha mediana, através dos núcleos gigantocelulares e paragigantocelulares. O trajeto mediado pela serotonina ocorre no CPME, sobre as células intermediárias. Estas determinam a liberação de metencefalina e causam a inibição das células da substância gelatinosa, gerando analgesia e reforçando a analgesia segmentar. A via da noradrenalina ocorre em todo o corno dorsal da medula e tem efeito inibitório sobre a membrana pós-sináptica das células de transmissão, reforçando o efeito analgésico difuso.[19]

Em resumo, três são os peptídeos opioides que são conhecidos por estarem implicados com a analgesia da acupuntura: as encefalinas, que estão presentes nas lâminas um e cinco do CPME e na substância cinzenta periaquedutal; a ß-endorfina, que é encontrada na substância cinzenta periaquedutal e no núcleo arqueado do hipotálamo; e, finalmente, a dinorfina, que é encontrada em toda a medula espinal.[19]

Falha na modulação do sistema inibidor descendente pode promover e manter a dor crônica, por exemplo em pacientes com enxaqueca e fibromialgia,[27] dor abdominal crônica,[9] síndrome do intestino irritável, disfunção temporomandibular, pancreatite crônica e artrite reumatoide.[26]

Quanto às grandes fibras Aβ, estão implicadas na eletroacupuntura de alta frequência. Esses estímulos ativam os interneurônios que secretam ácido gamaminobutírico (GABA), que inibe a transmissão de impulsos nociceptivos nas células da substância gelatinosa do CPME. Essa ação é similar à estimulação nervosa elétrica transcutânea (TENS) ou à eletroacupuntura.[25]

Modulação da ativação cerebral

Desde a década de 2010, a tecnologia moderna permite compreender o mecanismo central e periférico da acupuntura. Pesquisa com ressonância magnética nuclear funcional (fMRI) mostrou padrões de ativação e desativação de áreas do cérebro pós-acupuntura. E os autores sugerem que as respostas hemodinâmicas no cérebro refletem simultaneamente as dimensões sensoriais, cognitivas e afetivas da dor.[28] De fato, a acupuntura recruta a rede límbico-paralímbico-neocortical, que desempenha um papel importante na modulação das dimensões afetivas do processamento da dor crônica e na integração das funções autonômicas, imunológicas, sensório-motoras e emocionais.[29]

Evidências científicas para a efetividade da acupuntura

Por meio do mapa de evidências das Medicinas Tradicionais, Complementares e Integrativas (MTCI), desenvolvido pelo Consórcio Acadêmico Brasileiro de Saúde Integrativa (CABSIN) e pelo Centro Latino-Americano e do Caribe de Informação em Ciências da Saúde (BIREME), que faz parte da Organização Pan-Americana da Saúde (OPAS) e da Organização Mundial da Saúde (OMS), uma visão geral das evidências da acupuntura foi apresentada. Realizou-se uma ampla busca bibliográfica (PubMed e BVS) e foram incluídos 171 estudos de revisões (48 sistemáticas e 123 sistemáticas com metanálise). As revisões sistemáticas e metanálises evidenciaram a efetividade da acupuntura para dores agudas em geral, fibromialgia,[30] enfermidades reumáticas com dor cervical e lombar[31] e condições dolorosas relacionadas à coluna.[32] A acupuntura é benéfica em algumas neuropatias periféricas de doenças relacionadas, por exemplo, ao HIV.[33] Com relação às mulheres, encontraram-se resultados positivos para dor pélvica crônica.[34] Jan e colaboradores[35] reiteram os resultados de um dos maiores ensaios clínicos de acupuntura realizados em pronto-socorro,[36] no qual a acupuntura mostrou equivalência, e não inferioridade, ao tratamento convencional medicamentoso, em estudo multicêntrico na emergência de quatro hospitais para pacientes com dor lombar e entorse de tornozelo.

Considerações finais

A acupuntura pode ser considerada como um estímulo repetitivo nociceptivo que induz interações nos níveis neuronal, vegetativo e hormonal sobre os pontos e o local estimulados. Tem ação sobre a neuromodulação da dor somática e visceral, assim como na modulação das funções viscerais e neuroendócrinas. Fazem-se necessários mais estudos longitudinais que avaliem, no futuro, o comportamento psicológico e fisiológico de indivíduos durante repetidos tratamentos de acupuntura.

Referências bibliográficas

1. Gao Z, Liu G-F, Zhang J, Ji L-X. Acupuncture for neck pain caused by cervical spondylosis: a systematic review and meta-analysis protocol. BMJ Open. 2020;10(12):e038455.

2. World Health Organization (WHO). WHO international standard terminologies on traditional chinese medicine. Geneva: WHO; 2022. [acesso em 27 jul 2022]. Disponível em: https://www.who.int/publications/i/item/9789240042322.

3. Yin C, Buchheit TE, Park JJ. Acupuncture for chronic pain. Current Opinion in Anaesthesiology. 2017;30(5):583-92.

4. Huang J-F, Zheng X-Q, Chen D, Lin J-L, Zhou W-X, Wang H et al. Can acupuncture improve chronic spinal pain? A systematic review and meta-analysis. Global Spine Journal. 2021 Oct;11(8):1248-65.

5. Zhu J, Arsovska B, Kozovska K. Acupuncture treatment in osteoarthritis. International Journal of Recent Scientific Research. 2020;11(02):37471-2.

6. Yang SB, Cho SY, Kwon S, Jung WS, Moon SK, Park JM et al. Acupuncture attenuates postoperative inflammation in patients after craniotomy: a prospective, open-label, controlled trial. Medicine. 2020 Mar;99(11):e19071.

7. Beltaief K, Grissa MH, Msolli MA et al. Acupuncture versus titrated morphine in acute renal colic: a randomized controlled trial. J Pain Res. 2018;11:335-41.

8. Aikawa L, Yoshizumi AM, Shirassu MM, Koike MK. Rapid acupuncture for musculoskeletal pain in the emergency room of the Hospital Servidor Publico Estadual, Brazil: a quasi-experimental study. Journal of Integrative Medicine. 2020 Jul;18(4):313-8.

9. Berger AA, Liu Y, Jin K, Kaneb A, Welschmeyer A, Cornett EM et al. Efficacy of acupuncture in the treatment of chronic abdominal pain. Anesth Pain Med. 2021 Mar 17;11(2):e113027.

10. Burns JR, Kram JJF, Xiong V et al. Utilization of acupuncture services in the emergency department setting: a quality improvement study. J Patient Cent Res Rev. 2019;6(2):172-8.

11. Liu A-F, Gong S-W, Chen J-X, Zhai J-B. Efficacy and safety of acupuncture therapy for patients with acute ankle sprain: a systematic review and meta-analysis of randomized controlled trials. Evidence-Based Complementary and Alternative Medicine. 2020 Oct 16;2020:9109531.

12. Tsai S-L, Reynoso E, Shin DW, Tsung JW. Acupuncture as a nonpharmacologic treatment for pain in a pediatric emergency department. Pediatric Emergency Care. 2021 Jul 1;37(7):e360-6.

13. Li T, Wang S, Cheng K, Sun L, Jin D, Zhang S et al. Comparing the efficacy of two different temperature stimulation in warm acupuncture on acute low back pain: a randomized controlled trial. Integrative Medicine Research. 2022 Mar;11(1):100748.

14. Chen T, Zhang WW, Chu YX, Wang Y Q. Acupuncture for pain management: molecular mechanisms of action. The American Journal of Chinese Medicine. 2020;48(4):793-811.

15. Zhu J, Li J, Yang L, Liu S. Acupuncture, from the ancient to the current. The Anatomical Record. 2021 Nov;304(11):2365-71.

16. Kong J-T. Exploring the multiple roles of acupuncture in alleviating the opioid crisis. The Journal of Alternative and Complementary Medicine. 2018;24(4):304-6.

17. Yu S, Ortiz A, Gollub RL, Wilson G, Gerber J, Park J et al. Acupuncture treatment modulates the connectivity of key regions of the descending pain modulation and reward systems in patients with chronic low back pain. J Clin Med. 2020 Jun 3;9(6):1719.

18. Zia FZ, Olaku O, Bao T, Berger A, Deng G, Fan AY et al. The National Cancer Institute's conference on acupuncture for symptom management in oncology: state of the science, evidence, and research gaps. J Natl Cancer Inst Monogr. 2017 Nov 1;2017(52):lgx005.

19. Rohde CBS. Mecanismo de ação da acupuntura. In: Hsing WT, Tsai AWW, Rohde CBS. Acupuntura e medicina tradicional chinesa. Rio de Janeiro: Atheneu; 2019. p. 133-42.

20. Shi GX, Tu JF, Wang TQ, Yang JW, Wang LQ, Lin LL et al. Effect of electro-acupuncture (EA) and manual acupuncture (MA) on markers of inflammation in knee osteoarthritis. J Pain Res. 2020 Aug 26;13:2171-9.

21. Yang SB, Cho SY, Kwon S, Jung WS, Moon SK, Park JM et al. Acupuncture attenuates postoperative inflammation in patients after craniotomy: a prospective, open-label, controlled trial. Medicine. 2020 Mar;99(11):e19071.

22. Jorge L. Pontos-gatilho e síndrome dolorosa miofascial. In: Hsing WT, Tsai AWW, Rohde CBS. Acupuntura e medicina tradicional chinesa. Rio de Janeiro: Atheneu; 2019. cap. 11, p. 143-58.

23. Sun M, Yang M, Rong J, Ma X, Zheng H, Cai D et al. Trigger points and sensitized acupoints: same book, different covers? Acupuncture and Herbal Medicine. 2021;1(2):74-80.

24. Oliveira Júnior JO, Holanda VM. Fisiologia da nocicepção e da supressão da dor. In: Posso IP et al. Tratado de dor: Sociedade Brasileira para Estudo da Dor. Rio de Janeiro: Atheneu; 2017. cap.18, p. 215-21.

25. Chao LW. Eletroacupuntura. In: Hsing WT, Tsai AWW, Rohde CBS. Acupuntura e medicina tradicional chinesa. Rio de Janeiro: Atheneu; 2019. cap. 50, p. 579-600.

26. Jales Junior LH, Jales Neto LH, Brito PLJ. Mecanismos neurais e modulação da dor. In: Posso IP et al. Tratado de dor: Sociedade Brasileira para Estudo da Dor. Rio de Janeiro: Atheneu; 2017. cap. 20, p. 235-52.

27. Patel M, Urits I, Kaye AD, Viswanath O. The role of acupuncture in the treatment of chronic pain. Best Practice & Research Clinical Anaesthesiology. 2020 Sep;34(3):603-16.

28. Heluani AS, Oliveira Junior JO. Mecanismo encefálico da dor. In: Posso IP et al. Tratado de dor: Sociedade Brasileira para Estudo da Dor. Rio de Janeiro: Atheneu; 2017. cap. 16, p. 199-208.

29. Bianco G. Fascial neuromodulation: an emerging concept linking acupuncture, fasciology, osteopathy and neuroscience. Eur J Transl Myol. 2019 Aug 27;29(3):8331.

30. Zhang XC, Chen H, Xu WT, Song YY, Gu YH, Ni GX. Acupuncture therapy for fibromyalgia: a systematic review and meta-analysis of randomized controlled trials. J Pain Res. 2019;12:527-42.

31. Nishishinya Aquino MB, Pereda CA, Muñoz-Ortego J. Eficacia de la acupuntura en las enfermedades reumáticas que afectan el raquis: revisión sistemática. Medicina Clínica. 2019; 13(2):49-56.

32. Griswold D, Wilhelm M, Donaldson M, Learman K, Cleland J. The effectiveness of superficial versus deep dry needling or acupuncture for reducing pain and disability in individuals with spine-related painful conditions: a systematic review with meta-analysis. J Man Manip Ther. 2019;1-13.

33. Dimitrova A, Murchison C, Oken B. Acupuncture for the treatment of peripheral neuropathy: a systematic review and meta-analysis. J Altern Complement Med. 2017;23(3):164-79.

34. Sung SH, Sung ADM, Sung HK, An TEB, Kim KH, Park JK. Acupuncture treatment for chronic pelvic pain in women: a systematic review and meta-analysis of randomized controlled trials. Evid Based Complement Alternat Med. 2018;1-7.

35. Jan AL, Rogers I, Visser EJ. Acupuncture for analgesia in the emergency department: a multicentre, randomised, equivalence and non-inferiority trial. Med J Aust. 2018 Mar 5;208(4):188-9.

36. Cohen MM, Smit V, Andrianopoulos N, Ben-Meir M, Taylor DM, Parker SJ et al. Acupuncture for analgesia in the emergency department: a multicentre, randomised, equivalence and non-inferiority trial. Med J Aust. 2017 Jun 19;206(11):494-9.

Capítulo 3

Aromaterapia no Processo Doloroso

Talita Pavarini Borges de Souza
Guilherme Peniche
Marina Barbosa de Almeida

Introdução

A Aromaterapia é uma "prática terapêutica que utiliza as propriedades dos óleos essenciais para recuperar o equilíbrio e a harmonia do organismo visando à promoção da saúde física e mental". Essa definição, presente no glossário temático do Ministério da Saúde,[1] é utilizada pela Política Nacional de Práticas Integrativas e Complementares (PNPIC) no Sistema Único de Saúde (SUS) (aprovada pela Portaria GM/MS n. 971, de 3 de maio de 2006[2]). Essa prática integrativa foi inserida na PNPIC a partir da publicação da Portaria GM/MS n. 849/2017, elevando significativamente o interesse, a procura e a utilização da Aromaterapia nos diferentes âmbitos de atenção à saúde.[3]

Os óleos essenciais (OEs) (Figura 3.1) são substâncias complexas, voláteis, de fragrância variável, resultantes do metabolismo secundário das plantas aromáticas, oriundos de diversas partes das plantas, como flor (lavanda, rosa, gerânio), fruto (laranja, limão, bergamota), folhas (eucalipto, *tea tree*, hortelã), rizoma (gengibre, lírio-do-brejo), raiz (vetiver, nardo), resinas e oleoresinas (benjoin, olíbano, mirra), extraídas por vários métodos, como destilação por arraste a vapor, prensagem, supercítrico (CO_2), enfleurage ou enfloração.[4] Para a utilização correta, considera-se o nome botânico, com gênero e espécie, em latim, para garantir a escolha e o uso corretos dos OEs. Exemplifica-se com o óleo essencial da lavanda, que apresenta grande diversidade: *Lavandula angustifolia* (*L. vera* ou *L. officinalis*), *L. stoechas*, *L. latifolia* e *Lavandula x intermedia* (um cruzamento entre *L. latifolia* e *L. angustifolia*) (Figura 3.2).

Em estudo de biodisponibilidade dos componentes químicos (linalol e acetato de linalila) do óleo essencial de lavanda (*Lavandula angustifolia*), observou-se a relação entre a dosagem e a quantidade de princípio ativo que atinge a circulação sistêmica de forma inalterada. Concluiu-se que o óleo essencial de lavanda, diluído a 2% em óleo vegetal, com 24,8% de linalol e 29,6% de acetato de linalila na sua composição, chegou à concentração máxima plasmática de 120 µg/mL após 20 minutos do término da aplicação dérmica (massagem).[6]

Os óleos essenciais apresentam diversas propriedades, relacionadas aos seus constituintes químicos, que contribuem para prevenção, promoção, tratamento e recuperação do indivíduo. Serão destacadas as propriedades envolvidas com o fenômeno doloroso, considerando a saúde integrativa e a definição revisada de dor da Associação Internacional para Estudos da Dor[7] (IASP*) abrangendo todas as dimensões.

---

* Uma experiência sensitiva e emocional desagradável, associada, ou semelhante àquela associada, a uma lesão tecidual real ou potencial.

Capítulo 3

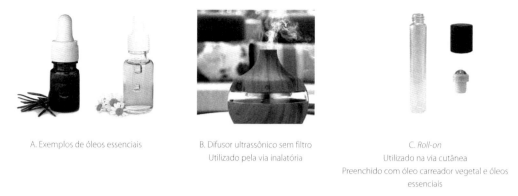

A. Exemplos de óleos essenciais

B. Difusor ultrassônico sem filtro
Utilizado pela via inalatória

C. Roll-on
Utilizado na via cutânea
Preenchido com óleo carreador vegetal e óleos essenciais

Figura 3.1 – Exemplos de óleos essenciais e modos de aplicação.
Fonte: Acervo da autoria do capítulo.

As vias de administração são apresentadas com fluxograma, na Figura 3.2, para que seja utilizada de maneira segura. Cada uma delas possui indicação, dose, associação ou não com base vegetal e tempo de uso.

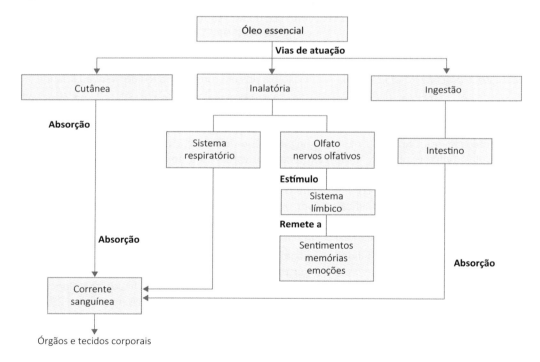

Figura 3.2 – Fluxograma demonstrando as possíveis vias de atuação dos OEs no organismo.
Fonte: Adaptado de Gnatta et al., 2016.

Ressalta-se, no entanto, que os resultados mais evidentes da aromaterapia se devem a todo o fitocomplexo, composto pelos vários componentes vegetais/químicos presentes nos óleos vegetais, muito mais do que apenas um elemento.

Analgesia e óleos essenciais

Os OEs variam consideravelmente na sua constituição química, mesmo dentro do mesmo gênero, e apresentam as seguintes propriedades, de acordo com essa constituição:

- Monoterpenos: analgésicos, antissépticos da pele (limoneno, pineno).
- Sesquiterpenos: analgésicos, antissépticos, hipotensivos, calmantes e antitumorais (camazuleno, alfabisaboleno).
- Monoterpenoides: bactericidas, antivirais, estimulantes (linalol, geraniol).
- Sesquiterpenoides: bactericidas, antivirais, estimulantes, descongestionantes venosos e linfáticos (farnesol e cedrol).
- Fenóis: antissépticos, bactericidas, neuro e imunoestimulantes (carvacrol, eugenol e timol – podem ser hepatotóxicos e dermocáusticos).
- Aldeídos: calmantes, hipotensivos, analgésicos, anti-inflamatórios, antivirais (citral, geranial, citronelal).
- Éteres: antifúngicos, anti-inflamatórios, calmantes, sedativos, antiespasmódicos e mucolíticos (acetato de linalila).
- Cetonas: calmantes, sedativos, cicatrizantes, mucolíticos, lipolíticos, analgésicos, expectorantes – podem ser neurotóxicos, hepatotóxicos e abortivos (tuiona, pulegona).

Componentes analgésicos constituintes dos OEs, como linalol, atuam como tranquilizantes, afetando os receptores do ácido gamaminobutírico (GABA) no sistema nervoso central (SNC),[8] e o acetato de linalila exerce um efeito narcótico que também contribui para o manejo da dor. Outros pontos de discussão acerca dos mecanismos de ação referem-se ao envolvimento do sistema nervoso parassimpático, relacionado ao tato (na associação com massagem) e ao olfato.[9]

O terpeno limoneno, encontrado principalmente nos óleos essenciais cítricos de laranja (*Citrus aurantium*), tangerina (*Citrus reticulata*), *grapefruit* (*Citrus porodisi*), limão-siciliano (*Citrus lemon*) e bergamota (*Citrus bergamia*), demonstra perfil ansiolítico, analgésico e sedativo, associado a atividade antioxidante e imunoestimulante,[10] interagindo com diversos receptores (GABA, 5-HIAA e 5-HT) fundamentais à modulação da dor com eficácia antinociceptiva e anti-inflamatória, sendo favorável em condições dolorosas que cursam com a ansiedade e a depressão.[11]

Entre os constituintes químicos voláteis, o mais pesquisado por seus efeitos anti-inflamatórios e imunomoduladores é o sesquiterpeno betacariofileno, visto em maior proporção no óleo essencial de copaíba (*Copaifera officinalis*), bem como na priprioca (*Cyperus articulatus*), pimenta-negra (*Piper nigrum*), ylang ylang (*Cananga adorata var microphyllia*), melissa (*Melissa officinalis*), sendo responsável por elevar níveis de endocanabinoides e serotonina, reduzir a inflamação sistêmica e a neuroinflamação, atuar como um neuroprotetor e inibir mecanismos inflamatórios imunológicos no receptor *toll-like* (CD14/TLR4/TlR4/MD2), demonstrando ser uma estratégia promissora para manejo de dores inflamatórias.[10]

O efeito anestésico pode ser observado em óleos essenciais ricos em mentol, assim como a hortelã-pimenta (*Mentha piperita*), além de plantas aromáticas com constituinte cinamaldeído, como a casca da canela (*Cinnamomum cassia*), bem como no cravo (*Eugenia caryophyllata*), devido ao constituinte eugenol.[12]

Pesquisas mais recentes indicam que óleos essenciais que apresentam em sua constituição química o terpenoide linalol, como *ho wood* (*Cinnamomum camphora*), hortelã-bergamota (*Mentha piperita var citrata*), *petitgrain* (*Citrus aurantium var amara*) e lavanda (*Lavandula*

36 Capítulo 3

angustifolia), entre outros, desencadeiam propriedades analgésicas, atividade anti-inflamatória e sedativa, com características antinociceptivas, inclusive evidenciando efeito promissor na aplicação clínica de diversas condições dolorosas.[10]

Os mecanismos de ação estão sendo constantemente estudados, considerando-se também os modelos animais. No Quadro 3.1, destacam-se outros sete óleos essenciais, com a indicação de seus constituintes principais e de seu mecanismo de ação analgésico, se periférico e/ou central.

Quadro 3.1 – Óleo essencial, constituinte principal e mecanismo de ação para analgesia.

Óleo essencial	Constituinte principal	Mecanismo de ação
Citrus limon (OE limão-siciliano)	Limonene (52,77%)	Central
Cymbopogon winterianus (OE citronela)	Geraniol (40,06%)	Periférico e central
Matricaria recutita (OE camomila-alemã)	α-bisabolol oxide B (25,5%)	Periférico
Ocimum basilicum (OE manjericão)	Linalool (69,54%)	Periférico e central (opioide)
Piper aleyreanum (OE pimenta-da-amazônia)	Caryophyllene oxide (11,5%)	Periférico
Valeriana wallichii (OE valeriana)	δ-Guaiene (10%)	Periférico
Zingiber oficinalle (OE gengibre)	Zingiberene (31,08%) Zerumbone (36,12%)	Periférico e central (opioide)

Fonte: Adaptado de Sarmento-Neto et al., 2016.

Pesquisadores buscaram eficácia dos OEs na redução da dor nociceptiva aguda e/ou da dor neuropática em pesquisas com camundongos.[14] Com importante discussão acerca da heterogeneidade nas metodologias de pesquisa, destaca-se o OE de bergamota (*Citrus bergamia*), com eficácia nos modelos nociceptivos e de dor neuropática, proposta de mecanismo de ação de modulação do gamaminobutírico, neurotransmissão de ácido (GABA) e bloqueio de neurônios que expressam canais de sódio dependentes de voltagem (canais de Na+), bem como atividade na neurotransmissão serotoninérgica.

Em revisão sistemática,[15] resultados importantes foram direcionados, como a comprovação do efeito positivo significativo da aromaterapia (em comparação com placebo ou tratamentos com controles usuais) na redução da dor utilizando escala visual analógica (SMD = −1,18, 95% CI: −1,33, −1,03; $p < 0,0001$). Na comparação dos mecanismos de dor, houve maior consistência para dor aguda (SMD = −1,58, IC 95%: −1,75, −1,40, $p < 0,0001$) do que para inflamatória (SMD = −0,53, IC 95%: −0,77, −0,29, $p < 0,0001$) e para dor crônica (SMD = −0,22, IC 95%: −0,49, 0,05, $p = 0,001$). Observaram-se também resultados promissores para tratamento da dor pós-operatória (SMD = −1,79, IC 95%: −2,08, −1,51, $p < 0,0001$) e da dor obstétrica e ginecológica (SMD = −1,14, IC 95%: −2,10, −0,19, $p < 0,0001$).

A utilização clínica da aromaterapia com foco na analgesia tem sido evidenciada por diversas publicações, seja com foco em uma condição clínica específica ou de acordo com a classificação da dor.

No mapa de evidências da efetividade clínica da aromaterapia,[16] no qual foram incluídos 68 estudos após classificação do nível de confiança pela ferramenta AMSTAR2, destaca-se a utilização de OEs com nível alto e moderado de confiança, sendo: *Salvia sclarea* e *Boswellia serrata* (inalação) para dores no parto; *Aniba rosaeodora*, *Citrus limon*, *Lavandula angustifolia*, *Prunus dulcis* (*Prunus amygdalus*), *Rosa x damascena* e *Valeriana officinalis* para alívio da dor aguda por massagem.

Para pacientes queimados, revisão sistemática identificou oito ensaios clínicos randomizados, com alívio da dor pós-curativo e resultados significativos comparados aos de cuidados usuais (p < 0,00001), com destaque para os óleos de *Rosa x damascena* e *Lavandula angustifolia*.[17]

Revisão sistemática de 43 ensaios clínicos randomizados demonstrou o uso da aromaterapia em pacientes oncológicos em diversas complicações, entre elas a dor. Nos estudos, inalação e associação com massagem predominaram, com destaque para o uso do óleo de lavanda.[18]

Na oncologia, uma complicação decorrente dos tratamentos é a mucosite. Foi realizado um estudo randomizado, controlado, duplo-cego, com 27 pacientes submetidos ao transplante de células-tronco hematopoiéticas (TCTH), pré-tratados com enxaguatório bucal fitoterápico com óleo essencial (associação de 1% (v/v) do óleo de *Mentha piperita* e 1% (v/v) de extrato seco de *Matricaria recutita*), com posterior análise dos sintomas de mucosite oral (dor, ressecamento e disfagia) por meio da Escala de Avaliação Numérica. Verificou-se que enxaguatório bucal contendo *M. piperita* e *M. recutita* reduziu os sintomas da mucosite oral em pacientes transplantados (TCTH).[19]

Com relação à dor neuropática, o óleo essencial mais analisado em estudos experimentais dessas condições dolorosas foi a bergamota (*Citrus bergamia*), cujos efeitos analgésicos parecem estar conectados à interação com receptores opioides μ periféricos.[20]

Além disso, foi realizada pesquisa clínica em 78 participantes com diabetes, nos quais foi aplicada massagem aromática com lavanda (*Lavandula officinalis*) (linalol (34,7%), 1,8-cineol (18,3%) e borneol (14,3%)), diluída a 3% no óleo de girassol, na região de pernas e pés por 10 minutos diariamente, durante 1 mês, o que demonstrou elevar a qualidade de vida e reduzir significativamente, em comparação ao grupo-placebo, a intensidade da dor neuropática em curto e longo prazo sem efeitos adversos.[21] Outro estudo evidenciou resultado similar com a formulação tópica com lavanda, eucalipto glóbulos (*Eucalyptus globulus*) e alecrim (*Rosmarinus officinalis*).[22]

Condições reumáticas dolorosas, majoritariamente osteoartrite, artrite reumatoide e fibromialgia, foram foco de revisão. Registrou-se a efetividade da prática, principalmente a associada a massagem, em 91,6% dos estudos, com a utilização de óleo essencial de lavanda, seguido do óleo de gengibre e do óleo de alecrim.[23]

Em projeto piloto, focando dores musculoesqueléticas de atletas de alto rendimento, foi utilizada uma sinergia a 10% de óleos essenciais de lavanda, gengibre e sucupira-branca. Houve redução de 79% da intensidade da dor, mantida após *follow-up* de 7 dias. Os efeitos continuaram a persistir, chegando a 81% de redução em comparação ao referencial de início da pesquisa (p < 0,001). Somadas à redução da dor, houve declaração de não uso de medicamentos alopáticos (analgésicos e anti-inflamatórios) no período de *follow-up* e melhora estatisticamente significativa nos domínios tensão (redução), fadiga (redução) e vigor (aumento).[24]

Uso direcionado

O indivíduo com dor pode ter inúmeras condições associadas, por isso conhecer indicação, contraindicação, interação medicamentosa (majoritariamente por via oral), dose de segurança e efeitos colaterais dos OEs, além de realizar uma anamnese completa, é fundamental para direcionar o uso e garantir a segurança. O conhecimento para utilização da aromaterapia se faz com formação robusta, considerando anatomia, fisiologia, química, farmacologia e as diversas vias de administração, botânica, além dos conhecimentos acerca da atuação profissional.

Os componentes dos óleos essenciais podem gerar dermatite de contato, dependendo da intensidade da dosagem, frequência, duração e exposição da área afetada, devendo-se interromper o uso imediatamente, nesse caso.

Também há a possibilidade de fotossensibilização, ocorrendo lesão de pele à exposição solar em OEs ricos em furanocumarinas, como bergapteno e bergamotina, bem como cumarinas, como o citrapteno e outros psoralenos encontrados nos óleos essenciais cítricos ou na angélica raiz (*Angelica archangelica*).[25]

Óleos essenciais com alto teor de cetonas (tujona e cânfora) podem ser neurotóxicos e devem ser aplicados com cautela. Os óleos essenciais de alecrim (*Rosmarinus officinalis*), hissopo (*Hyssopus officinalis*) e cânfora (*Cinnamomum canfora)* são contraindicados para hipertensos.[25]

O uso da aromaterapia para o indivíduo com dor é uma importante ferramenta para profissionais que atuam com todos os tipos de pacientes, pois traz benefícios além da analgesia, uma vez que os óleos essenciais são pluripotentes, com propriedades físicas e emocionais, atuando no controle da dor, mas também na diminuição da ansiedade e da depressão.[26] Essa prática integrativa pode ser utilizada no tratamento multimodal da dor, como estratégia não farmacológica, com os devidos conhecimentos e segurança pautando a ação do profissional. Faz-se necessária a continuidade de pesquisas.

Referências bibliográficas

1. Brasil. Ministério da Saúde. Secretaria-Executiva. Secretaria de Atenção à Saúde. Glossário temático: práticas integrativas e complementares em saúde. Brasília: Ministério da Saúde; 2018.
2. Brasil. Ministério da Saúde. Portaria n. 971, de 3 de maio de 2006. Aprova a Política Nacional de Práticas Integrativas e Complementares (PNPIC) no Sistema Único de Saúde. Brasília: Ministério da Saúde; 2006. [acesso em 21 dez 2018]. Disponível em: http://bvsms.saude. gov.br/bvs/saudelegis/gm/2006/prt0971_03_05_2006.html.
3. Brasil. Ministério da Saúde. Portaria n. 849, de 27 de março de 2017. Inclui a Arteterapia, Ayurveda, Biodança, Dança Circular, Meditação, Musicoterapia, Naturopatia, Osteopatia, Quiropraxia, Reflexoterapia, Reiki, Shantala, Terapia Comunitária Integrativa e Yoga à Política Nacional de Práticas Integrativas e Complementares. 2017. [acesso em 30 out 2021]. Disponível em: https://bvsms.saude.gov.br/bvs/saudelegis/gm/2017/prt0849_28_03_2017. html.
4. Farrar AJ, Farrar FC. Aromaterapia clínica. Nurs Clin North Am. 2020 Dez;55(4):489-504.
5. Gnatta JR, Kurebayashi LFS, Turrini RNT, Silva MJP. Aromatherapy and nursing: historical and theoretical conception. Rev Esc Enferm USP. 2016;50(1):127-33.
6. Jäger W, Buchbauer G, Jirovetz L, Fritzer M. Percutaneous absorption of lavender oil from a massage oil. J Soc Cosmet Chem. 1992;43:49-54.

7. Raja SN, Carr DB, Cohen M, Finnerup NB, Flor H, Gibson S et al. The revised International Association for the Study of Pain definition of pain: concepts, challenges, and compromises. Pain. 2020;23.

8. Dehkordi AK, Tayebi A, Ebadi A, Sahraei H, Einollahi B. Effects of aromatherapy using the Damask rose essential oil on depression, anxiety, and stress in hemodialysis patients: a clinical trial. Nephro-Urol Mon. 2017;9(6):e60280.

9. Lee MS, Lee HW, Khalil M, Lim HS, Lim HJ. Aromatherapy for managing pain in primary dysmenorrhea: a systematic review of randomized placebo-controlled trials. J Clin Med. 2018 Nov 10;7(11):434.

10. Johnson SA, Rodriguez D, Allred K. A systematic review of essential oils and the endocannabinoid system: a connection worthy of further exploration. Evid Based Complement Alternat Med. 2020 May 15;2020:8035301.

11. Wenker O. The power of CBD and essential oils. 2019.

12. Roberts K, Shenoy R, Anand P. A novel human volunteer pain model using contact heat evoked potentials (CHEP) following topical skin application of transient receptor potential agonists capsaicin, menthol and cinnamaldehyde. J Clin Neurosci. 2011 Jul;18(7):926-32.

13. Sarmento-Neto JF, Nascimento LG, Felipe CFB, Sousa DP. Analgesic-like activity of essential oils constituents. Molecules. 2016;21(1):20.

14. Scuteri D, Hamamura K, Sakurada T, Watanabe C, Sakurada S, Morrone LA et al. Efficacy of essential oils in pain: a systematic review and meta-analysis of preclinical evidence. Front Pharmacol. 2021 Mar 1;12:640128.

15. Lakhan SE, Sheafer H, Tepper D. The effectiveness of aromatherapy in reducing pain: a systematic review and meta-analysis. Pain Res Treat. 2016;2016:8158693.

16. Biblioteca Virtual em Saúde (BVS). Mapa de evidências da efetividade clínica da aromaterapia. São Paulo: BIREME/OPAS/OMS. Dez 2021. [Acesso em 30 out 2021] Disponível em: https://mtci.bvsalud.org/pt/mapa-de-evidencias-efetividade-clinica-da-aromaterapia/.

17. Lee HW, Ang L, Kim JT, Lee MS. Aromatherapy for symptom relief in patients with burn: a systematic review and meta-analysis. Medicina (Kaunas). 2021 Dec 21;58(1):1.

18. Farahani MA, Afsargharehbagh R, Marandi F, Moradi M, Hashemi SM, Moghadam MP et al. Effect of aromatherapy on cancer complications: a systematic review. Complement Ther Med. 2019 Dec;47:102169.

19. Ardakani MT, Ghassemi S, Mehdizadeh M, Mojab F, Salamzadeh J, Ghassemi S et al. Evaluating the effect of Matricaria recutita and Mentha piperita herbal mouthwash on management of oral mucositis in patients undergoing hematopoietic stem cell transplantation: a randomized, double blind, placebo controlled clinical trial. Complementary Therapies in Medicine. 2016;29:29-34.

20. Komatsu T, Katsuyama S, Uezono Y, Sakurada C, Tsuzuki M, Hamamura K et al. Possible involvement of the peripheral mu-opioid system in antinociception induced by bergamot essential oil to allodynia after peripheral nerve injury. Neurosci Lett. 2018;686:127-32.

21. Rivaz M, Rahpeima M, Khademian Z, Dabbaghmanesh MH. The effects of aromatherapy massage with lavender essential oil on neuropathic pain and quality of life in diabetic patients: a randomized clinical trial. Complement Ther Clin Pract. 2021;44:101430.

22. Metin ZG, Donmez AA, Izgu N, Ozdemir L, Arslan IE. Aromatherapy massage for neuropathic pain and quality of life in diabetic patients. J Nurs Scholars. 2017;49(4):379-88.

23. Barão Paixão VL, Freire de Carvalho J. Essential oil therapy in rheumatic diseases: a systematic review. Complement Ther Clin Pract. 2021 May;43:101391.

24. Peniche GG. O efeito da aromaterapia no humor e nado de atletas de alto rendimento: estudo piloto. [Dissertação]. São Paulo: Escola de Enfermagem da Universidade de São Paulo (EE-USP); 2016.

25. Tisserand R, Young R. Essential oil safety. 2nd ed. Churchill Livingstone: Nova York; 2014.

26. Lizarraga-Valderrama LR. Effects of essential oils on central nervous system: focus on mental health. Phytother Res. 2021 Feb;35(2):657-79.

Capítulo 4

Arteterapia no Controle da Dor

Maria Belén Salazar Posso
Vania Maria de Araújo Giaretta

Introdução

O desafio do uso das Práticas Integrativas e Complementares (PICS) está em aplicar os diversos saberes da equipe multiprofissional e interprofissional, desenvolvendo projetos de intervenção voltados à dor do paciente, para a gestão adequada para o alívio da dor do ser humano, utilizando seus recursos cognitivos e mobilizando suas competências, habilidades e atitudes para atender o paciente de modo integral, criando um espaço de troca de conhecimento para que o trabalho seja eficiente. No ambiente hospitalar, sobretudo, em que a equipe multiprofissional e interprofissional trabalha com pacientes com dor, o objetivo é descobrir uma forma empática entre eles.

Ao desempenhar sua atividade no controle da dor, seja no domicílio, no ambulatório ou na Unidade Básica de Saúde (UBS), é de suma importância que o profissional de saúde aja preventivamente na atenção ao paciente sempre que a dor possa ser prevista, com procedimentos como punções venosas, intubação, mudança de decúbito e curativos, exercícios, entre outros. Sempre é melhor prevenir que esperar que o estímulo doloroso aconteça para poder tratá-lo ou amenizá-lo, evitando-se, com isso, possíveis sequelas clínicas, fisiológicas e/ou psicológicas, em curto e longo prazos.

Ao exercer essas atividades, o profissional de saúde interage com o paciente individualmente, bem como com a equipe de enfermagem e com a equipe multiprofissional e interprofissional, para melhor gerenciar a dor do paciente e assistir e orientar a família. Esse profissional deve entender a subjetividade da dor e que cada indivíduo a valoriza de acordo com a vivência de suas experiências dolorosas, que ocorrem desde o início da vida.

Cada vez mais, os tratamentos não farmacológicos encontram espaço dentro dos hospitais para incentivar a prevenção e a promoção da saúde, sobretudo em situações de pessoas vulneráveis, como crianças e idosos, então as PICS podem ajudar muito. Existem vários estudos que mostram que os pacientes têm procurado as diferentes PICS, principalmente no Sistema Único de Saúde (SUS); no hospital ainda é tímido o seu uso.

> As PICS são processos terapêuticos embasados nos princípios e conhecimentos da Medicina Tradicional agindo como um complemento integrativo no tratamento convencional, aprovados e regulamentados pela Política Nacional de Práticas Integrativas e Complementares – MS (PNPIC/MS), tendo como objetivos: restaurar, harmonizar, equilibrar e manter a integralidade do corpo, mente, emoção e espírito, pela mobilização de suas energias.[1]

42 Capítulo 4

As PICS são coadjuvantes da terapêutica convencional, e **não** sua substituição, e são compostas de 29 terapias, de conhecimentos, processos e técnicas, que podem ser usadas pelas pessoas para manter ou recuperar seu equilíbrio físico, mental, emocional e espiritual, resultando no seu bem-estar/saúde. O SUS as oferece em UBSs, cujos princípios integram os das PICS, que considera o homem na sua complexidade, singularidade, inserido no seu entorno sociocultural, acrescidos de outros princípios, como os da universalidade, equidade, integralidade,[1,2] acessibilidade, vínculo, continuidade, integração, responsabilidade, humanização e participação social.

Após a análise crítica e rigorosa de muitos estudos e de suas evidências científicas sobre os efeitos, ações terapêuticas, eficácia e segurança das diversas PICS, a PNPIC alterou o rol daquelas aprovadas, recomendando sua adoção em todos níveis de saúde[1] aos usuários do SUS por profissionais de saúde, legalmente capacitados, no emprego diário ao cuidar dos problemas apresentados pelo paciente.[2] Assim, a PNPIC reconhece 29 delas que podem ser integradas ao SUS: Apiterapia, Aromaterapia, Arteterapia, Ayurveda, Biodança, Bioenergética, Constelação Familiar, Cromoterapia, Dança Circular, Geoterapia, Hipnoterapia, Homeopatia, Imposição de Mãos, Medicina Antroposófica, MTC/Acupuntura, Meditação, Musicoterapia, Naturopatia, Osteopatia, Ozonioterapia, Plantas Medicinais/Fitoterapia, Quiropraxia, Reflexoterapia, Reiki, Shantala, Terapia Comunitária Integrativa, Terapia de Florais, Termalismo/Crenoterapia e Yoga.

Neste capítulo, será abordada a Arteterapia, bem como sua ação no controle da dor, podendo ser associada ao tratamento convencional, sem a pretensão de esgotar o tema.

Arteterapia

Historicamente, a arteterapia nas civilizações antigas era usada como forma de comunicação, de relação interpessoal, na troca de ideias, experiências, valores, sentimentos e emoções.[3]

A arteterapia é definida pela British Association of Art Therapists como:

> uma forma de psicoterapia que usa a mídia artística como seu principal meio de comunicação. Os clientes que são encaminhados a um terapeuta da arte não precisam ter experiência ou habilidade na arte. O arteterapeuta não se preocupa principalmente em fazer uma avaliação estética ou diagnóstica da imagem do cliente. O objetivo geral de seus profissionais é permitir que um cliente mude e cresça em um nível pessoal por meio do uso de materiais de arte em um ambiente seguro e facilitador.[4,5]

Adrian Hill, no Reino Unido, foi o precursor na utilização do termo "arteterapia" por volta dos anos 1940; empregando a arte e pelo processo criativo das imagens criadas, após sua análise, procurava evidenciar a eficácia da arteterapia nos sintomas dolorosos provocados pela depressão.[6] Em torno da década de 1950, no Brasil foi usada a Terapia Ocupacional, especificamente, com a arte, pela médica Nise da Silveira,[7] em um hospital psiquiátrico do Rio de Janeiro, procurando humanizar o tratamento dos transtornos mentais e montando um ateliê para os internos estudarem e interpretarem suas emoções plasmados nas suas obras pictóricas, melhorando em muito o desequilíbrio mental dos pacientes.

Outro autor[8] conceitua arteterapia como o emprego de procedimentos e metodologias para que a pessoa possa expressar com liberdade seus pensamentos, suas emoções, conflitos, de maneira terapêutica e em ambiente apropriado: **"a linguagem expressiva da Arte,** que favorece o uso de desenhos, pinturas, modelagem, dança, poesia, fotografia e cinema".[8] Também Sei[9] e Rabelo[10] consideram a arteterapia o conjunto de procedimentos artísticos terapêuticos que objetivam melhorar a qualidade de vida das pessoas, o seu conviver interno e externo, estejam elas passando por problemas dolorosos, conflitantes, ou não, por meio da expressão de suas emoções, de suas necessidades afetadas, facilitando seu reequilíbrio físico, social e mental.

Por suas características terapêuticas, a Arteterapia favorece o controle da dor e conduz ao bem-estar, à concentração, à expressividade das emoções, à criatividade, à mudança de foco, à disciplina, ao planejamento, desenvolvendo na pessoa uma atitude mental no trato de problemas e de ideias, aflorando a sensibilidade diante de problemas, deficiências, lacunas no conhecimento, desarmonia, desequilíbrio físico e mental. Além disso, favorece a identificação das dificuldades e a busca de soluções, aumenta a motivação, a percepção, o aprendizado, e a comunicação mobiliza e dinamiza o pensamento.[11] Essa PICS emprega a arte terapeuticamente, não só como processo de comunicação individual ou grupal, mas também entre profissional e paciente, visando seu bem-estar e, consequentemente, melhor qualidade de vida.[11,12]

O SUS[13] deu visibilidade à Arteterapia e, hoje, a existente lacuna de evidências da eficácia dessa PICS vem sendo preenchida com vários estudos cientificamente robustos, que mostram seus benefícios no controle da dor, trazendo bem-estar aos pacientes.

Essa assertiva é corroborada por Moraes e colaboradores,[11] que descreveram, com uma metodologia qualitativa, as vivências da criação de um local amplo, de fácil acesso, com recursos materiais para a arte pictórica, assim como "sucatas, revistas, argila, retalhos de tecidos, lãs, linhas, materiais de costura, entre outros", em "ambiente terapêutico de expressão de si e desenvolvimento criativo por meio da arteterapia, como parte da Pós-Graduação em Arteterapia da Universidade Feevale". Estudaram um grupo de 6 mulheres entre 46 e 65 anos com diagnóstico de fibromialgia, mediante registros em diário específico em cada uma das 23 sessões semanais, que duravam 150 minutos (2 horas e 30 minutos), por um período de 9 meses, sendo aplicado o Questionário de Impacto da Fibromialgia (FIQ). Essa população desconhecia a Arteterapia e sentia esperança de que suas dores melhorariam com essa PICS. Em cada sessão, era utilizada uma temática, relativa "às histórias de vida das mulheres, ao autoconhecimento e ao cuidado de si, envolvendo as diferentes dimensões da saúde (física, emocional, mental, espiritual e relacional) e uma técnica expressiva", permitindo aflorar categorias relacionadas à percepção da dor e seu enfrentamento, entre outras questões existenciais individuais e coletivas. Os autores mostram, nos relatos das mulheres, sua evolução no autoconhecimento e na capacidade de enfrentamento, não só das agruras do processo doloroso total, mas também das situações de vida sofridas, melhorando a autoestima, desenvolvendo a capacidade de acionar seus recursos internos e, assim, ao "expressar o sentir, o pensar e o agir, encontram um sentido na vida e se empoderam delas mesmas no presente, aqui e agora, transformando a si e suas histórias de vida".[13]

Esse estudo encontra alicerce em Malchiodi e colaboradores[14] quando afirma que a Arteterapia clínica permite o empoderamento da pessoa portadora de experiências traumáticas, tanto físicas como emocionais, quando as expressa mediante a utilização de técnicas e procedimentos artísticos variados, cuja atividade criativa a ajuda a desenvolver a autovalorização, o autocontrole, a autonomia, o poder de escolha, a conhecer as situações que desencadeiam os sintomas e, ao mesmo tempo, aprender a relaxar. Além disso, os autores[14] afirmam que a Arteterapia é excelente coadjuvante da Medicina Convencional e salientam que essa PICS aumenta a produção de serotonina, o afluxo sanguíneo cerebral, a imaginação a partir das vivências cotidianas, a sensibilidade frente a problemas, deficiências, lacunas no conhecimento, desarmonia; mobiliza a motivação, percepção, aprendizado, pensamento e comunicação e o entendimento das influências ambientais e culturais nas atitudes pessoais, hábitos e valores. Também esses autores[14] afirmam que, no ambiente hospitalar, o uso da Arteterapia pode contribuir para a redução do estresse, melhora a expressão de sentimentos e emoções, equilíbrio e estabilidade dos sinais vitais e a percepção da dor.

Uma das ações da Arteterapia é ajudar a controlar a percepção da dor mudando o foco de atenção e, consequentemente, diminuindo a sensação da intensidade dolorosa, desviando-se ou até mesmo se esquecendo dela e ressignificando a importância do fenômeno doloroso, priorizando outras dimensões vitais, que passam a ser mais bem percebidas e atendidas; vale ressaltar que se trata de uma estratégia que orienta o paciente a relaxar e melhorar seu humor, aprendendo a não deixar que a dor controle seu estado emocional.[15] A Arteterapia como já mencionado, facilita o gerenciamento, a redução e a percepção dos sintomas dolorosos, sejam eles advindos do estresse, da ansiedade ou de outra causa, melhorando a recuperação, o bem-estar e a qualidade de vida.

Um estudo[16] foi realizado por arteterapeutas com 195 pacientes (predominando na amostra 166 do sexo feminino), os quais estavam internados por problemas clínicos e cirúrgicos e concordaram em participar de sessões de arteterapia para estimular, pela criação de arte, a cura emocional e física. O impacto das sessões de arteterapia à beira do leito em hospital universitário metropolitano de grande porte foi examinado por meio de uma revisão prospectiva de prontuários. Vários diagnósticos foram incluídos nessa revisão, tornando esse estudo mais representativo da ampla gama de questões médicas que surgem. Os pacientes foram solicitados a avaliar suas percepções de humor, ansiedade e dor em uma escala de 5 pontos, antes e depois de uma sessão de arteterapia liderada por um arteterapeuta registrado, como parte da rotina de prática diária. Os resultados obtidos, tanto no antes quanto no depois das sessões de arteterapia, mostraram diminuição significante da intensidade dolorosa mensurada pela escala visual analógica, melhoras do humor e da ansiedade para todos os pacientes, independentemente do sexo, da idade ou do diagnóstico (todos $p < 0,001$). O sofrimento causado pela dor, na maioria das vezes, pode fazer a pessoa sucumbir aos impedimentos que a situação dolorosa impõe; e a Arteterapia a ajuda a recuperar o controle de sua vida em termos da arte que escolhe e dos passos que deu para criar algo especial e seu.[16]

Vale destacar que não se deve confundir Arteterapia com aulas de curso regular de arte; embora ambos expressem sua criatividade, essa PICS envolve trabalhar com um arteterapeuta capacitado, que guiará o paciente pelo processo criativo, na exploração de como se relaciona e maneja sua dor, podendo ser realizada em ambientes hospitalares, clínicas de dor e de saúde mental, de reabilitação, consultórios, institutos de longa permanência de idosos (ILPI), creches e outros.[17] Esses ambientes terapêuticos, ao mesmo tempo que são dinâmicos e complexos, favorecem a criatividade ativa para que o paciente compreenda a sua dor e utilize seus recursos internos e externos, para enfrentá-la e saber como fazê-lo. A Arteterapia (seja usando a pintura, a escultura, escrevendo um diário ou uma poesia, pela dança, pelo canto ou tocando um instrumento musical) pode beneficiar a saúde mental, o bem-estar e a saúde espiritual dos pacientes, motivando-os a se expressarem criativamente, ajudando-os a resgatarem o sentido da vida e aliviarem suas dores.[18]

Koebner afirma que[19] tanto a dor quanto a arte são experiências subjetivas complexas com dimensões sociais e que a dor, principalmente a crônica, leva as pessoas à solidão, ao isolamento social. Esse autor desenvolveu um projeto, com o Crocker Art Museum e a UC Davis, em Sacramento, Califórnia, "para indivíduos com dor crônica e para seus amigos e familiares, chamado 'Art Rx', em que de forma gratuita oferece passeios pelo museu acompanhados por docentes treinados". Contou com a colaboração da equipe do museu, que acreditou na potencialidade inovadora, científica e terapêutica da proposta e facilitou o acesso da população a um estudo piloto, cujo objetivo era verificar se as visitas a museus eram uma PICS. Esse estudo de métodos mistos examinou a viabilidade de visitas a museus de arte (Art Rx) para o controle da dor e da desconexão social de 54 pessoas de ambos os sexos com dor crônica. Delas, 64,8% eram do sexo feminino, a idade média foi de 59 anos (18 a 93 anos), sendo 14 entrevistadas. As visitas eram conduzidas por docentes durante 1 hora, realizando-se a coleta antes, imediatamente depois da visita e após 3 semanas. A dor e o desconforto foram mensurados pela escala numérica (EVN) de 0 a 10; e o isolamento social foi medido por uma escala de desconexão social composta de 12 itens. Os resultados mostraram que 57% da população estudada referiram um percentual significativo de alívio da dor durante a visita e diminuição da desconexão social e do desconforto da dor antes e depois da visita, bem como se mostraram muito satisfeitos com a visita, sentindo a inclusividade social positivamente e efeitos positivos duradouros, o que levou os autores a acreditarem nesse tipo de intervenção para o alívio da dor e a socialização de pacientes com dor crônica.

Um estudo sobre desenhos eletrônicos de dor (DED) feitos por pacientes pode melhorar a compreensão, a avaliação clínica, a comunicação e tornar a dor mais objetiva, ensejando a pesquisa sobre a importância, a utilidade, a confiabilidade e a repetibilidade dos DED na avaliação clínica, no tratamento de pacientes internados em situações de dor aguda, buscando-se a congruência de detalhes específicos advindos dos DED de pacientes e maior impacto na compreensão dos médicos.[20] Os 47 pacientes com dor aguda expressaram sua dor, em *tablet* provido de uma caneta, no início da consulta; porém, o profissional médico só teve acesso aos DED após sua avaliação e decisão clínicas, avaliando se os DED acrescentaram mais dados à avaliação feita, melhorando e modificando sua tomada de decisão, registrada numa escala Likert de 10 pontos (0 = "nada" e 10 = "muito"). As congruências e diferenças de DED encontradas entre ambos, pacientes e médicos, sofreram análise visual e "pelo cálculo do índice de Jaccard e coeficiente de correlação intraclasse (CCIC) da área de dor e o número de *clusters* de dor para identificar fatores específicos que influenciaram o entendimento dos médicos".[20] Os resultados mostraram compreensão dos médicos, estatisticamente significante:

> (pontuação média 4,81, DP 2,60, p < 0,001) e, em menor grau, sua decisão clínica (média 2,68, SD 1,18, P < 0,001) e as congruências entre médicos e pacientes dos DED foi de razoável a boa para extensão da dor (r = 0,454, p = 0,001) e disseminação (P = 0,447, r = 0,002) foram fatores importantes para ajudar os médicos a entender seus pacientes.[20]

Os autores concluem que os DED num cenário hospitalar podem ajudar os profissionais médicos no melhor entendimento da percepção dos pacientes sobre sua dor (no caso deste estudo, aguda), melhorando, inclusive, o relacionamento e a comunicação entre médicos e pacientes.[20]

Considerações finais

A aplicação da Arteterapia no controle da dor no cenário hospitalar e na área básica da saúde estabelece diferentes e atraentes formas de relação, com amplo leque de temas de pesquisa, para assistir pacientes tanto com dor aguda quanto com dor crônica. No entanto, carece de ensaios controlados e randomizados que demonstrem evidências científicas robustas e novas estratégias de arteterapia para dar suporte ao controle da dor.

A arte desempenhou e continua a desempenhar um papel significativo em todos os aspectos dos cuidados de saúde, passando pela terapêutica, recuperação e reabilitação,[21] e está em inconteste expansão no Brasil, sendo reconhecida pela PNPIC.[1] Como mencionado, várias formas de arte estão intrinsecamente ligadas à saúde e à dor particularmente.

É, ainda, inegável a influência da multifatoriedade pessoal, ambiental e social na sensação dolorosa, como também o é a da Arteterapia, desafiando os pesquisadores e os profissionais de saúde que tratam da dor a melhor compreendê-la; contudo, são escassos os estudos que envolvem Arteterapia e controle da dor, embora sejam mais numerosos em outras áreas da saúde, como na Psiquiatria, Psicologia, Reumatologia, Neurologia, entre outras, com outros focos que não o controle da dor.

Nos trabalhos aqui citados e referidos, verificam-se fortes indícios de que a Arteterapia tem significantes e positivos efeitos na dor, seja ela de causa física e/ou emocional, além de mobilizar a sensibilidade, a imaginação, a curiosidade, a criatividade, o conhecimento, a capacidade de concentração, a observação, entre outras dimensões e necessidades básicas humanas. A dor é sentida, percebida, de modo individual pelo ser humano, que por sua vez também é único; então, a sua dor deve ser avaliada, mensurada de maneira total e individualizada, considerando-se ainda fatores do seu entorno social, cultural, afetivo, econômico, de escolaridade e outros.

Espera-se que este capítulo tenha despertado a curiosidade dos profissionais de saúde sobre o uso dessa PICS, como uma estratégia que pode ajudá-los a, em associação a seus recursos convencionais, controlar a dor de seus pacientes e melhorar sua qualidade vida e bem-estar.

Referências bibliográficas

1. Brasil. Ministério da Saúde (MS). Secretaria de Atenção à Saúde. Departamento de Atenção Básica. Portarias ns. 971/2006 e 702/2018 – Política Nacional de Práticas Integrativas e Complementares (PNPIC) no Sistema Único de Saúde. Brasília: Ministério da Saúde; 2006/2018.

2. Posso MBS, Giaretta VMA, Souza TPB, Cerioni G. Dor neuropática e as práticas integrativas e complementares em saúde. In: Palladini MC, Castro APCR, Pelloso LRCA et al.; Sociedade Brasileira para o Estudo da Dor (SBED). Tratado de dor neuropática. Rio de Janeiro: Atheneu; 2021. cap. 12, seção 76, p. 641-53.

3. Tommasi S. Arteterapeuta, um cuidador da psique. São Paulo: Vetor; 2005.

4. Deshmukh SR, Holmes J, Cardno A. Art therapy for people with dementia. Cochrane Database of Systematic Reviews. 2018;Issue 9:CD011073.

5. British Association of Art Therapists. Website. [acesso em 23 mar 2022]. Disponível em: www.baat.org.

6. Edwards D. Art therapy: creative therapies in practice. United Kingdom: SAGE; 2016.

7. Silveira N. Imagens do inconsciente. Petrópolis: Vozes; 2015.

8. Barreto AH. Arteterapia e o despertar das emoções. [Pós-Graduação]. Universidade Cândido Mendes, Rio de Janeiro; 2010.

9. Sei M. A formação em arteterapia no Brasil, contextualização. In: A formação em arteterapia no Brasil: contextualização e desafios. Textos do III Fórum Paulista de Arteterapia. São Paulo: Associação de Arteterapia do Estado de São Paulo; 2010. cap. 2, seção 163, p. 7-29. [acesso em 23 mar 2022]. Disponível em: www.aatesp.com.br.

10. Rabelo CL, Silva EM, Barbosa ME. Arteterapia: processo, sentimentos e emoções. Revista PLUS FRJ: Revista Multidisciplinar em Educação e Saúde. 2017;2(3):78-85.

11. Moraes M, Bagatini T, Paraboni J, Weinreb ME. Arteterapia como prática de reinvenção do cuidado de mulheres com fibromialgia: relato de experiência. Revista Conhecimento Online. 2020;3:65-84.

12. 1º Congresso Internacional de Práticas Integrativas e Complementares e Saúde Pública (CONCREPICS). Rio de Janeiro, 2018. [Acesso em 7 nov 2021]. Disponível em: http://www.congrepics.saude.gov.br.

13. Brasil. Ministério da Saúde. Portaria n. 849, de 27 de março de 2017. Inclui a arteterapia, ayurveda, biodança, dança circular, meditação, musicoterapia, naturopatia, osteopatia, quiropraxia, reflexoterapia, reiki, shantala, terapia comunitária integrativa e yoga à política nacional de práticas integrativas e complementares. Brasília: Ministério da Saúde; 2017.

14. Malchiodi C et al. Medical art therapy with adults. Estados Unidos: Jessica Kingsley Publishers; 2008.

15. Fenner P. Sensibilidade material: um senso de lugar na prática e teoria da arteterapia. In: Gilroy A, Linnell S, McKenna T, Westwood J, editores. Arteterapia na Austrália: tomando uma virada estética pós-colonial. Leiden: Brill; 2019. p. 383-417. Sentido Brilhante.

16. Shella TA. Art therapy improves mood, and reduces pain and anxiety when offered at bedside during acute hospital treatment. The Arts in Psychotherapy. 2018;57:59-64.

17. Padfield D, Omand H, Semino E, Williams A, Zakrzewska JM. Images as catalysts for meaning-making in medical pain encounters: a multidisciplinary analysis. Medical Humanities. 2018;44(2):74-81.

18. Ettun R, Schultz M, Bar-Sela G. Transforming pain into beauty: on art, healing, and care for the spirit. Evidence-Based Complementary and Alternative Medicine: eCAM. 2014;2014:789852.

19. Koebner I; Tuft University, Boston, Massachusetts, USA. A(n)esthetics: the intersection of art and pain management practices. J Appl Arts Health. 2019;10(3):396-400.

20. Shaballout N, Aloumar A, Neubert TA, Dusch M, Beissner F. Digital pain drawings can improve doctors' understanding of acute pain patients: survey and pain drawing analysis. JMIR Mhealth Uhealth. 2019;7(1):e11412.

21. Walker J. Art for arthritis: a new approach. Arthritis Rheumatol. 2019;71. [acesso em 9 mar 2022]. Disponível em: https://acrabstracts.org/abstract/art-for-arthritis-a-new-approach/.

Capítulo 5

Auriculoterapia e Dor

Leonice Fumiko Sato Kurebayashi

Definições e cartografias

A auriculoterapia ou acupuntura auricular é uma modalidade de cuidado de saúde em que a superfície externa da orelha é estimulada para aliviar condições patológicas em outras partes do corpo, condições dolorosas musculoesqueléticas, com resultados favoráveis e promissores;[1] pode ser utilizada como método diagnóstico e de tratamento para desordens físicas e psicossomáticas.[2,3] Embora pontos auriculares tenham sempre sido utilizados na antiga China, por milênios, foi atribuído ao médico francês Paul Nogier o título de "Pai da Auriculoterapia Moderna", pela sistematização da cartografia da orelha, como área reflexa do corpo, à semelhança de um feto invertido, em meados de 1950.[4] Na década de 1970, vários mapas auriculares surgiram ao redor do mundo, na Alemanha, nos Estados Unidos e na China.[5] E propostas surgem para novas padronizações em função de recentes pesquisas de neurorradiologia, estabelecendo correlações neurofisiológicas comprobatórias entre as manifestações auriculares e suas correspondências cerebrais.[6]

Para estimular os pontos, a auriculoterapia faz uso de diferentes materiais, como agulhas, eletroacupuntura, acupressão, *laser*, cauterização, moxabustão e sangria na orelha.[7] E, mais recentemente, houve na China a inclusão de categute, injeções de pontos auriculares, emplastros auriculares.[8] São comumente utilizados materiais não invasivos, como sementes de mostarda ou vacária, esferas metálicas ou de cristal de quartzo.[9]

No Brasil, a prática foi respaldada por meio da Portaria n. 702/2018, que incluiu no Sistema Único de Saúde (SUS) as 29 práticas, pela Política Nacional de Práticas Integrativas e Complementares (PNPIC).[10]

Anatomia e neurofisiologia da auriculoterapia

Após a cartografia inicial de Paul Nogier, múltiplos mapas foram desenvolvidos por diferentes autores, países e escolas. A construção dessas cartografias foi dividida a partir de zonas anatômicas da orelha (hélice, anti-hélice, trago, lóbulo etc.) e cada zona foi subdividida em áreas e pontos.[11] Os estudiosos em auriculoterapia são unânimes quanto à relevância da precisão de pontos para um bom resultado terapêutico, dificultada pelas diferentes cartografias desenvolvidas desde 1957, ano de publicação do primeiro mapa de Nogier.[12] Para minimizar as discrepâncias, pode-se recorrer a técnicas de diagnóstico, com palpação do pulso de acordo com o sinal autonômico vascular desenvolvido por Nogier, na busca de pontos reativos na orelha, o que se denomina "reflexo auriculocardíaco".[13] Há também o teste de contato de agulha proposto por

Romoli e colaboradores,[14] a avaliação do formato, das alterações cutâneas e da pele da orelha e o uso de localizadores elétricos para observar áreas com menor resistência elétrica.[15]

A auriculoterapia chinesa fundamenta-se em preceitos taoístas e o mecanismo que norteia a escolha de pontos é bastante energético, para melhoria do fluxo de *Qi* nos meridianos, segundo padrões de desequilíbrios relacionados aos Zang Fu (órgãos e vísceras).[16] Nas pesquisas ocidentais, o princípio que dá base à auriculoterapia é o estudo fundamentado na inervação do pavilhão auricular, cujos mecanismos são considerados a partir de uma relação estreita com o sistema nervoso autônomo, neuroendócrino, com fatores neuroimunológicos e neuroinflamatórios[17,11] implicados.

Os efeitos analgésicos podem ser explicados por mecanismos neuroembriológicos e neurogenéticos, pois, durante o desenvolvimento embrionário e fetal, um mapa idêntico ao do elo entre o corpo e o cérebro seria impresso na orelha. A orelha é uma zona de convergência de diferentes arcos viscerais, inervada por três principais nervos: 1) ramificação do nervo auriculotemporal do nervo trigêmeo; 2) ramificação auricular do nervo vago; e 3) ramos do plexo cervical.[18]

Os estímulos nas terminações nervosas do pavilhão auricular são transmitidos por nervos espinhais e cranianos (sistema nervoso periférico – SNP) para o sistema nervoso central (SNC), liberando neurotransmissores que regulam os mecanismos endógenos de controle da dor. Quando ativada por estímulo doloroso, como a acupuntura e a eletroacupuntura, a via neural descendente libera opioides endógenos no corno posterior da medula espinhal (CPME), reduzindo a propagação e a percepção do estímulo doloroso pelo SNC (vias inibitórias descendentes da dor, mecanismo extrassegmentar ou supraespinhal).[19] Acredita-se, assim, que o mecanismo de analgesia produzido pela acupuntura utiliza três principais centros:

1. Teoria das comportas (mecanismo segmentar ou espinhal): o alívio pode ser produzido inserindo-se uma agulha que estimula fibras nervosas de tamanho médio, mielinizadas, tipo Aδ, na pele e nos tecidos subcutâneos, provocando atividade em interneurônios de inibição situados no CPME, que liberam encefalina. Esta, por sua vez, bloqueia as entradas sensoriais aferentes dos pontos gatilhos das fibras C amielínicas na medula espinal. O papel da substância P e da encefalina sugere controle da dor local ou regional.

2. A formação reticular do tronco cerebral, com grande concentração dos centros de secreção de neurotransmissores, que desempenham papel crucial na regulação de vias ascendentes e descendentes da medula espinal.

3. E, finalmente, o filtro seletivo talâmico, que seria um tipo de circuito de dor no tálamo e na medula espinal, para dor crônica, reforçada pelas ações corticais no sistema límbico e anexos, que seria interrompida por outro estímulo de dor, como a acupuntura.[20]

A aurícula pode realmente ser considerada um órgão neurovascular, e seu estímulo pode provocar alterações no sistema nervoso autônomo (SNA), promovendo a ativação do sistema simpático e parassimpático.[17]

Quanto à somatotopia auricular, ainda há divergências. Uma representação sistemática do corpo pode ser encontrada por neurônios no córtex cerebral, no tálamo e na formação reticular do tronco cerebral, e o mapa auricular seguiria o mesmo padrão de somatotopia do mapa cerebral, à semelhança do *homunculus* de Penfield. Entretanto, estudiosos destacam que não existe ainda argumento científico para justificar a cartografia proposta e que seria mais interessante voltar às descrições de zonas ou áreas com alguns feixes neurovasculares, correspondentes a uma ação válida em dor ou disfunção visceral. Desse modo, Allais e colaboradores têm buscado precisar a especificidade de pontos auriculares utilizando o teste de contato de agulha.[14] Estudos de imagens de atividade cerebral pela ressonância magnética (fMRI) passaram a ser feitos para o reconhecimento da especificidade de pontos na aurícula.[21]

Atualmente, o ramo auricular do nervo vago tem sido estudado como uma das bases estruturais do efeito terapêutico da auriculoterapia nas doenças viscerais.[22] E, realmente, a concha, região inervada por essa ramificação, corresponde aos órgãos e vísceras da cartografia auricular. A estimulação do nervo vago na concha e no trago interno da orelha, como terapêutica não invasiva, pode tratar insuficiência cardíaca, enxaqueca e doença inflamatória intestinal,[22] distúrbios gástricos,[23] redução de dor musculoesquelética, quando associada a pontos somatotópicos de dor e ponto auricular Shenmen.[1] Tem efeitos neuroprotetores contra danos dopaminérgicos, possivelmente suprimindo a evolução da inflamação e modulando as respostas imunes inatas.[24]

Evidências da auriculoterapia para manejo da dor

Com relação às evidências científicas e à aplicabilidade e efetividade da auriculoterapia, o Consórcio Acadêmico Brasileiro de Saúde Integrativa (CABSIN) e o Centro Latino-Americano e do Caribe de Informação em Ciências da Saúde, que faz parte da Organização Pan-Americana da Saúde e da Organização Mundial da Saúde, (BIREME/OPAS/OMS) sistematizaram um mapa de evidências científicas em Medicinas Tradicionais, Complementares e Integrativas (MTCI), tendo por objetivo apoiar profissionais de saúde, pesquisadores na construção de ações de saúde com base em evidências científicas. Foi realizada uma ampla busca bibliográfica (Pubmed, Embase, BVS, Cochrane e PEDro) de estudos publicados entre 2005 e 2019. O mapa incluiu 38 revisões, que foram categorizadas em quatro grupos: Acupressão, Auriculopuntura, Eletropuntura e Fotobioestimulação. Na sua maioria, os estudos estão concentrados em países da Ásia (42,5%), Europa (24,2%), Estados Unidos (22,7%), Austrália (6,1%), Brasil (3%) e Canadá (1,5%). Foram incluídos na revisão ensaios clínicos randomizados (ECR) (30), ensaios não randomizados (5) e estudo observacional (1). Para avaliar o nível de confiabilidade das revisões, utilizou-se a ferramenta Measurement Tool to Assess Systematic Reviews (AMSTAR2), resultando em 9 revisões de nível alto, 11 de nível moderado e 18 de nível baixo. A maioria das evidências concentra-se na acupressão (59,5%) com uso de esferas de sementes (68%) e auriculopuntura (27,4%) com agulhas semipermanentes (65,2%). Quanto ao desfecho, as evidências mostram que foi efetiva para o alívio de dor, especialmente cefaleia, dor lombar e dor pós-operatória, entre outras condições agudas e crônicas, físicas, emocionais e mentais.[25]

Revisões sistemáticas confirmam os resultados positivos da auriculoterapia para dores agudas e crônicas. A auriculoterapia mostrou-se eficaz para reduzir a dor pós-operatória de artroplastia total de quadril, em revisão sistemática e metanálise.[26] Nesse sentido, foi realizada uma revisão para avaliar a eficácia da acupressão auricular em dor aguda pós-operatória, com 26 estudos e 1.682 participantes. O alívio da dor foi mais significativo 72 horas após a cirurgia abdominal. É importante destacar que qualquer método não farmacológico que reduza o uso de medicação analgésica é benéfico, em razão de efeitos colaterais, e a acupressão auricular reduziu a necessidade do medicamento tramadol.[27]

A auriculoterapia apresenta evidências científicas suficientes para ser indicada no tratamento de dores crônicas, principalmente cefaleias, enxaquecas, lombalgias, cervicalgias e osteoartrite.[28]

A terapia auricular não só é popular na cultura chinesa há mais de 2 mil anos, mas também é um tratamento usual hoje, para dor, em toda a Ásia. No Brasil, foi realizada uma revisão sistemática para dor lombar em atenção primária que levantou 1.411 artigos, dos quais 6 foram incluídos. A auriculoterapia mostrou resultados significativos, quando comparados com a abordagem placebo. Os pontos auriculares mais utilizados foram *shenmen*, lombar, rim, simpático e subcórtex.[29]

De fato, entre as revisões sistemáticas consideradas como de nível de confiança moderado pelo CABSIN, segundo o mapa de evidência, a primeira foi sobre acupressão auricular na dor e incapacidade para dor lombar crônica. Um total de 7 ensaios clínicos (ingleses e chineses) foram incluídos e os resultados foram encorajadores para redução de dor imediata, com efeitos significativos para melhoria de dor em 12 semanas.[30]

Outra revisão sistemática e metanálise sobre acupuntura auricular para dor crônica nas costas em adultos, com 15 estudos qualitativos e 7 quantitativos, mostrou que a acupuntura auricular foi positiva em 80% dos estudos e é uma prática promissora para o tratamento dessa morbidade em adultos.[31] Murakami e colaboradores (2017)[32] também concluíram que a acupuntura auricular pode ser uma técnica interessante para redução da dor em 48 horas, com baixo perfil de efeitos colaterais.

Considerações finais

A partir das revisões, pode-se concluir que a auriculoterapia é uma modalidade técnica de custo baixo, rápida, acessível, fácil de executar e é promissora para uso em ambulatórios, no intraoperatório e para alívio imediato de dor, com poucos efeitos colaterais.[31] E mostrou-se viável para atender aos níveis primário, secundário e terciário de atenção à saúde. Das múltiplas condições de saúde, apresentou maior efetividade e evidências para o tratamento de dor.[25]

Referências bibliográficas

1. Artioli DP, Tavares ALF, Bertolini GRF. Auriculotherapy: neurophysiology, points to choose, indications and results on musculoskeletal pain conditions: a systematic review of reviews. BrJP. 2019;2(4):356-61.

2. Cortesi EB, Baccetti S, Monechi MV, Di Stefano M, Cucca B, Conti T et al. Observational study on auriculotherapy in the treatment of chronic musculoskeletal pain: preliminary data. OBM Integrative and Complementary Medicine. 2019;4(2):028.

3. Quah-Smith I, Litscher G, Rong P, Oleson T, Stanton G, Pock A et al. Meeting report from the 9th International Symposium on Auriculotherapy. Singapore. Medicines. 2017;4(3):46.

4. Belasco Junior D, Belascro IC. Acupuntura auricular básica. Joinville: Clube de Autores; 2020.

5. Nogier R. History of auriculotherapy: additional information and new developments. Med Acupunct. 2021;33(6):410-9.

6. Alimi D, Chelly JE. New universal nomenclature in auriculotherapy. J Altern Complement Med. 2018 Jan;24(1):7-14.

7. Öztürk S, Öztekin C. Auriculotherapy: a medical method in the diagnosis and treatment of diseases by using the auricle. The Injector. 2022;1(1):31-5.

8. Zhao B, Meng X, Sun J. An analysis of the development of auricular acupuncture in China in the past 10 years. Med Acupunct. 2018;30(3):133-7.

9. Reis MAF, Bizon E, Benelli DAA, Favretto NM, Santos P. Percepção dos efeitos da auriculoterapia como alternativa de tratamento na dor ocupacional. Revista Interdisciplinar de Estudos em Saúde. 2021;10(1):92-100.

10. Brasil. Ministério da Saúde. Portaria n. 702, de 21 de março de 2018. Altera a Portaria de Consolidação n. 2/GM/MS, de 28 de setembro de 2017, para incluir novas práticas na Política Nacional de Práticas Integrativas e Complementares – PNPIC. Brasília: Ministério da Saúde; 2018. [acesso em 10 nov 2012]. Disponível em: https://bvsms.saude.gov.br/bvs/saudelegis/gm/2018/prt0702_22_03_2018.html.

11. Vieira A, Reis AM, Matos LC, Machado J, Moreira A. Does auriculotherapy have therapeutic effectiveness? An overview of systematic reviews. Complement Ther Clin Pract. 2018;33:61-70.

12. Wirz-Ridolfi A. The history of ear acupuncture and ear cartography: why precise mapping of auricular points is important. Med Acupunct. 2019 Jun 1;31(3):145-56.

13. Litscher G, Yannacopoulos T, Kreisl P. Nogier reflex: physiological and experimental results in auricular medicine: a new hypothesis. Medicines (Basel). 2018 Dec 12;5(4):132.

14. Allais G, Sinigaglia S, Airola G, Rolando S, De Lorenzo C, Chiarle G et al. Ear acupuncture in the prophylactic treatment of chronic migraine. Neurol Sci. 2019 May;40(Suppl 1):211-2.

15. Borlack RE, Shan S, Zong AM, Khlevner J, Garbers S, Gold MA. Electrodermal activity of auricular acupoints in pediatric patients with functional abdominal pain disorders. J Pediatr Gastroenterol Nutr. 2021 Aug 1;73(2):184-91.

16. Tan Jing-Yu, Lorna KP Suen, Tao Wang. Auricular therapy for chemotherapy-induced nausea and vomiting in cancer patients: perspectives from the traditional zang-fu organs and meridians theory. TMR Integrative Nursing. 2020;4(5):149-55.

17. Mercante B, Deriu F, Rangon CM. Auricular neuromodulation: the emerging concept beyond the stimulation of vagus and trigeminal nerves. Medicines (Basel). 2018;5:10.

18. Mercante B, Ginatempo F, Manca A, Melis F, Enrico P, Deriu F. Anatomo-physiologic basis for auricular stimulation. Med Acupunct. 2018 Jun 1;30(3):141-50.

19. Damien J, Colloca L, Bellei-Rodriguez CÉ, Marchand S. Pain modulation: from conditioned pain modulation to placebo and nocebo effects in experimental and clinical pain. Int Rev Neurobiol. 2018;139:255-96.

20. Rohde CBS. Mecanismo de ação da acupuntura. In: Hsing WT, Tsai AWW, Rohde CBS. Acupuntura e medicina tradicional chinesa. Rio de Janeiro: Atheneu; 2019. p. 133-42.

21. Yeh CH, Caswell K, Pandiri S, Sair H, Lukkahatai N, Campbell C et al. Dynamic brain activity following auricular point acupressure in chemotherapy-induced neuropathy: a pilot longitudinal functional magnetic resonance imaging study. Glob Adv Health Med. 2020;9:216495612090609.

22. Butt MF, Albusoda A, Farmer A D, Aziz Q. The anatomical basis for transcutaneous auricular vagus nerve stimulation. J Anat. 2020;236(4):588-611.

23. Zhu Y, Xu F, Lu D, Rong P, Cheng J, Li M et al. Transcutaneous auricular vagal nerve stimulation improves functional dyspepsia by enhancing vagal efferent activity. Am J Physiol Gastrointest Liver Physiol. 2021 May 1;320(5):G700-11.

24. Jiang Y, Cao Z, Ma H, Wang G, Wang X, Wang Z et al. Auricular vagus nerve stimulation exerts antiinflammatory effects and immune regulatory function in a 6-OHDA model of Parkinson's disease. Neurochem Res. 2018;43(11):2155-64.

25. CABSIN/BIREME/OPAS/OMS. Efetividade clínica da auriculoterapia. BVS mapa de evidências. São Paulo: BIREME/OPAS/OMS; 2020. [acesso em 10 nov 2021]. Disponível em: https://mtci. bvsalud.org/pt/efetividade-clinica-da-auriculoterapia/.

26. Ye XX, Gao YZ, Xu ZB, Liu QX, Zhan CJ. Effectiveness of perioperative auricular therapy on postoperative pain after total hip arthroplasty: a systematic review and meta-analysis of randomised controlled trials. Evid Based Complement Alternat Med. 2019 Mar 3;2019:2979780.

27. Zhong Q, Wang D, Bai Ym et al. Effectiveness of auricular acupressure for acute postoperative pain after surgery: a systematic review and meta-analysis. Chin J Integr Med. 2019;25:225-32.

28. Vieira A, Reis AM, Matos LC, Machado J, Moreira A. Does auriculotherapy have therapeutic effectiveness? An overview of systematic reviews. Complement Ther Clin Pract. 2018 Nov;33:61-70.

29. N'Bundé DS, Pelachini FTF, Rothstein JR, Neves ML, Tesser CD. Auriculotherapy for low back pain in primary health care: systematic review. Longhua Chin Med. 2021 Dec;4:37.

30. Yang LH, Duan PB, Hou QM et al. Efficacy of auricular acupressure for chronic low back pain: a systematic review and meta-analysis of randomized controlled trials. Evid Based Complement Alternat Med. 2017;2017:6383649.

31. Moura CC, Chaves ECL, Cardoso ACLR, Nogueira DA, Azevedo C, Chianca TCM. Acupuntura auricular para dor crônica nas costas em adultos: revisão sistemática e metanálise. Rev Esc Enferm USP. 2019;53.

32. Murakami M, Fox L, Dijkers MP. Ear acupuncture for immediate pain relief: a systematic review and meta-analysis of randomized controlled trials. Pain Med. 2017;18(3):551-64.

Capítulo 6

Calatonia e a Superação da Dor

Maria Belén Salazar Posso
Vania Maria de Araújo Giaretta

Introdução

A história do Estado da Arte e da Ciência do cuidar humano sempre esteve intimamente ligada ao viver e sobreviver nas raízes da origem do ser humano. Este buscou, no decorrer de sua evolução, significar esse cuidar como o atuar integrado, integral, ético, científico, humanístico, interativo, coletivo e individual, com enfoque nos princípios de unicidade, universalidade, equidade, totalidade e integralidade, no intuito de reestabelecer o equilíbrio psicobiológico, psicossocial e psicoespiritual. Entende-se que, no modo de expressar, vivenciar e atuar no cuidar artístico e científico, estão envolvidos, essencialmente, os sentidos.

Assim, o toque, seja ele firme ou sutil, criará na consciência a percepção, fruto do sentir, refletindo no sistema orgânico de maneira positiva ou negativa, exposta no seu corpo físico; portanto, é legítima a influência da saúde emocional na física, e vice-versa. Afinal, o ser humano é único e seu corpo não é a soma de suas partes, mas um todo unificado, integrante de um universo dinâmico e em constante interação energética com ele, doando e recebendo energia, que, como agente de mudança, gera estados de equilíbrio e desequilíbrio em seu próprio dinamismo.[1]

Dessa maneira, pode-se reequilibrar a interação energética do organismo humano, tanto pelo tratamento convencional como pelo não convencional, ou pela combinação dos dois modos de atendimento utilizada pelos profissionais de saúde.[2] Nessa combinação, as Práticas Integrativas e Complementares em Saúde (PICS) exercem um importante papel coadjuvante ao atendimento convencional, por serem compostas de uma variedade de terapias, conhecimentos, processos técnicos e procedimentos que podem ser usados para manter ou recuperar o equilíbrio físico, mental, emocional e espiritual, resultando no bem-estar/saúde.[3,4] Contemplam ainda sistemas médicos complexos e recursos terapêuticos holísticos, fundamentados nos princípios da Medicina Tradicional, em número de 29 aprovados e regulamentados pela Política Nacional de Práticas Integrativas e Complementares do Ministério da Saúde (PNPIC/MS);[3] busca-se, pela mobilização de energias, estimular, restaurar, harmonizar, equilibrar e manter a integralidade do corpo, mente, emoção e espírito pelos mecanismos naturais de prevenção de agravos e recuperação da saúde. Souza e Luz[4] destacam que as PICS apresentam um transformar integrativo dos valores socioculturais no cotidiano atual e, dentre as oferecidas no município do Rio de Janeiro, em um amplo leque, ressaltam a calatonia.

Calatonia

Na amplitude de oferta de PICS, entre as voltadas para a imposição de mãos, toque terapêutico, reflexologia e outras, está a **técnica calatônica** ou **calatonia,** do grego "khaláô" (ξαλα/ω), que indica relaxamento, alimentação, afastar-se do estado de ira, fúria, violência, abrir uma porta, desatar as amarras de um odre, deixar ir, perdoar aos pais, retirar todos os véus dos olhos, e "tonia" (tensão/tônus), que significa "recuperar o tônus ideal".[5] Foi criada pelo húngaro Pethö Sándor,[5] médico da Cruz Vermelha nos campos de refugiados na Alemanha durante a Segunda Guerra Mundial, para o reequilíbrio somático, emocional e mental deles. Sándor sentiu a necessidade premente de atender aos feridos de guerra, em hospital totalmente carente de recursos de toda sorte;[5] assim, integrando o método verbal de relaxamento ao toque sutil e sequencial dos pododáctilos,[5-8] aplicava essa prática em pessoas com os mais variados sintomas: "desde membros fantasmas e abalamento nervoso, até depressões e reações compulsivas".[5,6] Essa vivência originou os fundamentos teórico-práticos da integração fisiopsíquica da calatonia,[5,6] visando que o paciente mergulhe no autoconhecimento e nos seus próprios sentimentos e emoções por um relaxamento profundo[5,6] e reorganizador.

A calatonia age em nível cortical e, por meio da sensibilidade cutânea, conduz à harmonia interna, ao bem-estar físico e psíquico. A técnica é aplicada em determinadas áreas dos pés e pode figurar como tratamento central ou auxiliar nos processos psicoterapêuticos.[5-8] A ação da calatonia ocorre pelos toques sutis na pele, cujos estímulos atuam sobre os inúmeros receptores nervosos ali existentes e se propagam, naturalmente, pelas vias neurológicas, às quais estão conectados por todo o sistema nervoso. Em razão da leveza de seu toque, o efeito é mais profundo, proporcionando regulação, tonificação, equilibrando lentamente todos os sistemas: ósseo, circulatório, muscular, hormonal, digestivo, renal, respiratório e linfático.[5-8]

A calatonia é um método centrado em sequência estruturada de nove toques sutis, que são aplicados bilateralmente por dois a três minutos, simultânea e paralelamente, em cada polpa dos pododáctilos de ambos os pés, no leito ungueal, na planta dos pés, nos calcanhares, nos maléolos, na região das fossas poplíteas (no início da panturrilha). Pode-se, ainda, utilizar um décimo toque na região occipital (nuca), provocando a excitação dos receptores nervosos, que conduzem o estímulo pelas fibras nervosas proprioceptivas periféricas ao córtex frontotemporal, promovendo o reequilíbrio somático.[5-7] Já no âmbito emocional, produz a remissão e a reorganização dos bloqueios psicológicos conscientes e inconscientes e a autoconsciência, além de, no nível mental, minimizar, eliminar e autocontrolar o estresse advindo de estressores externos da vida diária, resultando assim em relaxamento profundo.[5-7] Esse relaxamento advém da similaridade de origem embrionária da pele e do sistema nervoso e, ao aplicar-se sutilmente em tempo controlado cada toque e local, origina-se uma sequência agradável, desencadeando modificação bioquímica do cérebro.[5-7]

A descrição da técnica por Sándor[5] é bem minuciosa, como apresentada a seguir:

> como alguém que quisesse segurar uma bolha de sabão, inicia-se pelas falanges distais dos pés, iniciando-se pelo dedo médio/indicador/anular/mínimo/hálux, utilizando os dedos correspondentes das mãos, onde o polegar da mão fica embaixo do artelho e o dedo correspondente em cima das polpas dos artelhos dos pés, estes dedos, correlacionam-se com os elementos terra/água/fogo/ar; o tempo é entre 2-3 minutos simultânea e paralelamente em cada polpa dos artelhos de ambos os pés, no leito ungueal, segue-se depois o toque na sola dos pés em dois pontos: logo abaixo do arco plantar e o outro cima do osso calcâneo, na formação do calcanhar, estes toques são feitos pelos quatros dedos

excetuando o polegar. O oitavo toque ocorre sustentando-se o calcanhar e ao redor dos maléolos, com as mãos em forma de uma concha, após vem o nono ponto nas panturrilhas ou fossas poplíteas, podendo ainda, utilizar um décimo toque na região occipital com as pontas dos dedos exceto o polegar, o paciente é posicionado o tempo todo em decúbito dorsal horizontal, com os membros superiores ao longo do corpo e com os olhos fechados, o ambiente se mantém em silêncio"5 (Figuras 6.1 a 6.3).

É oportuno destacar que a duração de uma sessão de calatonia é variável, em média 40 minutos, sendo que os 20 primeiros são para a aplicação da calatonia e os 20 últimos são dedicados à interação entre terapeuta e cliente para um *feedback* e o compartilhar de experiências, sentimentos, dor, mágoas, raiva e culpa contidos, memórias, que costumam aflorar durante esse momento da sessão.[5]

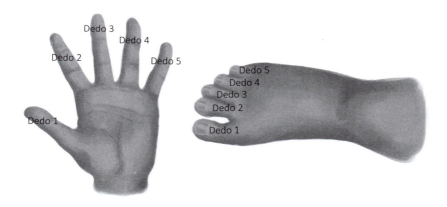

Figura 6.1 – Identificação dos dedos da mão e suas correspondências com os pododáctilos.
Fonte: Desenvolvida pela autora do capítulo.

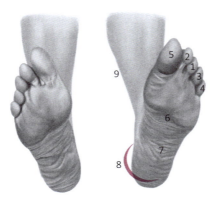

Figura 6.2 – Sequência calatônica.
Fonte: Desenvolvida pela autora do capítulo.

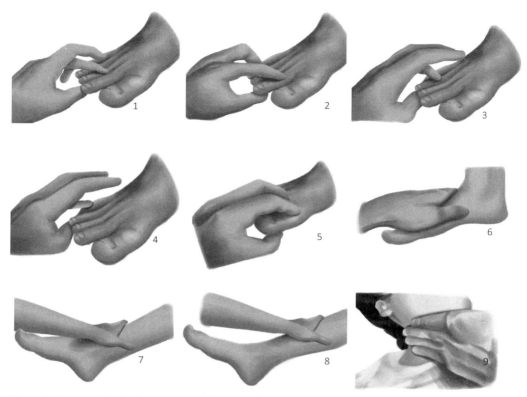

Figura 6.3 – Sequência dos toques: 1) dedos 3 das mãos com 3 dos pés; 2) dedos 2 das mãos com 2 dos pés; 3) dedos 4 das mãos com 4 dos pés; 4) dedos 5 das mãos com 5 dos pés; 5) dedos 2, 3, 4 e 5 das mãos com 5 dos pés; 6) mãos com dorsos dos pés; 7) mãos com tornozelos (face anterior); 8) mãos com panturrilhas (face anterior); 9) dedos 2, 3, 4 e 5 das mãos com nuca (faces laterais).
Fonte: Desenvolvida pela autoria do capítulo.

Em estudos de Passos e Lima[7] de reflexão sobre a contribuição da calatonia no tratamento multiprofissional da fibromialgia, a busca na literatura científica mostrou um cenário escasso e que pacientes fibromiálgicos, não encontrando eficácia na terapêutica convencional, buscam suporte psicológico e terapias não convencionais para o controle da dor e demais alterações orgânicas e emocionais. Os autores[7] também ressaltam que, com a aplicação da calatonia uma vez por semana, pode-se obter alguma melhora em relação a dor corporal e equilíbrio do humor e sensação aumentada de bem-estar, o que obviamente varia individualmente, mas sempre de uma maneira única e acolhedora por parte da equipe.

Pesquisa[9] sobre o efeito da calatonia no pré-operatório de pacientes cirúrgicos mensurando-se os parâmetros vitais antes e após a técnica, aplicada entre 90 e 30 minutos antes da cirurgia, com duração de 10 minutos, teve como resultado que apenas a frequência de pulso demonstrou redução estatisticamente significativa (p = 0,015); porém, mesmo se mostrando diminuição da ansiedade e redução dos outros parâmetros clínicos avaliados, não foram estatisticamente significantes.[9]

No entanto, outra pesquisa,[10] utilizando a calatonia em 116 pacientes submetidos a colecistectomia por videolaparoscopia, apresentou como resultado uma melhora nos parâmetros clínicos e de dor no pós-operatório imediato. Essa pesquisa foi um ensaio clínico randomizado, dividido em dois grupos, um experimental e outro placebo, cada um com 58 pacientes, com American Society of Anesthesiology (ASA) entre 1 e 2. A técnica foi aplicada na sala de recuperação pós-anestésica (RPA), o grupo placebo recebeu toques não intencionais, sem sequência e tempo, a aplicação se deu no tempo zero e, após 60 minutos de permanência na RPA, o controle dos parâmetros clínicos seguiu as normas do Estabelecimento de Assistência à Saúde (EAS), ou seja, a cada 15 minutos. O grupo experimental apresentou um escore de dor inferior a 3, com diferença significativa entre os grupos (p = 0,016), resultado que permite aos pesquisadores afirmar que a calatonia atuou positivamente no alívio da dor, podendo ser um procedimento complementar executado pelo enfermeiro no período pós-operatório imediato.[10]

Spaccaquerche[11] cita outros autores cujas vivências expõem a diminuição de níveis de cortisol, o aumento da serotonina, dopamina e de outros neurotransmissores, os quais transmitem sensação de bem-estar advindos e ainda promovem a melhoria da memória e do sistema imunológico.

Segundo Sambo e Forster,[12] é desencadeado pela calatonia o que a Psicologia denomina "reflexo de orientação" (RO), quando ocorre a estimulação sensorial, percebida como nova, segura, agradável e prazerosa, e não invasiva, principalmente pelo toque, sutil e suave, nos pés, "acostumados a suportar o peso corporal do indivíduo e contato brusco com estímulos no solo"[13]. Os ROs, de acordo com Blanchard e Comfort,[13] advindos da aplicação da calatonia, indicam uma função mediadora comportamental, reequilibrando e "restaurando a regulação psicofísica e o bem-estar – e, eventualmente, levando a um senso mais positivo de si mesmo".[13]

Outro estudo de revisão sistemática,[14] por meio de 13 descritores de saúde relacionados às PICS corporais, selecionaram 228 artigos, sendo que apenas 8 relatavam as práticas corporais, em que a calatonia fazia parte dos resultados, demonstrando que propicia melhora da ansiedade, do estresse, do quadro de dor, aumento do bem-estar e melhora do sono.

Considerações finais

Diante de todo o exposto, percebe-se o tímido número de artigos científicos mostrando evidências robustas sobre a aplicação da calatonia em pacientes com dor, o que enseja motivação para o desenvolvimento de mais estudos, porque, mesmo com essa escassez, os aqui apresentados têm relevância, vinda de trabalhos de mestrado com fortes resultados.

Trata-se de um método seguro, não invasivo, relaxante, antiálgico e com mínimas contraindicações, possibilitando sua indicação a pacientes com dores multifatoriais, tensão muscular, artrite, artrose, estresse, cefaleias, asma, depressão, distúrbios de ordem psicossomática, nas situações traumáticas, tanto em nível físico como emocional, em casos de apatia e alterações do humor pós-cirúrgico. As poucas contraindicações referem-se a gestantes, epilépticos e inconscientes.

Referências bibliográficas

1. Horta WA. Teoria das necessidades humanas básicas. In: Horta WA. Processo de enfermagem. São Paulo: EPU/EDUSP; 1979. p. 27-31.

2. World Health Organization (WHO). National policy on traditional medicine and complementary/alternative medicine. Geneva: WHO; 2002.

3. Brasil. Ministério da Saúde. Secretaria de Atenção à Saúde. Departamento de Atenção Básica. Portarias n. 971/2006 e 702/2018 – Política Nacional de Práticas Integrativas e Complementares (PNPIC) no Sistema Único de Saúde (SUS). Brasília: Ministério da Saúde; 2006/2018.

4. Souza EFA, Luz MT. Bases socioculturais das práticas terapêuticas alternativas. Hist Ciênc Saúde. 2009;16(2):393-405.

5. Sándor P. Técnicas de relaxamento. 4. ed. São Paulo: Vetor; 1982.

6. Cortese FN. Calatonia e integração fisiopsíquica: histórias do Dr. Sándor/Fernando Nobre Cortese. São Paulo: Escuta; 2008.

7. Passos CH, Lima RA. A contribuição da calatonia como técnica auxiliar no tratamento da fibromialgia: possibilidades e reflexões. Bol Psicol. 2017;67(146):13-24.

8. Farah RM. Calatonia: o toque sutil na psicoterapia. São Paulo: Companhia Ilimitada; 2016.

9. Nosow V, Peniche ACG. Paciente cirúrgico ambulatorial: calatonia e ansiedade. Acta Paul Enferm. 2007;20(2):161-7.

10. Lasaponari EF, Peniche ACG, Turrini RNT, Grazziano ES. Eficácia da calatonia sobre os parâmetros clínicos no período pós-operatório imediato: estudo clínico. Rev Latino-Am Enfermagem. 2013;21(05).

11. Spaccaquerche ME, organizadora. Corpo em Jung: estudos em calatonia e práticas integrativas. São Paulo: Vetor; 2012.

12. Sambo CF, Forster B. Atenção espacial sustentada no toque: mecanismos específicos da modalidade e multimodais. Sci Mundial J. 2011;11:199-213.

13. Blanchard AR, Comfort WE. Keeping in touch with mental health: the orienting reflex and behavioral outcomes from calatonia. Brain Sci. 2020 Mar 22;10(3):182.

14. Antunes PC, Lagranha DM, Sousa MF, Silva AM, Fraga AB. Revisão sistemática sobre práticas corporais na perspectiva das práticas integrativas e complementares em saúde. Motrivivência. 2018;30(55):227-47.

Capítulo 7

Cromoterapia e Sua Ação na Dor

Maria Belén Salazar Posso
Vania Maria de Araújo Giaretta
Glaucia Cerioni

Introdução

Historicamente, o direito natural básico do ser humano é utilizar o máximo de suas habilidades e potencialidades para sobreviver; assim, tem buscado o conhecimento para prover ou satisfazer suas necessidades básicas de sobrevivência. A sociedade atual mostra a celeridade de mudanças e transformações de conceitos, paradigmas, cenários profissionais e históricos, realidades econômicas, culturais e de saúde, do constante progresso da biotecnologia e complexidades que afetam a percepção e a busca do homem para o controle e o alívio da dor.

Desde os mais remotos tempos, o ser humano é tocado pelo ambiente que o cerca e seu colorido, captados pela visão, que detecta ondas eletromagnéticas, cujo comprimento se situa entre os raios ultravioletas e infravermelhos, reconhecidos pela visão, sugerindo a identificação da cor e imprimindo no cérebro sensações, estímulos psicológicos e experiências vividas que podem influenciar as preferências por uma ou outra cor, segundo sua frequência, comprimento de onda, temperatura, propriedades físicas (ação, peso, força), simbolismo ou representatividade, expressividade, valendo dizer que as ondas mais compridas se refratam menos do que as ondas mais curtas.[1-3,5] O ser humano é motivado pelo visual, pela luz e pela percepção das cores, que têm influência sobre seu cotidiano, seu sentir, sua visão do ambiente que o cerca.[2,3]

Diversos métodos não farmacológicos vêm sendo usados para o controle e o tratamento para alívio da dor; e poucos são evidenciados cientificamente, como é o caso da cromoterapia e de outras Práticas Integrativas e Complementares em Saúde (PICS). No entanto, nos últimos anos, por meio do reconhecimento popular e acadêmico/científico pelos diferentes tipos de terapêutica e cuidado, busca-se validar o estudo e o uso das PICS, que compreendem um conjunto de práticas preventivas, de diagnóstico e de tratamento, coadjuvantes da terapêutica convencional.

O presente capítulo não pretende esgotar o assunto, mas sim abordar de modo geral a PICS Cromoterapia e suas evidências científicas no controle da dor.

Cromoterapia

Define-se Cromoterapia como a ciência que utiliza as cores do espectro solar para restaurar o equilíbrio físico-energético em áreas do corpo humano atingidas por alguma disfunção, com o objetivo de harmonizá-lo, atuando do nível físico aos mais sutis, entendendo-se que cada cor apresenta uma vibração específica e uma capacidade terapêutica.[6]

Para Gaspar,[7] o efeito psicológico cromaterápico advém das transformações psicofísicas da radiação luminosa no sistema nervoso pela percepção da cor.

Não se pode estudar as cores sem associá-la a espectro luminoso, como bem afirma Goethe:[2]

> As cores são ações e paixões da luz. Nesse sentido, podemos esperar delas alguma indicação sobre luz. Na verdade. Luz e cores se relacionam perfeitamente, embora devamos pensá-las como pertencentes à Natureza como um todo: é ela inteira que assim quer se revelar ao sentido da visão [...] É através de sua ação ou efeitos, que podemos ter uma imagem ou uma história dos efeitos, que por sua vez nos aproxima da essência da própria cor.[2]

Entendendo essas afirmativas, Schopenhauer[4] analisa e distingue que: "no sentido do visual, luz e cores são fenômenos de consciência (sensações, percepções) cujo conjunto forma as condições fisiológicas na retina e no sistema nervoso, sendo provocados por sua vez por processos físicos". O espectro luminoso impregna os espaços universais, sendo que a energia emanada por ele, bem como por processos físicos, torna-se um dos elementos básicos para a vida, tanto para o reino animal como para o vegetal.

Todas as descobertas, suas histórias e teorias são investigadas na tentativa de descrevê-las, explicá-las, validá-las, o que ocorre também com a luz e o seu espectro, incansavelmente estudados nos séculos XVIII e XIX no sentido de fundamentar física e cientificamente a compreensão da óptica, e por conseguinte com a astrofísica, a astronomia e outros princípios físicos.[1,4] A Teoria Corpuscular da Luz Newtoniana (século XVIII) apresentava a dispersão da luz branca como uma combinação paralela de feixes luminosos cujas distintas massas dependiam da onda e frequência vibratória da cor, o que seria mais tarde corroborado por físicos contemporâneos,[1,5] caracterizando a sua natureza corpuscular como fótons, altamente carregados de energia, conexos ao menor comprimento de onda luminosa, como é o caso da luz violeta, ao contrário da vermelha e da laranja, com grande comprimento de onda, apresentando, então, fótons pouco energéticos e resultando na assertiva de que cada comprimento de onda exibe específica energia.[1,5]

Sob a óptica da Física, a luz é energia, é onda vibratória eletromagnética e transversal, cujos comprimentos e frequências se movem no vácuo a uma velocidade de 300.000 km/s (representada pela letra c) em direções perpendiculares à de propagação.[1] O espectro do visível, como se observa nas Figuras 7.1A e B, incidindo sob uma superfície opaca, translúcida ou transparente, pode ser absorvida, refletida, transmitida ou refratada de acordo com as diferentes características ópticas de cada superfície que atravessa; e a cor, então, é um produto da influência mútua de energia e matéria,[1] isto é, da interação entre as duas.

O Sol, ou qualquer fonte de luz branca, é composto por todo o espectro de luz visível, emanando radiações eletromagnéticas de amplo espectro mediante ondas vibratórias; porém, são decompostas por apenas uma estreita faixa de comprimento de ondas de 380 a 760 nanômetros que, dependendo de sua frequência, são captados pelo olho humano (Figuras 7.1A e B) e referentes às diferentes cores, quando a luz atravessa um prisma de vidro[1,2,5] (Figuras 7.1A e B). A visão é o resultado dos sinais transmitidos ao cérebro por dois elementos presentes na retina: os cones e os bastonetes: os primeiros reagem quando estimulados pela presença da luz viva, clara, intensa, sendo sensíveis à cor; já os segundos reagem com luz menos clara, como penumbra ou luz de vigília, portanto são menos sensíveis à cor.[1,5]

O fenômeno luminoso afeta todas as ações do homem. Este, acostumado a ele, dificilmente o percebe; no entanto, se ausente, não verá seu entorno, tampouco as cores e seus matizes, nem reconhecerá os detalhes e as características do ambiente onde está inserido. A percepção do mundo com interferência da luz é feita pela visão, que conduz uma leve impressão ao cérebro.[8]

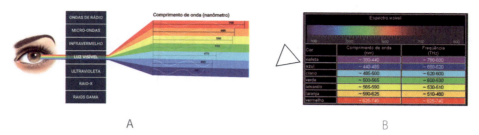

Figuras 7.1 – A e B – Luz no espectro do visível e seus comprimentos de onda.
Fonte: Domínio público: https://br.freepik.com/vetores-premium/modelo-de-espectro-de-luz-visivel_6958648.htm [acesso em 4 abr 2022] e http://portaldoprofessor.mec.gov.br/storage/discovirtual/aulas/203/imagens/Imagem4a.gif [acesso em 4 abr 2022].

A luz, na faixa espectral do visível, e a cor e seus matizes são visíveis, têm ondas com comprimentos e frequências próprias, diferentemente dos outros elementos físicos, como o som e a eletricidade, que são invisíveis. Newton criou assim a expressão "espectro de cores": começando no vermelho, passando pelo laranja, amarelo, verde, azul, índigo e violeta.[1,5,8] Portanto, quando a luz, fonte de todas as cores, é captada pelo olho humano, ocorre algum estímulo fisiológico no eixo hipófise-hipotálamo, ou psicológico, entre outros, podendo o sistema límbico, responsável por respostas emocionais, sendo realidade inconteste a influência bioquímica, fisiológica e psicológica das cores, afetar a fisiologia celular[8-10] e o corpo sutil, etérico (metafísico).[9,10] Esse corpo, cópia fiel do corpo físico, vibra e influencia o físico pela mente, pois os pensamentos são vibrações energéticas de intensidades variadas, más ou boas, que o ser humano emana e controla.[10] Então, os diferentes comprimentos de onda e suas respectivas frequências, a emissão de calor e a ionização desencadearão efeitos psicobiológicos, psicossociais e espirituais distintos no corpo humano.

De modo inconsciente, a mente humana processa essas informações, e a primeira impressão ou interpretação intelectual de cor ocorre no sistema límbico, concebendo-se o simbolismo para as cores. Mesmo havendo lacunas no seu estudo, universalmente se aceita a sua influência e o seu efeito na fisiologia, no comportamento, na comunicação, nos sentimentos e emoções, com diferentes percepções e associações humanas;[9] por exemplo: a cor violeta associa ou expressa a espiritualidade, a introspecção, a cura, o luxo, a sensualidade, a realeza, a transformação, a sabedoria; a índigo é relacionada ao autoconhecimento, à autoconsciência, à intuição, à profundidade, à criatividade, à compreensão, à aprendizagem e ao raciocínio lógico, à contemplação; a azul desperta sensações de serenidade, calma, tranquilidade, devoção, sinceridade, segurança, lealdade; a verde remete a liberdade, esperança, à Natureza, à vida, a saúde, abundância, fertilidade, avanço, desenvolvimento e renovação; a amarela simboliza alegria, felicidade, riqueza, otimismo, simpatia, leveza, descontração, recreação, lazer, iluminação, advertência, prosperidade, calor; a laranja induz a motivação, energia criativa, inovação, empreendedorismo, bom humor, autoconfiança, coragem, entusiasmo, excitação, jovialidade, sociabilidade; a vermelha remete ao elemento fogo, ao sangue, ao coração, ao dinamismo, ao perigo, à excitação, às emoções intensas, à paixão, ao amor. Vale, também aqui, apontar a cor preta, que representa força, respeito, reverência, poder, dignidade, sofisticação, nobreza, seriedade, formalidade, mistério, perda, luto e tristeza; e a branca, que remete à higiene, à paz, à purificação, à simplicidade, à pureza, à integridade, à esperança, à bondade, à inocência, à clareza e, em algumas culturas orientais, ao luto.[9-11] Esta cor, tendo a mesma energia em todas as faixas, é considerada como um aglomerado de radiação eletromagnética.[1]

Capítulo 7

Em suma, as cores consideradas quentes (a vermelha, a laranja e a amarela e seus matizes) parecem originar efeitos perceptivos energéticos estimulantes, dinâmicos, ao contrário das frias (como a azul, a verde e a violeta e respectivas gradações), relacionadas às sensações estáticas relaxantes, de calma, de alívio, de suavidade, de tranquilidade. Como afirma Goethe:[2]

> As cores são ações e paixões da luz... na verdade luz e cores se relacionam perfeitamente, embora deva-se pensá-las como pertencentes à Natureza como um todo: é ela inteira que assim quer se revelar ao sentido da visão.

Pensando-se a respeito dessa assertiva de Goethe,[2] associada às de Heller[9] e de Balzano e colaboradores,[10] as cores de comprimentos de ondas diferentes captadas pelo sentido da visão produzem no cérebro a sensação de cor mediante impulsos elétricos, correntes magnéticas ou corpúsculos magnéticos, que são os principais indutores da ativação dos processos fisiológicos, bioquímicos, hormonais e psicológicos no organismo, sejam eles estimulantes ou sedativos, imprescindíveis para equilibrar ou reequilibrar todo o sistema bioenergético do ser humano, arriscando-se a arrazoar que esses diferentes comprimentos de onda apresentam efeitos mais relaxantes se mais curtos e, ao contrário, efeitos mais excitantes se mais longos (Figuras 7.1A e B).

Essa afirmativa talvez explique a análise abalizada de terapeutas modernos com *expertise* em cromoterapia quando sustentam que diferentes luzes coloridas são aplicadas para reenergizar os níveis físico, emocional, mental, espiritual de uma pessoa com alguma alteração neles, favorecendo o retorno ao seu equilíbrio natural.[2,8-11] O fato, aceito universalmente, é que existe um complexo processo de ação e efeito da luz no espectro do visível e do invisível no organismo humano. Então, partindo dessa informação, acredita-se ser a cromoterapia uma PICS que utiliza a região visível do espectro eletromagnético que complementa o tratamento convencional da dor, seja ela aguda ou crônica.

A Cromoterapia (palavra de origem grega: *kromos* = cor e *teraphia* = terapia, ou seja, "terapia das cores") é uma ciência que compõe as terapias energéticas vibracionais, não invasivas, de baixo custo e fácil acesso, que pode complementar, equilibrar e harmonizar o organismo humano, reestabelecendo o seu bem-estar.[2,9-11] Várias foram as civilizações antigas, como a indiana, a egípcia, a assíria, a chinesa e a greco-romana, entre outras, que fizeram uso das cores para tratamento de diversas condições psicobiológicas, psicossociais e psicoespirituais em desequilíbrio funcional.[2,9-11]

Na China, no Tibete e na Índia, a cor era mais relacionada à Mitologia e à Astrologia. Vale salientar a construção egípcia de templos terapêuticos, com tetos em formato de abóboda feitos com cristais que difundiam as luzes do espectro solar, além da Cidade Sol, colorida Heliópolis em que os sacerdotes-médicos aplicavam as cores, após diagnosticarem as doenças, tratando-as com o vermelho, o amarelo e o azul, que eles acreditavam serem forças vitais humanas e espirituais.

Na Grécia, muitos filósofos-médicos foram absorver o conhecimento da ciência cromática com os sacerdotes-médicos egípcios, que reuniam certo número de pessoas numa espécie de sala com uma abertura para a luz solar incidir sobre um cristal e ser decomposta em raios coloridos como os do arco-íris; assim, como bons observadores dos processos da Natureza, notavam que os efeitos desses raios promoviam o bem-estar das pessoas.[6-13]

Já os hindus aplicavam a cor por meio de pedras preciosas impregnadas pela luz do espectro solar e seus sete raios coloridos, que eles consideravam serem forças naturais energéticas essenciais para melhorar suas necessidades alteradas.[3,6-13]

A Cromoterapia tem como princípio de ação o processo de influência da vibração, frequência vibracional das cores naquela própria das células, a qual em desequilíbrio se altera; e, ao se aplicarem as cores na frequências delas, ocorrem sua reativação e seu reequilíbrio vibracional.[3,10] Partindo-se do entendimento, como mencionado anteriormente, de que cada cor tem uma energia luminosa com determinado comprimento de onda e frequência (Figuras 7.1A e B), seu efeito físico-energético nos tecidos e órgãos é individualizado, intervindo nas causas e resultando na melhoria da pessoa.

Assim, ao se aplicarem as cores para intervir em alguma causa orgânica alterada, pode-se utilizar a luz do espectro solar, assim como lanternas ou lâmpadas coloridas com determinadas intensidades luminosas, mentalização das cores, a uma distância mínima de 30 cm do corpo, por um período máximo de 20 minutos,[8,9] podendo-se também utilizar uma sala especialmente preparada, com paredes de cor neutra (bege) e metragem quadrada de preferência entre 6 e 9 m², prevenindo-se sensações psicológicas coercitivas, típicas de ambientes pequenos e fechados. A luz/cor pode ser aplicada sobre o local afetado ou sobre os *chakras*, visando alcançar, como visto, o corpo sutil humano por meio dos *nadis*, que são canais energéticos helicoidais e tubulares por onde flui a energia do corpo, cujo produto são os centros de força chamados *chakras*, cujo equilíbrio energético desempenha funções específicas nas áreas psicobiológica, psicossocial e psicoespiritual associadas aos órgãos e glândulas do corpo.[6-9,13]

Alguns autores[6-13] asseveram que o corpo humano possui centros energéticos capazes de atrair e absorver os raios luminosos, como mostram as Figuras 7.2A a C:

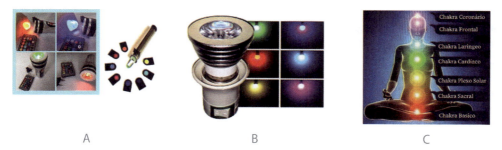

A   B   C

Figuras 7.2 – A) Lanternas e bastão cromáticos; B) lâmpadas cromáticas; C) chacras do corpo humano.
Fonte: https://www.portaldomedico.com [acesso em 4 abr 2022], https://www.dhonellalojavirtual.com.br [acesso em 4 abr 2022], https://produto.mercadolivre.com.br [acesso em 4 abr 2022] e https://eadvp.com.br [acesso em 4 abr 2022].

Com relação aos centros que atraem os diferentes raios de luz: o básico ou raiz atrai o vermelho; o sacral (parte posterior) ou esplênico (lado esquerdo) absorve o laranja; na altura do diafragma, o plexo solar atrai o amarelo; o cardíaco, na linha cardíaca, absorve o verde; o centro laríngeo (garganta), o azul; o centro frontal (terceiro olho), o índigo; e o centro da pituitária, coronário, absorve o violeta. Cada um deles absorve e distribui a energia por todo o corpo físico, psíquico e espiritual e a libera para o exterior.

Com essa instrumentalização, hoje se pode desenvolver mais estudos sobre os efeitos da cor/luz de determinada faixa do espectro do visível no organismo humano, para ampliar tanto a literatura nacional como a internacional, que se ressentem de evidências científicas sobre esses efeitos nas alterações físicas, cognitivas, emocionais[8,14] e, especificamente, nas energias vitais doentes que provocam o fenômeno doloroso e seu controle.

Em 2005, Azeemi e Raza[15] já afirmavam em seus estudos que:

> As cores geram impulsos elétricos e correntes magnéticas ou campos de energia que são os principais ativadores dos processos bioquímicos e hormonais do corpo humano, os estimulantes ou sedativos necessários para equilibrar todo o sistema e seus órgãos. A luz afeta os corpos físico e etérico. Todos os órgãos, células e átomos existem como energia, e cada forma tem sua frequência ou energia vibracional. Cada um de nossos órgãos e centros de energia vibra e se harmoniza com as frequências das cores.[15]

Azeemi e Raza alertam *ainda* para a ocorrência do desequilíbrio dessas vibrações orgânicas, o que pode indicar a presença de algum distúrbio ou mau funcionamento fisiológico, e acreditam que a *cromoterapia* como técnica vibracional reequilibra "o padrão de energia doente encontrado no corpo, pois em cada órgão há um nível energético no qual o órgão funciona melhor".[15]

Considerando-se as assertivas anteriores, ousa-se asseverar que a cromoterapia tem como premissa que o organismo humano compõe-se de energia, assim como todo integrante do universo, e que, em condições normais, o sistema corporal está em equilíbrio energético psicobiológico, psicossocial e psicoespiritual e, ao se manifestar um desequilíbrio dessa energia, há necessidade de restaurar sua harmonia. Assim, a cromoterapia utiliza instrumentos para aplicação de diferentes ondas de luz/cor para esse fim (Figuras 7.2A a C).

Rodríguez e colaboradores,[16] em 2004, aplicaram a cromoterapia com o equipamento de cromopuntura Cromoter® em uma centena de pacientes encaminhados por especialistas das áreas de Clínica, Dermatologia e Alergia a um Centro de Medicina Tradicional e Natural, num período de 10 meses, com diferentes alterações patológicas, com o objetivo de determinar os acupontos e elementos de energia a serem tratados durante dois minutos diretamente na pele. Foi aplicado o Cromoter® uma vez ao dia, de segunda a sexta-feira, completando-se 15 sessões, em pacientes de 0 a 43 anos, sendo que a maioria se concentrou nesta última idade. Os resultados obtidos no estudo preliminar da aplicação da luz/cor no espectro do visível mostrou eficácia na bioestimulação dos acupontos, variando entre "nenhuma melhora", "boa", "ótima", "pior" e "sem reavaliação pelo médico que encaminhou", nos sinais e sintomas das patologias estudadas.

Gómez-Vela e colaboradores[17] avaliaram o efeito agudo da cor laranja e da exposição à luz natural em pacientes com câncer durante as sessões de quimioterapia quanto aos sinais vitais, na qualidade de vida e nos sintomas de dor. O ensaio clínico foi realizado com grupo único e metodologia do "antes e depois", em salas de quimioterapia com folhas de vinil translúcido 3M nos vidros e orientação solar (sul *versus* norte) em padrão de atendimento. Foram quatro sessões consecutivas, em pacientes aleatoriamente selecionados "para uma das seguintes condições: laranja-norte, laranja-sul, branco-norte e branco-sul". Foram avaliados: pressão arterial, temperatura corporal, frequência cardíaca e Questionário Europeu de Qualidade de Vida em Cinco Dimensões (EUROQOL-5D-5L), incluindo a escala visual analógica (EQ-VAS). Os resultados evidenciaram "o efeito benéfico estatisticamente significativo da cor laranja na autoavaliação da saúde ($p = 0,036$, $d = 0,28$). Pequenas diferenças em outros parâmetros (temperatura corporal, $d = 0,34$; pressão arterial diastólica, $d = 0,37$; pressão arterial sistólica, $d = 0,28$) não atingiram significância estatística. Não foram encontradas diferenças com base na orientação da sala. Os autores concluíram que salas com cores quentes podem ter um efeito positivo no bem-estar dos pacientes durante as sessões de quimioterapia.

As estratégias utilizadas por Emi e colaboradores[18] para diminuir a experiência dolorosa da vacina parenteral em crianças constaram do emprego de Buzzy®,[19] um dispositivo pequeno que usa a tecnologia Oscilice®, associando a vibração em alta frequência a bolsas de gel, além de sala com parede iluminada e colorida com desenho de borboletas coloridas de rosa e verde. As autoras afirmam que "distraem o cérebro e diminuem a dor da agulhada de 50% a 80%. Quando adicionada a distração, a sensação de dor pode ser reduzida em até 88%" com uma abordagem multimodal. Os resultados apontaram que as luzes surpreenderam os pais, distraíram e confortaram as crianças.

Considerações finais

A escassez de literatura com estudos clínicos robustos sobre a aplicação da cromoterapia, importante terapia complementar no controle da dor, enseja a urgência de mais estudos randomizados e com demonstração de fortes evidências científicas para validar essa PICS como estratégia não farmacológica e adjuvante no tratamento, no alívio da dor e na melhor qualidade de vida dos pacientes com dor crônica ou aguda.

Referências bibliográficas

1. Walker J, Resnick R, Halliday D. Fundamentos de física: óptica e física moderna. 10. ed. São Paulo: LTC; 2016. v. 4.
2. Goethe JW von. Doutrina das cores. Apresentação, tradução, seleção e notas: Giannotti M. São Paulo: Nova Alexandria; 2011. p. 13-14.
3. Valcapelli MC. Cromoterapia: o segredo das cores. São Paulo: Vida e Consciência; 2017.
4. Schopenhauer A. Traité sur la Vue et les couleurs. Introdução e tradução: Maurice E. Paris: J Vrin; 1986. p. 18.
5. Newton I. Óptica. Tradução: Assis AKT. São Paulo: EDUSP, 2002.
6. Martins ER. Cromoterapia: influência da cor na aura e no sistema nervoso. [Monografia]. Salvador: Instituto Superior de Ciências da Saúde, Pós-Graduação em Terapia Transpessoal; 2010.
7. Gaspar ED. Cromoterapia: cores para vida e para a saúde. 2. ed. Rio de Janeiro: Pallas; 2002.
8. Braz AL. Efeito da luz na faixa espectral do visível em adultos sadios. [Dissertação]. São José dos Campos: Universidade do Vale do Paraíba (UNIVAP); 2002.
9. Heller E. A psicologia das cores: como as cores afetam a emoção e a razão. São Paulo: Olhares; 2022.
10. Balzano O, Balzano C, Balzano O. Cromoterapia: tratamento para mais de 100 doenças. São Paulo: LeBooks; 2014. v. 11.
11. Boccanera NB, Boccanera SFB, Barbosa MA. As cores no ambiente de terapia intensiva: percepções de pacientes e profissionais. Rev Esc Enfermagem USP. 2006 Set;40(3).
12. Donahue PM. Historia de la enfermeria. Barcelona: Doyma; 1985. p. 33-87.
13. Lima RC. Tratamento cromoterapia. 2007. [acesso em 4 abr 2022]. Disponível em: http://www.cecth.com.br/index.php?option=com_content&task=view&id=57&Itemid=57.
14. Silveira LM. Introdução à teoria da cor. 2. ed. Curitiba: Editora UTFPR; 2015.
15. Azeemi STY, Raza M. A critical analysis of chromotherapy and its scientific evolution. Evidence-based Complementary and Alternative Medicine. 2005;2(4):4818.
16. Rodríguez RH et al. Estudio preliminar de la aplicación de la cromoterapia en diferentes patologías con el equipo de cromopuntura Cromoter. Umbral Científico. 2004; 4:88-94. [acesso em 4 abr 2022]. Disponível em: http://www.redalyc.org/articulo.oa?id=30400410.

17. Gómez-Vela P, Pérez-Ruiz M, Hernández Martín MF, Román J, Larumbe-Zabala E. Acute effect of orange chromatic environment on perceived health status, pain, and vital signs during chemotherapy treatment. Support Care Cancer. 2020 May;28(5):2321-9.

18. Emi AS, Santos LBD, Mataveli AMA, Nascimento MRL, Souza WSM. Intervenções para o alívio da dor durante a imunização. 5º Fórum Latino-Americano de Qualidade e Segurança na Saúde. São Paulo: Sociedade Beneficente Israelita Brasileira Albert Einstein, em parceria com o Institute for Healthcare Improvement (IHI); 2019.

19. Buzzy Medical. O que é o Buzzy. [2022]. [acesso em 4 abr 2022]. Disponível em: https://buzzy4shots.com.br/pages/o-que-e-o-buzzy.

Capítulo 8

EMF Balancing Technique® e Dor

Glaucia Cerioni

Introdução

A Electromagnetic Field (EMF) Balancing Technique®, técnica de equilíbrio do campo eletromagnético, e o descobrimento da Universal Calibration Lattice® (UCL), malha de calibração universal, foram motivadas pela paixão de Peggy Phoenix Dubro, desde tenra idade, por "lembrar-se de Deus". Desde 1988, Peggy vem ensinando a milhares de pessoas ao redor do mundo uma maneira de compreender a UCL e promover esse equilíbrio do campo eletromagnético. Neste capítulo, damos ênfase à dor, ressaltando a relação que temos com o parceiro Universo na gestão de nossa energia pessoal e na expressão de nossa totalidade, sacralidade.

Campo eletromagnético, sistema neuroendócrino imunológico e dor

A teoria neuroendócrina para explicar os efeitos biológicos do campo eletromagnético (CEM) induzido foi formulada por Marino (1993);[1] nessa teoria, o autor afirma que o CEM é detectado pelas células do sistema nervoso e a informação é transmitida para o hipotálamo, que é responsável por liberar respostas hormonais e elétricas para se opor aos efeitos do CEM nas interações elétricas que mediam processos vitais, como a transcrição, a tradução e as interações com os anticorpos. Por meio de uma revisão da literatura,[2] observou-se que os campos eletromagnéticos não ionizantes de baixa frequência interferem na atividade dos fagócitos, no reconhecimento de antígenos e na proliferação dos linfócitos no sistema imune, e provoca diversas alterações, tanto aumentando como diminuindo a resposta à indução promovida pelos campos.

Os cientistas Vollrath e Semm,[3] por meio de publicação científica na revista *Nature*, provaram que a pineal converte ondas eletromagnéticas em estímulos neuroquímicos. Pode-se assim dizer que a glândula pineal é a parte do corpo físico, com propriedades tanto finitas quanto infinitas, de importância fundamental para a saúde e a espiritualidade, que produz um hormônio muito importante chamado "melatonina", o qual traz muitos benefícios para nosso corpo e nosso espírito.

Segundo a International Association for the Study of Pain (IASP), cerca de uma em cada cinco pessoas sofre de dor crônica em todo o mundo, com efeito devastador em sua qualidade de vida. Define nocicepção como "atividade que ocorre no sistema nervoso em resposta a um estímulo nocivo", enquanto dor é "uma experiência sensitiva e emocional desagradável associada, ou semelhante àquela associada, a uma lesão tecidual real ou potencial".[4] Um estudo publicado em 2006 analisou 126 pacientes com dor crônica, constatando que o grupo apresentava diversos problemas afetivos e cognitivos, deficiências como insônia (60%), dificuldade de concentração (36%), depressão (33%) e ansiedade (27%), inclusive afetando sua vida profissional (52% dos participantes tiveram perdas no trabalho por causa da dor).[5]

Em razão dessa estreita ligação, a dor emocional parece imitar certos aspectos da vida física, em termos de atividade cerebral e percepção da dor. Por exemplo, a rejeição social provoca ativação semelhante nas mesmas áreas que a dor física e maior sensibilidade à dor física. A organização social não é uma característica exclusiva do ser humano; laços sociais são essenciais para o bem-estar e a sobrevivência dos mamíferos.[6]

Campo eletromagnético no olhar de Peggy Phoenix Dubro

O corpo físico contém em seu interior numerosos sistemas, sendo alguns deles o sistema ósseo, o endócrino, o nervoso e o muscular. Do mesmo modo, a anatomia energética humana contém muitos sistemas dentro dela. Entre eles, encontram-se os meridianos, uma rede de linhas e pontos energéticos ao longo do corpo humano. Também temos o sistema de chacras, vórtices de energia existentes no corpo. Esses centros energéticos constituem uma das maneiras pelas quais nos conectamos com a energia do Universo, citados em algumas práticas, como o ioga e o tai chi, nas quais se realizam diversos movimentos para desbloquear e energizar esses vórtices. Mais recentemente, tem-se formado um novo sistema no interior do campo energético humano, como parte de um salto coletivo na evolução da humanidade.

Em 1988, após anos de busca e estudo espiritual, Peggy Phoenix Dubro teve uma experiência profunda e pessoal com esse sistema da anatomia energética humana e desde então se dedica a pesquisar, documentar e trabalhar com ele. Foi por ela registrado como Universal Calibration Lattice® (UCL),[7] o que traduzimos como Malha de Calibração Universal, ou podemos chamar apenas de "malha", um sistema na anatomia energética humana que se estende desde o núcleo no centro do corpo, denominado "energia do centro", até uma área a aproximadamente 60 cm do corpo físico (Figura 8.1).

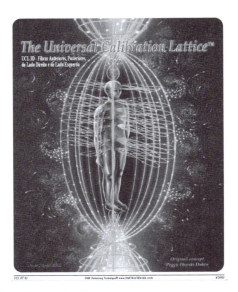

Figura 8.1 – Universal Calibration Lattice®.
Fonte: Adaptado de The Energy Extension Inc. (Estados Unidos), autorizado por Peggy Phoenix Dubro, 2020.

Electromagnetic Field Balancing Technique®

A ciência compreende que o Universo é composto de malhas energéticas, e teorias como a das supercordas nos apoiam esse entendimento de modo mais palpável. Hoje já compreendemos os aspectos de uma anatomia energética como parte integral da estrutura do corpo humano, também composto de outros sistemas, como o nervoso, o sanguíneo, o endócrino e o respiratório, entre outros. Ao observar esses sistemas, percebemos que cada um deles é de importância primordial para o bem-estar dos seres humanos.

O tecido microscópico do nosso universo é um labirinto multidimensional ricamente entrelaçado, dentro do qual as cordas do universo se torcem e vibram infinitamente, batendo ritmicamente as leis do cosmos.[8]

Desde 1988, Peggy Phoenix Dubro tem realizado um mapeamento e desenvolvido o conhecimento da EMF, estrutura homeodinâmica conexa à anatomia energética humana, sendo uma extensão do sistema nervoso simpático e parassimpático que utiliza o efeito de humano com humano sobre o campo eletromagnético, projetado para trabalhar com a Malha.

Em 1995, Peggy fundou a The Energy Extension Inc. (EEI), uma organização internacional dedicada a treinamento e consultoria especializada em trabalhos energéticos relacionados à anatomia energética do ser humano, que alcançou reconhecimento mundial oferecendo cursos projetados para certificar cada aluno por meio de instruções especializadas e práticas, para que se torne praticante e professor competente da técnica. A EMF está presente em mais de 70 países, sendo oficialmente reconhecida por algumas instituições, como o Instituto de Psicologia Integrativa e Desenvolvimento Profissional da Rússia (em que faz parte da grade curricular), a Sociedade Alemã de Medicina Alternativa (DGAM) (em que é oferecida especialização a profissionais da EMF para atuar na Saúde) e o Instituto Reidman International College de Terapias Alternativas em Israel, entre outros.

Método

Em cada sessão, chamada de "fase", o praticante completa uma série única de movimentos graciosos dentro da Malha, como os do tai chi, enquanto o cliente se deita completamente vestido em uma mesa de massagem. Há 13 fases no sistema completo da EMF, e cada uma delas contém uma sessão com distinta forma e foco, tendo um contato leve com o corpo; entretanto, a maior parte da sessão é realizada sem se tocar o cliente. A energia associada a cada fase da sessão facilita a experiência de si próprio como um ser energético, construindo fundamentos para uma evolução de consciência para o Evolucionário Emergente e amplificando as comunicações associadas à glândula pineal. Uma sessão dura aproximadamente 1 hora e 30 minutos e pode ser realizada presencialmente ou a distância, de maneira simultânea. Esse procedimento não é invasivo, utiliza-se somente a tecnologia interna com efeito de humano para humano, sem uso de nenhum dispositivo elétrico. Os profissionais passam por um processo de credenciamento, tornando-se capacitados a dar essas sessões com certificação internacional, provida pela EEI. Um atendimento de EMF pode ser realizado com adultos e crianças. Há também um programa modular específico para crianças, chamado "Lattice Logic® para Crianças".[9]

Fundamentos evolucionários

As quatro primeiras fases proporcionam, principalmente, bases de fortalecimento e equilíbrio em ressonância com a sabedoria interior de quem recebe a sessão. Quando realizada presencialmente, quem a recebe está deitado numa maca. A maioria dos movimentos requer que o profissional passe suas mãos através da Malha de Calibração Universal, que rodeia completamente o corpo do cliente, num raio aproximado de 60 centímetros dele, para facilitar o fluxo da energia, melhorando sua circulação, removendo bloqueios energéticos, promovendo profundo realinhamento e equilíbrio da anatomia energética humana e fortalecendo a UCL. A técnica resulta em um estado de consciência, equilíbrio e coerência do campo eletromagnético em perfeito ajuste entre mente, corpo e emoção; e conecta-se, principalmente, com os chacras, interligando o sistema vivo com o Universo.

Cada fase tem uma ressonância própria. Como essa ressonância ocorre entre humanos? Todos têm seus próprios padrões sagrados de luz e energia. Em nossa busca pelo autoconhecimento, continuamos a ativar ou dar vida a esses padrões, levando-os a vibrar de um modo único. Esses padrões possuem a chave para a comunicação interdimensional em nosso desafio de alcançar o propósito único na vida. Tudo se realiza por meio do fenômeno da ressonância, a qual aqui damos o significado de vibrar energeticamente em fase ou em harmonia com algo, de modo que os padrões são como diapasões e todos afetamos uns aos outros com nossa ressonância. Esses padrões são tridimensionais, com formas de luz e energia octaédrica, e sustentam uma ressonância específica com a EMF Balancing Technique® (Figura 8.2).

Cada padrão está associado a uma fase particular da técnica, como descrito a seguir:

- Fase I – Equilíbrio da sabedoria e da emoção: favorece a liberação de estresse e o estabelecimento de um novo padrão de liberdade e bem-estar. Amplifica o estado de coerência entre mente e coração.
- Fase II – Autodireção e autossuporte: honrando e integrando a história, graciosamente favorece a liberação de restrições energéticas do passado, promove consciência de autodireção e autossuporte, amplificando a emersão da sabedoria contida nas experiências.
- Fase III – Fortalecimento da energia do centro: irradiar a energia do centro encoraja o fluxo fortalecido de inteligência espiritual na vida diária, fazendo o cliente experimentar compreensões e visões mais profundas da sua totalidade.
- Fase IV – Realização energética: amplifica a conexão com o Campo Potencial, maior comunicação com o Ser, fortalecendo sua habilidade de cocriação da realidade, de acordo com os potenciais mais elevados do momento presente.

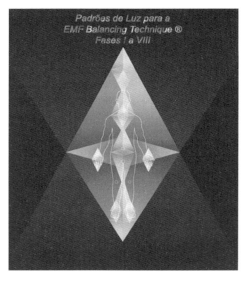

Figura 8.2 – Padrões (fases I a VIII).
Fonte: The Energy Extension Inc. (Estados Unidos), autorizado por Peggy Phoenix Dubro, 2022.

Mestres em prática

As fases V a VIII envolvem escolhas conscientes para praticar os mais nobres atributos de mestria[10] na vida diária. Nessas fases, ativamos 12 fibras com seus respectivos *loops*, que se estendem a 30 centímetros do nosso corpo físico, com ênfase à informação multidimensional e ao conceito de ser humano holográfico. Em cada uma dessas fases, são sequenciados pelo cliente 12 atributos de mestria,[10] sendo que cada fase traz também uma ressonância própria: Fase V – Amor infinito; Fase VI – Compaixão infinita; Fase VII – Presença infinita; Fase VIII – Sabedoria infinita.

Liberdade na energia do amor

Nas fases 9 a 12, desenvolvemos ainda mais nossa habilidade de manifestar a energia da liberdade em nosso Ser e em nossa vida diária. Para tanto, introduzimos o conceito de Terceiras Malhas e nos aprofundamos na compreensão de que é criado um padrão energético com cada pessoa ou grupo de pessoas, cada animal, lugar, objeto ou situação com que interagimos. Esse padrão energético gera uma Terceira Malha. A compreensão dessa malha afeta sua habilidade e seu potencial para manifestar relacionamentos mais profundos e recompensadores. Trata-se de uma oportunidade para compreender mais sobre si mesmo e o próprio potencial no âmbito da comunicação energética. Nessas fases, ativa-se mais profundamente a energia do centro, com olhar para o Eu Infinito e o Eu Individual, dando-se mais ênfase ao sentido de totalidade, sendo trabalhada pelo cliente uma construção de Terceira Malha com ressonância própria em cada sessão:

- Fase IX – O humano universal: é escolhida pelo cliente, que se reconhece cocriador, a Terceira Malha de uma relação, focando em manifestar e organizar a energia contida na respectiva relação. O que se está pronto para alcançar agora?

- Fase X – Os pais universais: enquanto pai e mãe universais na construção de sua consciência, focam na fusão de seu Eu infinito. Um presente profundo de totalidade e sacralidade para todas as gerações.

- Fase XI – O parceiro universal: a energia da união pura gerada em seu centro torna o cliente consciente de um novo nível de amor-próprio.

- Fase XII – O evolucionário emergente: o novo humano vivendo na transformação energética da Terra. Essa expressão profunda do Ser favorece saber mais a respeito do quanto tem se transformado e quão equipado é possível estar com ferramentas para lidar com sua evolução.

- Fase XIII – O caminho do evolucionário: contém a ressonância de todas as demais 12 fases e pode ser recebida a qualquer momento. Um praticante da EMF se comunica em uma linguagem de energia silenciosa, entregue de humano a humano, durante a interação energética da sessão. Quem recebe a sessão sempre responde a essa ressonância de acordo com sua própria sabedoria interior, única. Cada sessão acessa o centro do indivíduo e é um convite para crescer ao próximo nível de totalidade ou sacralidade.

Práticas integrativas e complementares em saúde

Segundo o Ministério da Saúde,[11] as Práticas Integrativas e Complementares em Saúde (PICS) são tratamentos que utilizam recursos terapêuticos com base em conhecimentos tradicionais, voltados a prevenir diversas doenças, como depressão e hipertensão. Em alguns casos, também podem ser usadas como tratamentos paliativos em algumas doenças crônicas. Evidências científicas têm mostrado inúmeros benefícios do tratamento integrativo entre a Medicina Convencional (MC) e as PICS. Além disso, há um crescente número de profissionais capacitados, habilitados, bem como maior valorização dos conhecimentos tradicionais de que se origina grande parte dessas práticas.

Por motivos de padrões arraigados e valores distorcidos, a sociedade acaba colaborando para gerar no indivíduo traumas, padrões limitantes, preconceitos, causando desequilíbrios psicofísicos, emocionais e mentais. A EMF Balancing Technique® é de excelente ação complementar, tanto agindo na causa quanto amenizando o efeito, e favorece um tratamento integral ao atuar em paralelo com a MC.

Se queremos mudar, devemos ir além daquilo que sempre fizemos. Muitos de nós sabem como é difícil criar equilíbrio com a mesma consciência com que se criou o desequilíbrio. É hora de pensar e raciocinar de novas maneiras e de desenvolver a capacidade quântica de raciocínio![12]

Quando, em 2008, o desenvolvimento das 12 fases se completou, foi realizado um estudo científico, em dois momentos distintos de treinamentos ofertados por Peggy, respectivamente nas cidades de Sedona (Estados Unidos) e Bad Orb (Alemanha), nos quais foi utilizada a tecnologia Gas Discharge Visualization (GDV)[13] para fazer capturas de imagem antes e depois das sessões de EMF. O sistema de interpretação GDV se baseia em extensa pesquisa em medicina tradicional oriental e sua correlação com a abordagem ocidental à saúde e ao bem-estar. De acordo com o microssistema Sujok[14] de acupuntura e com o sistema de interpretação de Peter Mandel (Alemanha), todo o corpo de uma pessoa pode ser projetado a partir dos dez dedos das mãos. O Dr. Korotkov[15] e sua equipe foram capazes de construir, nos dedos das mãos, um sistema de análise com base na emissão eletrofotônica das regiões correspondentes a cada órgão e sistema. A imagem GDV de cada pessoa revela características individuais relacionadas à complexa interação de fatores internos e externos. As medições foram realizadas pelo alemão Lutz Rabe, representante geral e professor registrado da tecnologia GDV. Nos grupos Sedona e Bad-Orb, foram realizadas antes e depois de os clientes receberem as sessões de EMF, além de antes e depois em alguns praticantes que estavam dando as sessões. Após uma quantidade de medições realizadas por seis dias, no período da manhã e da tarde, fatores importantes puderam ser observados em ambos os grupos:

1. A anatomia energética do ser humano.
2. A UCL é um transformador de energia, incrementando nossa habilidade de fazer uso da energia ilimitada.
3. A UCL amplifica a comunicação com a fonte (ressonância).
4. A energia do Amor, do coração, é a fonte principal para criar equilíbrio.
5. EMF – comunicando em uma linguagem de energia não falada.
6. Todos estão conectados (coerência no trabalho de energia).
7. Fortalecendo a UCL, sustenta-se maior carga elétrica.
8. A calibração é determinada pela sabedoria interior do cliente, uma expressão da configuração eletromagnética. O resultado da sessão é único.
9. Na sessão, o profissional guia e permite que a sutil energia ajude a equilibrar os padrões de energia do receptor (cliente).

A Energia do Amor é o principal fator na criação de equilíbrio, é fortemente percebida como positiva, eleva o nível energético e o humor de uma pessoa, sendo capaz de criar o equilíbrio do estado psicoemocional. Segundo os estudos de Lutz Rabe, tanto a energia do praticante quanto a do receptor são beneficamente influenciadas pela EMF. O profissional guia e permite que a sutil energia em movimento ajude a equilibrar os padrões de energia do receptor, assim como seus próprios padrões de energia. Dessa maneira, percebemos a conexão entre praticante e receptor e a coerência no trabalho de energia.

Durante a fase de preparação do corpo energético, já percebemos maior equilíbrio e centramento. Rabe percebeu que o resultado de cada sessão é único e que a calibração, determinada pela sabedoria interior do cliente, é uma expressão da configuração eletromagnética, identificando um aumento na energia do coração, como a fonte principal para criar equilíbrio. A energia do chacra do coração se torna muito mais forte e mais estável durante a EMF (Figura 8.3). Rabe observou que o campo medido da UCL na altura do coração é mais forte que na altura do cérebro, com maior coerência entre equilíbrio de mente (intelecto, razão) e coração (emoção). Na maioria das medições realizadas antes e depois de uma sessão de EMF, também se apresenta uma mudança no campo de energia do cliente, referido como cocriador, com perceptível ganho energético.

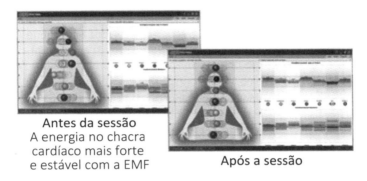

Antes da sessão
A energia no chacra cardíaco mais forte e estável com a EMF

Após a sessão

Figura 8.3 – Medições dos campos energéticos humanos – uma expressão da anatomia energética.
Fonte: Adaptada de The Energy Extension Inc. (Estados Unidos). Autorizado por Peggy Phoenix Dubro, 2022.

A imagem do cliente antes da sessão mostrou algumas deficiências nas seguintes áreas: garganta, cérebro e coluna. A simetria do campo energético como expressão do equilíbrio energético estava em um nível de 88%. O cliente foi diretamente para a sessão EMF, sem ter havido qualquer preparação ou exercício especial. O resultado da sessão demonstra que o campo de energia do cliente foi alterado, de modo que o nível de energia aumentou em quase 10%. Ao mesmo tempo, o equilíbrio do campo energético aumentou para 91% (Figura 8.4).

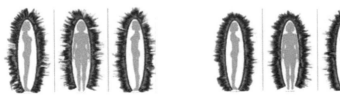

Antes da sessão
Mudança no campo de energia durante a sessão do cocriador
Requisitos: imagens do profissional e do cocriador antes e depois da sessão

Depois da sessão do cocriador

Figura 8.4 – EMF Comunicando em uma linguagem de energia não falada.
Fonte: Adaptada de The Energy Extension Inc. (Estados Unidos). Autorizado por Peggy Phoenix Dubro, 2022.

A medição no campo energético do praticante mostra uma mudança clara nos valores dos parâmetros como resultado de uma sessão (de 8%). A área do campo energético aumentou cerca de 85% e, ao mesmo tempo, a simetria aumentou 1%. Isso é resultado do trabalho energético realizado pelo praticante durante uma sessão.

No ano de 2013, foi realizado, na cidade de São Paulo, Brasil, o III Simpósio de Saúde Quântica e Qualidade de Vida, no qual foi apresentado o estudo científico, descrito anteriormente, em formato de pôster (Figura 8.5). Na ocasião, a autora deste capítulo somou à pesquisa de Peggy Phoenix Dubro e Lutz Rabe informações significativas referentes a seus anos na prática de cursos e sessões da EMF Balancing Technique® com bebês, adolescentes e adultos até a terceira idade.

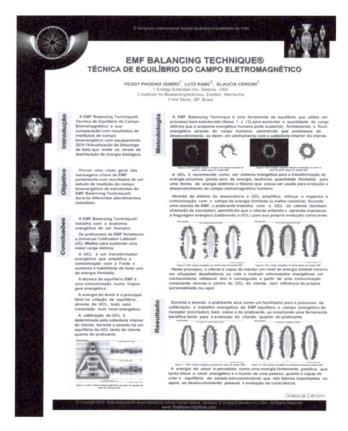

Figura 8.5 – Trabalho científico. Um dos 80 trabalhos apresentados no III Simpósio de Saúde Quântica e Qualidade de Vida, de autoria de Peggy Phoenix Dubro, Lutz Rabe e Glaucia Cerioni. Nesse trabalho, foi utilizada a tecnologia Gas Discharge Visualization (GDV), visualização por descarga de gás, para medir os níveis de distribuição de energia biológica, da bioeletrografia e da física quântica, antes e depois de sessões da EMF.
Fonte: Adaptada de Rabe, Dubro e Cerioni, 2013.

Considerações finais

A gestão com maior consciência de recurso tão precioso, nossa energia pessoal, fortalece a ideia de sermos o agente de transformação que permite manifestar nossos potenciais espirituais e expandir nossa consciência. Realizarmos nossa natureza divina é um conceito empoderador que nos recorda os ensinamentos de todos os mestres que passaram pelo planeta e que trilharam esse caminho antes de nós.

O verdadeiro empoderamento, a verdadeira mestria, coloca nas mãos do indivíduo a responsabilidade por discernir e escolher os caminhos e ferramentas que o levarão para mais próximo de Deus e de sua autorrealização.

As PICS são parte da saúde multidisciplinar, podendo ser compostas em conjunto por uma equipe de quase todas as especialidades médicas, assim como de outros profissionais de saúde, como enfermeiros, nutricionistas, fisioterapeutas, farmacêuticos e auxiliares de saúde, além de profissionais das práticas integrativas e complementares, como reiki, florais, meditação, ioga, tai chi, acupuntura, homeopatia, auriculoterapia, óleos essenciais, massagem, EMF Balancing Technique®, tachyons, entre outros.

O entendimento, a ativação e o fortalecimento do campo eletromagnético por meio da prática da EMF Balancing Technique® e o descobrimento da Universal Calibration Lattice® (UCL), malha de calibração universal, são um convite para crescer ao próximo nível de totalidade ou sacralidade.

Quanto maior for a conscientização dos profissionais de saúde de que o não controle e tratamento da dor é causa de muito sofrimento às pessoas afetadas, que reagem de maneira ímpar e individual aos estímulos, sejam eles dolorosos ou não, menor será o sofrimento dessas pessoas. A dor vulnerabiliza, fragiliza e interfere no convívio social, no trabalho, na vida como um todo; portanto, os profissionais de saúde devem reconhecer as diferentes e diversas formas de controle e tratamento, como as não farmacológicas, como a EMF Balancing Technique®.

Que juntos possamos alçar voos prósperos e evolucionários, de nossos potenciais infinitos do desenvolvimento humano, nas asas do Saber!

Referências bibliográficas

1. Marino AA. Electromagnetic fields, cancer, and the theory of neuroendocrine-related promotion. Bioelectrochemistry and Bioenergetics. 1993;29:255-76.

2. Montenegro EJN, Dantas MC, Hirakawa PRTR et al. Efeito dos campos eletromagnéticos não ionizantes no sistema imune. Anais da Faculdade de Medicina Universidade Federal de Pernambuco. 2003;48(2):148-51.

3. Semm L, Schneider T, Vollrath L. Effects of an Earth-strength magnetic field on electrical activity of pineal cells. Nature. 1980;288(11).

4. Desantana JM et al. Definição de dor revisada após quatro décadas. BrJP. 2020;3(3):197-8.

5. Breivik H, Collett B, Ventafridda V, Cohen R, Gallacher D. Survey of chronic pain in Europe: prevalence, impact on daily life, and treatment. European Journal of Pain. 2006;10(4):287-333.

6. Baumeister RF, Leary MR. The need to belong: desire for interpersonal attachments as a fundamental human motivation. Psychological Bulletin. 1995;117(3):497-529.

7. Dubro PP, Lapierre D. Evolução elegante: a expansão da consciência, o seu portal para o hiperespaço. São Paulo: Madras; 2007.

8. Greene B. O universo elegante. São Paulo: Companhia das Letras; 2001. p. 16.

9. Cerioni G et al. Práticas integrativas e complementares no cuidado a crianças e adolescentes: interface saúde & educação. Porto Alegre: Nova Práxis; 2019. Artigo 11 – Um novo sistema educativo: Lattice Logic® para crianças.

Capítulo 8

10. Dubro PP. Cartas de atributos de mestria. São Paulo: Madras; 2012.

11. Brasil. Ministério da Saúde. Secretaria de Vigilância em Saúde. Secretaria de Atenção à Saúde Política Nacional de Promoção da Saúde. 3. ed. Brasília: Ministério da Saúde; 2010. [Acesso em 4 jul 2022.] Disponível em: https://bvsms.saude.gov.br/bvs/publicacoes/politica_nacional_promocao_saude_3ed.pdf.

12. Dubro P. Intenção quântica na energia do amor. In: Liimaa W, organizador. Pontos de mutação na saúde. São Paulo: Aleph; 2013. v. 3. p. 316.

13. Cerioni G. Gas Discharge Visualization (GDV): equipamento russo com base na bioeletrografia, desenvolvido pelo Dr. Korotkov. [acesso em 4 jul 2022]. Disponível em: http://bioeletrografiabrasil.blogspot.com.

14. Woo PJ. Sujok. [2019]. [acesso em 6 ago 2022]. Disponível em: https://sujokbrasil.com.br.

15. Korotkov K. Ciência e espiritualidade. [acesso em 4 jul 2022]. Disponível em: suprememastertv.com/pt/ss/?wr_id=125.

16. Rabe L, Dubro P, Cerioni G. Trabalho científico da EMF Balancing Technique®: técnica de equilíbrio do campo eletromagnético. III Simpósio de Saúde Quântica e Qualidade de Vida. 14 set 2013. [acesso em 6 ago 2022]. Disponível em: http://GlauciaCerioni.com.br/p/trabalho-cientifico.html.

Espiritualidade e Dor

Capítulo 9

Paulo Rzezinski
Rui Nei de Araújo Santana Júnior
Ludmilla Garcia Lacerda Dornellas

Introdução

Neste capítulo, reflete-se sobre a ciência da espiritualidade, que de tema polêmico chega à mensuração, entendendo-se a ciência como uma das artes mais expressivas da curiosidade, ousadia e inventividade da humanidade. Assuntos antes polêmicos, e por vezes considerados obscuros para uma geração, em outro momento se tornam fonte de pesquisa e conhecimento. Um desses temas é a Espiritualidade e suas relações com a saúde e com a dor. O conceito de dor de Cicely Saunders engloba quatro componentes (físico, social, emocional e espiritual), os quais interagem entre si, promovendo o autoconhecimento e o entendimento de como se percebe a dor.[1,2]

Há algum tempo, o estudo da Espiritualidade migrou do campo metafísico para o campo mensurável e aplicado na prática clínica por diversas sociedades multiprofissionais em todo o mundo. Alguns exemplos podem auxiliar a compreensão: Robert Jastrow,[3] quando astrofísico da NASA e fundador do Goddard Institute for Space Studies, afirmava que a ciência, ao acreditar apenas em sua solidez com o poder da razão, terminaria num pesadelo ao descobrir, em algum momento na escalada da montanha pelo homem em busca de conhecimento para vencer a ignorância, ao chegar ao topo, que há séculos muitos teólogos lá já se encontravam. Posteriormente, Alan Leshner,[4] outro neurocientista, afirmou que nos 20 anos anteriores se sabia mais sobre o cérebro do que em toda a história documentada pela humanidade. Carl Jung também dizia:

> Entre todos os meus pacientes na segunda metade da vida, isto é, tendo mais que 35 anos, não houve um só, cujo problema mais profundo não fosse constituído pela questão da sua atitude religiosa. Todos, em última instância, estavam doentes por terem perdido aquilo que uma religião viva sempre deu aos seus adeptos, e nenhum se curou realmente sem recobrar a atitude religiosa que lhe fosse própria.[5]

A expressão de Jung[5] a respeito da religião era apenas uma parte do conceito que se tem hoje sobre Espiritualidade. Uma das definições mais aceitas e que já representa um consenso global é a de Puchalski:

> A Espiritualidade é um aspecto dinâmico e intrínseco da humanidade, pelo qual as pessoas buscam significado, propósito e transcendência, e experimentam relacionamento consigo, família, comunidade, natureza e o sagrado.[1]

Já a religiosidade – de maneira sintética – seria um modo de expressar a Espiritualidade, cumprindo preceitos e rituais para aproximação ao transcendental, professados, muitas vezes, em instituição religiosa formal organizada socialmente; entretanto, há uma conexão entre espiritualidade, religiosidade e religião, como realidades diferentes, porém dinâmicas e interligadas.[1,3-5]

Estudar a Espiritualidade envolve compreender alguns conhecimentos relativamente novos para a neurociência. Para melhor ilustrar, basta lembrar o discurso de Erick Kandel, Nobel de Fisiologia/Medicina em 2000, ao mencionar que a neurociência do século passado focou no conhecimento das doenças, mas que a neurociência do século atual focará na melhor compreensão do pensamento, da consciência e das emoções.[6]

Não se tem a pretensão de entregar respostas a todas as perguntas no campo de estudo científico da Espiritualidade. Como diz Peres,[7] um dos neurocientistas brasileiros mais engajados na pesquisa nesse campo: "A Espiritualidade é uma ciência de fronteira". Mas, como tudo em ciência começa com a curiosidade, a ousadia e a inventividade, segue-se engatinhando passo a passo em busca de mais respostas. Um exemplo é o crescimento das pesquisas na área: segundo dados da plataforma PubMed,[8] analisando artigos catalogados entre 1951 e 2000 e, posteriormente, de 2000 a 2022 e cruzando as palavras-chave *spirituality* e *pain*, somente nestes últimos 20 anos há 800% mais publicações que em todo o século passado. E a cada dia aumentam, não somente no campo da dor, mas em diversas especialidades médicas e multiprofissionais em geral, em nível global.

Na Conferência Internacional de Consenso, em 2012, já se afirmou que:

> A espiritualidade é um aspecto dinâmico e intrínseco da humanidade por meio do qual as pessoas buscam o significado, o propósito e a transcendência finais, e experimentam o relacionamento consigo mesmo, família, outros, comunidade, sociedade, natureza e o que é significativo ou sagrado. A espiritualidade é expressa por meio de crenças, valores, tradições e práticas.[9]

Para o Departamento de Estudos em Espiritualidade e Medicina Cardiovascular (DEMCA) da Sociedade Brasileira de Cardiologia (SBC):

> Espiritualidade é um conjunto de valores morais, mentais e emocionais que norteiam pensamentos, comportamentos e atitudes nas circunstâncias da vida de relacionamento intra e interpessoais, e com o aspecto de ser motivado pela vontade e passível de observação e de mensuração.[10]

Sendo a espiritualidade manifestada em três domínios, o da "prática", o das "crenças" e o da própria "experiência espiritual", por meio deles se pode sistematizar sua avaliação e sua mensuração com critérios científicos.[10]

Atualmente, existem diversas escalas validadas para o rastreamento e a anamnese, favorecendo tanto a prática clínica como as pesquisas, no intuito de objetivar a subjetividade da espiritualidade, da religiosidade e do bem-estar.[11] Um guia do tipo passo a passo que facilita a coleta de informações sobre a história e as preferências espirituais do paciente é o precursor FICA Spiritual History Tool®.[12] Esse guia favorece o relacionamento profissional de saúde e paciente no momento da entrevista clínica para a avaliação e o desenvolvimento da história espiritual, ao mesmo tempo que enseja o paciente a compartilhar seus significados e propósitos de vida, suas angústias espirituais. Da mesma maneira, auxilia a forma de diálogo com o paciente e com a família já no início do contato, dando-lhes a segurança do estar com ele empaticamente em toda a sua permanência sob seu cuidado. A sigla FICA®[12] significa:

F. Fé, Crença, Significado: Determine se o paciente se identifica ou não com um determinado sistema de crenças ou espiritualidade. Vc se considera espiritualizado? **I.** Importância e Influência: Compreender a importância da espiritualidade na vida do paciente e a influência nas decisões de cuidados de saúde. A espiritualidade é algo importante para você? **C.** Comunidade: Descubra se o paciente faz parte de uma comunidade religiosa ou espiritual, ou se depende de sua comunidade para obter apoio. Você faz parte de uma comunidade espiritual?; **A.** Abordagem/ Ação no Cuidado: Aprenda como abordar questões espirituais no que diz respeito ao cuidado do paciente. Como você gostaria que eu, como profissional de saúde, abordasse questões espirituais em sua saúde?[12]

Apenas para citar mais uma das escalas, o Índice de Religião da Duke University® (DUREL)[13] é uma escala de cinco itens desenvolvida para uso em pesquisas, como estudos observacionais, transversais e longitudinais, para examinar as relações entre religião e efeitos na saúde.

Espiritualidade e dor
Afinal, como esses conceitos impactam a Qualidade de Vida?

Fica mais fácil explicar quando se entende outro conceito: a Gerotranscedência. A Gerotranscedência implica uma associação do envelhecimento com uma busca mais urgente de significados, que podem ser encontrados em práticas espirituais e religiosas, mas também em relacionamentos e em empreendimentos sociais ou humanitários. Em suma: o ser humano apresenta uma tendência a analisar sua vida quando se torna sexagenário ou quando adoece de doenças graves ou mesmo terminais.[14,15]

Mas por que não analisar antes essas situações? Muitos consideram que, se lhes fosse possível, voltariam atrás em muitas decisões tomadas; que teriam mais tempo para suas famílias; que cuidariam melhor de si e de sua saúde física e mental. Por que não fazer isso agora, enquanto se lê este texto? Por que não buscar um padrão de Qualidade de Vida que envolva uma saúde melhor, sem precisar que a incerteza da morte ou o infortúnio da doença lhe ameace? Pense nisso.

Portanto, é preciso saber se há associação entre Espiritualidade, Qualidade de Vida e Práticas Integrativas e Complementares em Saúde (PICS). Nos anos 1990, muita coisa já se conhecia e novos estudos vieram a corroborar e fortalecer que a Espiritualidade promove redução em 23% da mortalidade entre 21 e 61 anos;[16] menores índices de hipertensão arterial sistêmica (HAS),[17] fator de prevenção de depressão e ansiedade; menor uso de álcool e drogas; melhora imunológica;[18] redução do divórcio; satisfação matrimonial e sexual; felicidade e bem-estar psicológico.[19] Outras publicações em revistas das mais diversas sociedades e com fator de impacto respeitável mostram menores índices de doenças cardíacas, doenças imunológicas, doenças inflamatórias sistêmicas, mais proteção contra o câncer, maior longevidade. Entre vários artigos, uma revisão integrativa de 10 anos de estudos (entre 2007 e 2017) mostra o impacto da Religiosidade/ Espiritualidade na Qualidade de Vida, auxiliando no tratamento de diversas doenças e ainda no processo de cura.[20-24]

As PICS, que são processos terapêuticos integrativos, agem como complementos integrativos no tratamento convencional, incluem a espiritualidade como ferramenta da Medicina integrativa para o enfrentamento das adversidades, da dor e do sofrimento, levando a indivíduo à descoberta do significado da vida e contribuindo com a gestão dos sintomas, o que pode resultar em profundas implicações positivas na vida dos pacientes.[25] Essas práticas são compostas por uma variedade de terapias, de conhecimentos, processos e técnicas, para manter, restaurar, recuperar, harmonizar e reequilibrar a integralidade do corpo, da mente, da emoção e do espírito, pela mobilização de suas energias, resultando no bem-estar/saúde.[25]

No Brasil, a Sociedade Brasileira de Cardiologia foi pioneira na inclusão da ferramenta Espiritualidade na prática clínica. Guimarães e Avezum[26] declaram que a parede entre Medicina e Espiritualidade está em colapso, pois os médicos e outros profissionais de saúde descobriram a importância da oração, da Espiritualidade e da participação religiosa para melhorar a saúde física, social e mental, bem como para aliviar situações estressantes da vida.

E, nesse contexto, onde entra a dor? No momento em que o profissional de saúde entende a integralidade do ser humano como corpo, mente e espírito, compreende que, quando o corpo ou a mente sofre, a pessoa é afetada em sua totalidade e que a dor é espiritual, psíquica, financeira, social; ela é total.

Um dos conceitos mais respeitados na ciência da Dor é o de Dor Total, de Cicely Saunders, ao perceber a presença de um estado complexo de sentimentos dolorosos.[2] Os componentes da Dor são: Dor física; Dor psíquica (medo do sofrimento e da morte, tristeza, raiva, revolta, insegurança, desespero, depressão); Dor social (rejeição, dependência, inutilidade); Dor espiritual (falta de sentido na vida e na morte, medo do pós-morte, culpas perante Deus). Mais recentemente, acrescentaram-se: Dor financeira (perdas e dificuldades); Dor interpessoal (isolamento, estigma); Dor familiar (mudança de papéis, perda de controle, perda de autonomia).[2]

O desafio dos profissionais de saúde está em entender a subjetividade da dor e que cada indivíduo a valoriza de acordo com a vivência de suas experiências dolorosas, as quais ocorrem desde o início da vida e, então, aplicar seus diversos saberes para aliviar a dor do ser humano, utilizando seus recursos cognitivos, mobilizando suas competências, habilidades e atitudes, para atender o paciente de modo integral. Cada vez mais, os tratamentos não farmacológicos (aqui se incluindo as PICS e, no caso do tema deste capítulo, a Espiritualidade) encontram espaço dentro dos hospitais para incentivar a prevenção e a promoção da saúde, sobretudo em situações de pessoas vulneráveis; então, as PICS podem ajudar muito. Está bem estabelecida a aplicação dos métodos integrativos para dar suporte aos pacientes em vários estágios de doença, recebendo cuidados terapêuticos complementares como adjuvantes ao manejo de sintomas e para aumentar os cuidados de suporte.[25]

A rede de apoio religiosa e a vivência pessoal da Espiritualidade estão relacionadas ao controle da dor e à saúde do corpo, uma vez que modificam a resposta imune, interferem nos níveis de neurotransmissores estressores e regulam os níveis de hormônios glicocorticoides.[26,27] A manutenção de atitudes mentais positivas e a vivência religiosa pessoal ou institucional podem melhorar a resposta imune neuro-hormonal e auxiliar na manutenção da saúde e na prevenção de doenças.[28,29] Também contribuem para o melhor controle da dor e para a qualidade de vida em geral. A vivência da fé, de práticas espirituais e o vínculo com uma comunidade religiosa, ainda que a distância ou por redes sociais, protegem a saúde e dão suporte e fortalecimento para o enfrentamento das dificuldades trazidas por doenças de alcance individual ou coletivo, como no recente caso pandêmico da Covid.

Essa pandemia resultou em isolamento social, trazendo momentos difíceis, como a chamada "angústia espiritual". Essa angústia se traduz por questionamentos quanto à fé e dificuldades na relação com Deus ou perda do senso de sentido da vida. Essas percepções deprimem a resposta imunológica, pioram o controle da dor e predispõem à piora da saúde global.[29]

Um exemplo é o enfrentamento da epidemia e do isolamento social que exigiu a necessidade de compreender as limitações e a aceitação das dificuldades sem cobrança ou culpa. Buscar sentido e significado nas crenças ou práticas pessoais também pode ser uma estratégia para reduzir o estresse e trazer o senso de paz e conforto necessários nesse momento. O isolamento social beneficia o convívio doméstico e favorece a interação e o relacionamento interpessoal, seja no reduto do lar ou nas redes sociais, com os que estão distantes. Entretanto, também podem advir desentendimentos no cotidiano preventivo desse processo de isolamento social.

A Espiritualidade no suporte às doenças tem aumentado significativamente as evidências que fundamentam a inclusão de avaliação da Espiritualidade no diagnóstico e no tratamento dos pacientes com dor, e diversos autores apontam que está relacionada ainda a inúmeros benefícios à saúde.[27,28,30] Médicos, enfermeiros, psicólogos, fisioterapeutas e outros agentes de saúde podem agregar maior cuidado aos seus pacientes ao perceber que a abordagem da Espiritualidade os auxilia a melhorar a qualidade de sua prática clínica e os assessora nos processos de recuperação das doenças.[27,30]

Há uma realidade a mudar, como bem sugerem Balboni e colaboradores [31] quando mostram o desejo da maioria dos pacientes de que seus médicos abordem suas questões espirituais. Entretanto, em uma pesquisa posterior, Smothers e colaboradores[32] verificaram que 23% dos enfermeiros e 45% dos médicos acreditam que não é seu papel profissional falar sobre Espiritualidade. Destes, 60% afirmam que não o fazem, principalmente por não se sentirem preparados e adequadamente capacitados.[32]

No entanto, transformar essa realidade é mais fácil do que se imagina. Um dos maiores pesquisadores em Espiritualidade, o Professor Harold Koenig,[13,33] da Duke University, comprovou que apenas 150 minutos de treinamento em como abordar Religiosidade/Espiritualidade seriam suficientes às universidades para desenvolver essa *área* de competência e preparar seus estudantes para investigar profissionalmente a Espiritualidade de seus pacientes.

É oportuno, neste momento, questionar-se: como se beneficiar de outras maneiras com aquele conhecimento? Pensando o perdão como modo de promover uma série de resultados positivos para a saúde em um mundo em que a experiência de ferir e ofender é quase inevitável, os resultados encontrados pelo estudo de Rasmussen e colaboradores[34] são consistentes com a noção de que o perdão em resposta a essas ofensas pode alterar a saúde física e psicológica, trazendo paz e tranquilidade espirituais. Ousa-se afirmar que: "Quem não guarda mágoa é mais feliz!" ou "Quem perdoa é mais feliz!". Essas frases encontram ressonância em vários autores.[35,36] Outro recente trabalho sugere a importância do perdão, que torna o indivíduo menos emocionalmente reativo e aumenta seu bem-estar e, consequentemente, seus níveis de felicidade.[37]

Estados afetivos negativos, como a depressão, estão associados a demência, mortalidade prematura e aumento do risco de doença, coronariopatias, diabetes *mellitus* tipo 2 e outras alterações que, contextualizando com o momento presente, são também fatores de risco para a Covid-19. Em homens e mulheres de meia-idade, pensar e agir positivamente são fatores protetores para lesões cardiovasculares, neuroendócrinas e inflamatórias, mas os caminhos pelos quais esses efeitos podem ser mediados são ainda pouco compreendidos.

O efeito de atitudes positivas foi avaliado agregando-se experiências momentâneas de felicidade durante um dia de trabalho e esteve inversamente relacionado à produção de cortisol ao longo do dia, independentemente de idade, sexo, posição socioeconômica, massa corporal e tabagismo.[37] Padrões semelhantes foram observados em um dia de lazer, ao autor[37] demonstrar que a felicidade também foi inversamente relacionada à frequência cardíaca avaliada usando-se métodos de monitoramento ambulatorial ao longo do dia. Os participantes desse estudo[37] foram submetidos a testes de estresse mental, nos quais as respostas ao estresse por fibrinogênio plasmático foram menores em indivíduos mais felizes. Esses efeitos foram independentes do sofrimento psicológico, apoiando a noção de que o bem-estar positivo está diretamente relacionado aos processos biológicos relevantes para a saúde.[37]

Também altruísmo, empatia, felicidade, bem-estar, saúde e longevidade apresentam forte correlação nas pessoas emocionalmente gentis e compassivas, caridosas ou prestativas;[38] naturalmente, porém, essa é uma generalização populacional do estudo, não quer dizer que se garante a todo o indivíduo, e aqui a visão particular de mundo pode influir. Acrescente-se que uma pessoa com vida generosa é mais feliz e saudável e se aproxima da sua verdadeira natureza, porém sem ser sobrecarregada. O amor, no entanto, torna o caminho mais fácil e saudável tanto para quem dá como para quem recebe.[38]

Lyubomirsky e colaboradores[39] afirmam que a felicidade advém de como se decide viver, de como se encaram as situações difíceis, os revezes, os contratempos que a vida apresenta, sendo uma atitude decisória individual enfrentá-los de maneira positiva ou negativa. Sugerem que a positividade cria um ciclo retroalimentativo de coragem e bem-estar e que a felicidade acontece quando se é grato, caridoso, generoso, empático, humilde no pedir perdão, no perdoar e no perdoar-se, além de administrar o seu tempo e dedicar um tempo, pequeno, mas efetivo, no relacionar-se interpessoalmente e fazer o bem. Sugerem, ainda, que se proponham a doar um pouco do seu tempo para proporcionar o bem do próximo, que esse desafio é uma decisão particular e individual[36] e que a felicidade é uma decisão.

Ciência, espiritualidade, amor e felicidade podem entrar em um diálogo frutífero, favorecendo o entendimento do processo vital, bem como o da morte e do morrer.

Referências bibliográficas

1. Puchalski C, Ferrell B, Virani R et al. Improving the quality of spiritual care as a dimension of palliative care: the report of the Consensus Conference. J Palliat Med. 2009;12(10):885-904.
2. Carvalho MMMJ. A dor do adoecer e do morrer. Bol Acad Paul Psicol. 2009;29(2):322-8. [acesso em 10 out 2022]. Disponível em: http://pepsic.bvsalud.org/scielo.php?script=sci_arttext&pid=S1415-711X2009000200009&lng=pt&nrm=iso.
3. Jastrow R. God and the astronomers. New and expanded edition. Nova Iorque: WW Norton; 2000.
4. Leshner AI. Behavioral science comes of age. Science. 2007;316(5827):953.
5. Jung CG. Psicologia e religião. Petrópolis: Vozes; 1995.
6. Kandel ER, Schwartz JH, Jessel TM, Siegelbaum SS, Hudspeth AJ. Princípios de neurociências. Porto Alegre: AMGH; 2014.
7. Peres MFP. Conceito de espiritualidade: uma questão em aberto. Aula gravada em 3 ago 2022. [acesso em 10 out 2022]. Disponível em: https://www.youtube.com/watch?v=EaGOpphluQ4.
8. PubMed. Spirituality and pain. Search results. [acesso em 10 out 2022]. Disponível em: https://pubmed.ncbi.nlm.nih.gov/?term=(spirituality)+AND+(pain)&sort.
9. Puchalski C, Vitillo R, Hull SK, Reller N. Improving the spiritual dimension of whole person care: reaching national and international consensus. J Palliat Med. 2014;17(6):642-56.
10. Précoma DB, Oliveira GMM, Simão AF, Dutra OP, Coelho OR, Izar MCO et al. Updated cardiovascular prevention guideline of the Brazilian Society of Cardiology 2019. Arq Bras Cardiol. 2019;113(4):787-891.
11. Esporcatte R et al. Espiritualidade: do conceito à anamnese espiritual e escalas para avaliação. Rev Soc Cardiol Estado de São Paulo. 2020;30(3):306-14.
12. Puchalski C, Romer AL; The GW Institute for Spirituality & Health Sciences (GWish). Taking a spiritual history allows clinicians to understand patients more fully. Journal of Palliative Medicine. 2000;3(1):129-37. Updated 2022.
13. Koenig HG, Büssing A. The Duke University Religion Index (DUREL): a five-item measure for use in epidemiological studies. Religions. 2010;1(1):78-85.
14. Dalby P. Is there a process of spiritual change or development associated with ageing? A critical review of research. Aging Ment Health. 2006;10(1):4-12.

15. Balducci L. Geriatric oncology, spirituality, and palliative care. J Pain Symptom Manage. 2019;57(1):171-5.

16. Strawbridge WJ, Cohen RD, Shema SJ, Kaplan GA. Frequent attendance at religious services and mortality over 28 years. Am J Public Health. 1997;87(6):957-61.

17. Lucchese FA, Koenig HG. Religion, spirituality and cardiovascular disease: research, clinical implications, and opportunities in Brazil. Rev Bras Cir Cardiovasc. 2013 Mar;28(1):103-28.

18. Vitorino LM, Lucchetti G, Leão FC, Vallada H, Peres MFP. The association between spirituality and religiousness and mental health. Sci Rep. 2018;8(1):17233.

19. Koenig HG. Medicina, religião e saúde: o encontro da ciência e da espiritualidade. Porto Alegre: L&PM; 2012.

20. Panzini RG, Mosqueiro BP, Zimpel RR, Bandeira DR, Rocha NS, Fleck MP. Quality-of-life and spirituality. Int Rev Psychiatry. 2017;29(3):263-82.

21. Pérez-Cruz PE, Langer P, Carrasco C et al. Spiritual pain is associated with decreased quality of life in advanced cancer patients in palliative care: an exploratory study. J Palliat Med. 2019;22(6):663-9.

22. Chaar EA, Hallit S, Hajj A et al. Evaluating the impact of spirituality on the quality of life, anxiety, and depression among patients with cancer: an observational transversal study. Support Care Cancer. 2018;26(8):2581-90.

23. Counted V, Possamai A, Meade T. Relational spirituality and quality of life 2007 to 2017: an integrative research review. Health Qual Life Outcomes. 2018;16(1):75.

24. Steinhorn DM, Din J, Johnson A. Healing, spirituality and integrative medicine. Ann Palliat Med. 2017 Jul;6(3):237-47.

25. Brasil. Ministério da Saúde. Secretaria de Atenção à Saúde. Departamento de Atenção Básica. Portarias ns. 971/2006 e 702/2018. Política Nacional de Práticas Integrativas e Complementares (PNPIC) no Sistema Único de Saúde (SUS). Brasília: Ministério da Saúde; 2006/2018.

26. Guimarães HP, Avezum A. O impacto da espiritualidade na saúde física: revisão de literatura. Rev Psiq Clín. 2007;34(1):88-94.

27. Rim JI, Ojeda JC, Svob C et al. Current understanding of religion, spirituality, and their neurobiological correlates. Harv Rev Psychiatry. 2019;27(5):303-16.

28. Holmes L, Chinaka C, Elmi H et al. Implication of spiritual network support system in epigenomic modulation and health trajectory. Int J Environ Res Public Health. 2019;16(21):4123.

29. Krause N, Pargament KI, Ironson G, Hayward RD. Spiritual struggles and interleukin-6: assessing potential benefits and potential risks. Biodemography Soc Biol. 2017;63(4):279-94.

30. Siddall PJ, Lovell M, MacLeod R. Spirituality: what is its role in pain medicine? Pain Med. 2015;16(1):51-60.

31. Balboni TA, Vanderwerker LC, Block SD et al. Religiousness and spiritual support among advanced cancer patients and associations with end-of-life treatment preferences and quality of life. J Clin Oncol. 2007;25(5):555-60.

32. Balboni MJ, Sullivan A, Enzinger AC et al. Nurse and physician barriers to spiritual care provision at the end of life. J Pain Symptom Manage. 2014;48(3):400-10.

33. Smothers ZPW, Tu JY, Grochowski C, Koenig HG. Efficacy of an educational intervention on students' attitudes regarding spirituality in healthcare: a cohort study in the USA. BMJ Open. 2019;9(4):e026358.

34. Rasmussen KR, Stackhouse M, Boon SD, Comstock K, Ross R. Meta-analytic connections between forgiveness and health: the moderating effects of forgiveness-related distinctions. Psychol Health. 2019;34(5):515-34.

35. Steptoe A, Wardle J, Marmot M. Positive affect and health-related neuroendocrine, cardiovascular, and inflammatory processes. Proc Natl Acad Sci USA. 2005;102(18):6508-12.

36. Ercengiz M, Safali S, Kaya A, Turan ME. A hypothetic model for examining the relationship between happiness, forgiveness, emotional reactivity and emotional security. Curr Psychol. 2022;1-15.

37. Post SG. Altruism, happiness, and health: it's good to be good. Int J Behav Med. 2005;12(2):66-77.

38. Anik L, Aknin LB, Norton MI, Dunn EW. Feeling good about giving: the benefits (and costs) of self-interested charitable behavior. Harvard Business School. 10 set 2009.

39. Lyubomirsky S, King L, Diener E. The benefits of frequent positive affect: does happiness lead to success? Psychol Bull. 2005;131(6):803-55.

Capítulo 10

Fotobiomodulação e Dor

Vania Maria de Araújo Giaretta
Ana Lúcia Gargione Galvão de Sant'Anna

Introdução

Os protocolos para o controle da dor, aguda ou crônica, têm aumentado no decorrer dos últimos anos. Cada vez mais os profissionais buscam terapias menos invasivas, com custos mais acessíveis e que não causem ou reduzam (ao mínimo) os efeitos colaterais indesejáveis. Nesse sentido, um dos recursos preconizados é a terapia de fotobiomodulação (TF) ou bioestimulação, que se refere ao uso de terapia com luz de baixa intensidade (ou terapia com *laser* de baixa intensidade, ou *laser* de baixa potência), diodo emissor de luz e luz de banda larga.

O termo LASER é um acrômio de Light Amplification by Stimulated Emission of Radiation, que significa "amplificação da luz por emissão estimulada de radiação"; e LED é um acrômio de *Light Emitting Diode,* que significa "diodo emissor de luz". A luz *laser* é uma energia luminosa monocromática, colimada e coerente, sendo que a terapia com luz de baixa intensidade utiliza um *laser* de baixa potência (LBP) que emite radiação de baixa intensidade, isenta de efeito térmico.[1,2] O LBP também é conhecido como Soft-Laser (SL), Laser Frio (LF) ou Laser Mole (LM), Laser de Baixa Intensidade de Potência (LBIP), Laser de Baixo Nível de Intensidade (LBNI), Low-Level Light Therapy (LLLT) ou Low Intensity Laser Therapy (LILT).[1] O LED é um diodo semicondutor e a cor emitida depende do semicondutor utilizado. Apesar de o feixe de luz não ser coerente como no *laser*, sua ação é similar à do LBP, com custo reduzido.[3]

As alterações biológicas causadas por esses dispositivos, com potência menor que 1 watt, são decorrentes da interação dos fótons com as células e os tecidos. Os fotorreceptores ou cromóforos presentes na membrana plasmática ou na mitocôndria são capazes de capturar a luz emitida (fótons), responsável pelos efeitos fotofísicos, fotoquímicos e fotobiológicos intracelulares.[3,4]

A TF é capaz de: aumentar a produção de citocinas anti-inflamatórias, a síntese de ATP, prostaglandinas, betaendorfinas e neurotransmissores como a serotonina, o consumo de oxigênio e a síntese de colágeno;[5,6] diminuir o estresse oxidativo e o nível de bradicinina, além de inibir a formação de mediadores inflamatórios como a COX-2, a prostaglandina E2 e os sinais de transdução das fibras tipo C e Aδ;[7] promover vasodilatação, melhorando a microcirculação sanguínea e o suprimento de oxigênio para os tecidos, estimular a produção de opioides endógenos e aumentar o limiar da dor, pelo fato de alterar o potencial da membrana celular. A luz emitida é absorvida pelos cromóforos, sendo o citocromo C oxidase considerado a principal enzima fotorreceptora.[8]

Trata-se de uma terapia não invasiva, indolor, que não gera calor, tampouco vibração ou som, e despende um tempo relativamente curto de aplicação.[5,9] Pode ser coadjuvante em diversas formas de tratamento, permitindo uma interação multiprofissional.[10]

Contraindica-se a aplicação na região abdominal de grávidas, em gônadas, em epífises de crescimento, em focos neoplásicos, áreas hemorrágicas ou fotossensíveis e durante a utilização de medicamentos fotossensibilizantes.[5,9]

Fotobiomodulação e dor

Estudos comprovam a eficácia da TF no controle e na redução da dor aguda e crônica em diversos tecidos (moles e ósseos) e áreas corporais, além de sua ação anti-inflamatória, antiedematosa e regenerativa, nos comprimentos de onda tanto no vermelho como no infravermelho. A forma de aplicação, a dosimetria e o comprimento de onda fazem parte da posologia determinada pelo profissional.[10]

Para o alívio da dor, utiliza-se o comprimento de onda na faixa espectral do vermelho (biorregulação das organelas) em partes moles e tecidos mais superficiais, ou na faixa espectral do infravermelho para tecidos mais profundos, como músculos e tendões, por apresentar um poder de penetração maior e por alterar a permeabilidade da membrana celular e da mitocôndria.[10]

Age nas mitocôndrias celulares, tornando-as células mais eficientes no combate à ação do estresse oxidativo celular e promovendo: aumento nos níveis de betaendorfina, da excreção urinária de glicocorticoides e catabólitos da serotonina, na produção de adenosina trifosfato (ATP), de microcirculação sanguínea local, do fluxo linfático; hiperpolarização da membrana celular nervosa; alteração do equilíbrio adrenalina-noradrenalina; ação direta sobre as fibras amielínicas.[10]

A densidade de potência varia de 0,01 W/cm^2 até uma potência menor que 1 W/cm^2. As alterações biológicas dependem da densidade de energia (J/cm^2) empregada, sendo que se recomenda utilizar: para obter efeito regenerativo ou cicatrizante, de 3 a 6 J/cm^2; anti-inflamatório, de 1 a 3 J/cm^2; na dor aguda, de 2 a 4 J/cm^2; na subaguda, de 3 a 4 J/ cm^2; e na crônica, de 5 a 7 J/cm^2.[11]

A eficácia depende dos parâmetros empregados nos dispositivos para TF, os quais devem ser registrados. Destaca-se que devem constar: o tipo de dispositivo/equipamento (*laser* de baixa intensidade, diodo emissor de luz ou BL), a marca, o comprimento de onda (nm), a energia (J), a densidade de energia ou fluência (J/cm^2), a potência (Watts), a frequência (Hertz), o modo de operação (onda contínua (CW), cw comutado, pulsado, Q-switch), o tipo de dispositivo para aplicação (caneta, ponteira, ou outro), a técnica de aplicação pontual, o modo de aplicação (com ou sem contato), o diâmetro do feixe/*spot* (cm^2), o número de pontos irradiados por área e a área total irradiada (cm^2), o tempo (duração) de irradiação por ponto (segundos), a energia total irradiada (Joules), o número e o intervalo entre as aplicações (periodicidade das sessões) e o tempo do tratamento, além dos dados referentes ao paciente, como localização(s) anatômica(s) da(s) aplicação(s), cor da pele e medicamentos em uso.[6,12,13]

Ressalta-se que parte da luz irradiada pode ser refletida, assim como não ser absorvida. Portanto, sempre que possível, deve-se fazer uma aplicação perpendicular à superfície, em contato com o tecido irradiado para evitar perdas e garantir que a dose de radiação absorvida e transmitida promova os efeitos fotoquímicos esperados. Inclusive, deve-se manter uma distância de 1 a 2 cm entre os pontos irradiados e proteger o dispositivo de aplicação com um filme de PVC para evitar a contaminação dele. Para a aplicação da luz, o equipamento geralmente dispõe de caneta, ponteira ou *cluster*.[1,14]

Os equipamentos para TF devem estar em consonância com os critérios vigentes estabelecidos pela Associação Brasileira de Normas Técnicas (ABNT). Recomendam-se a calibração e aferição periódica da potência média real com um potenciômetro para detectar falhas e garantir o efeito terapêutico desejado, haja vista que os equipamentos podem apresentar diminuição da potência de radiação emitida, comprometendo a intervenção terapêutica.[15]

Também é importante estar atento às recomendações do fabricante em relação aos equipamentos de proteção individual (EPI) necessários. Ressalta-se que os óculos de proteção recomendados para utilização dos pacientes e profissionais dependem do comprimento de onda e não devem estar danificados (riscados, com orifícios, rachaduras ou quebrados).

Diversas formas podem ser utilizadas para aplicação, como irradiação externa, em vasos sanguíneos calibrosos ou intravascular, em pontos de acupuntura, nos pontos ou nas áreas de dor, projeção em órgãos internos e paravertebral. A TF é utilizada para diversas finalidades, como a síndrome dolorosa musculoesquelética, danos teciduais e ulcerações, hipersensibilidade dentinária e para atenuar complicações pós-operatórias.

Estudo descreve o efeito analgésico decorrente do aumento da liberação de endorfina, do fluxo sanguíneo e da neoangiogênese com a utilização do LBP no pós-operatório, inclusive com redução da utilização de medicamentos para dor, a qual pode ocorrer no sítio cirúrgico ou em outras áreas corporais em decorrência do posicionamento anestésico-cirúrgico, entre outros fatores. Apresenta pesquisas que obtiveram eficácia em cirurgias de revascularização de miocárdio, fratura de tíbia, aumento das mamas, tonsilectomia, hernia inguinal e episiotomia com diferentes comprimentos de onda (630, 650, 660, 685, 808, 830 e 980 nm) e densidades de energia (3,8, 4, 6, 8,8, 9, 10 e 10,4 J/cm^2).[8]

Uma revisão sistemática referente à utilização do LBP em cirurgias ortognáticas constatou a redução da dor e da sensibilidade no período pós-operatório. Aponta ensaios clínicos randomizados (ECRs) duplo-cego que utilizaram *laser* de arseneto de gálio e alumínio (GaAlAs), sendo dois estudos com densidade de energia intraoral de 5 J/cm^2 e extraoral de 30 J/cm^2 ou 70 J/cm^2, aplicada imediatamente, 24, 48 e 72 horas após o procedimento, inclusive a partir do 4º dia, com 10 aplicações com intervalos de 48 horas. A dor foi avaliada com a escala visual analógica (EVA), de 0 a 10 pontos. Um terceiro estudo utilizou-se de 32 J/cm^2 intraoral após 24, 48 e 72 horas do procedimento e no 5º, no 10º, no 14º, no 21º e 28º dia de pós-operatório.[16]

A TF tem sido vastamente utilizada em auriculoterapia e na acupuntura para indivíduos com medo de agulhas e/ou para isentar do incômodo da utilização delas, inclusive para evitar os riscos inerentes a sua inserção, como infecção, sangramento e perfuração indevida.[7,9]

Um ensaio clínico randomizado (ECR) comparou a efetividade da TF em pacientes com desordens temporomandibulares e constatou que houve redução efetiva da dor nos músculos mastigatórios e nas articulações temporomandibulares dos pacientes que utilizaram o LBP de GaALAs com irradiação tanto nos músculos mastigatórios doloridos quanto naqueles em que pontos de acupuntura (Estômago 7, Estômago 8 e Intestino Grosso 4) foram irradiados. Para avaliação da dor, utilizaram a EVA.[7]

O ECR que avaliou o efeito do LBP (808 nm/infravermelho) em pontos de auriculoterapia para dor espinhal crônica por 3 meses ou mais, em indivíduos entre 18 e 65 anos, constatou diminuição significativa da dor. Nos 24 participantes do grupo experimental, foram irradiados 9 pontos, com 4 J por ponto, durante 40 segundos, perfazendo 10 sessões, realizadas 2 vezes por semana. Os 23 voluntários do grupo-controle não receberam intervenções.[9]

Nos pacientes oncológicos, constatam-se bons resultados na utilização da TF em radiodermites, neuropatia periférica, linfedema e mucosite oral.[17]

Revisão sistemática que analisou sete ensaios clínicos randomizados referentes à utilização da terapia com *laser* de baixa intensidade em portadoras de câncer de mama constatou a efetividade do tratamento na redução do linfedema, inclusive dois estudos averiguaram diminuição da dor.[18]

Estudos sustentam a ampla utilização da TF para a fibromialgia e a síndrome da dor miofascial, principalmente na faixa espectral do infravermelho (904 nm), demonstrando sua eficácia, com benefícios para o paciente em relação à redução da dor e à melhora da função, da flexibilidade e da qualidade de vida.[19]

Na década de 1980, os russos iniciaram o uso do *laser* de He-Ne (632,8 nm) intravascular, por meio de um cateter colocado em uma artéria, trataram vários pacientes com doenças cardiovasculares para melhorar a circulação sanguínea, pelo fato de inibir a agregação plaquetária, reduzindo a viscosidade sanguínea, além de incrementar a função mitocondrial dos glóbulos brancos. Essa terapia recebeu o nome de Intravascular Laser Irradiation of Blood (ILIB) e as pesquisas evidenciaram efeito antioxidante, com o aumento da enzima superóxido dismutase (SOD), que é fundamental para a redução do estresse oxidativo da célula, diminuindo a formação dos radicais livres.[20,21]

Atualmente, pode-se optar pela aplicação por via transcutânea, portanto não invasiva, sendo denominada fotobiomodulação sistêmica transcutânea e/ou transdérmica (ILIB modificado) ou, em inglês, Intravenous Laser Blood Illumination (ILBI), com comprimento de onda na faixa espectral do vermelho. Para a aplicação, utiliza-se uma pulseira com orifício para inserir a ponta do dispositivo e direcionar a luz na região da artéria radial ou um colar para a carótida e transmucosa sublingual.[22]

Demostra ser uma técnica segura, indolor, com eficácia comprovada cientificamente para doenças sistêmicas, inflamatórias, em alterações cicatriciais e dor aguda ou crônica,[22] principalmente no tratamento da neuropatia diabética, fibromialgia e distúrbios musculoesqueléticos.[21]

O ILIB se mostrou uma terapia que favorece a produção de óxido nitroso (NO), que age na vasodilatação e tem ação pró-angiogênica, reduzindo a hipóxia tecidual, favorecendo a oxigenação dos tecidos e, com isso, uma recuperação mais rápida. Leite e colaboradores destacaram 36 estudos que contextualizaram o uso dessa terapia como indicação clínica para diversos diagnósticos, resultando em aumento da atividade mitocondrial por meio do metabolismo, aumentando assim a biossíntese molecular de ATP e mtDNA, com consequente regeneração de moléculas de ATP e mtDNA, bem como geração de ROS, diminuindo a peroxidação e controlando a homeostase celular. Descrevem que o ILIB estimula os cromóforos da bainha de mielina dos nervos periféricos, proporcionando analgesia. Outro relato está na estimulação da síntese de prostaglandinas, diminuindo a resposta inflamatória e a dor.[23]

Diniz e colaboradores relatam o caso clínico de uma paciente do sexo feminino, com 47 anos de idade e diagnóstico de fibromialgia há 20 anos, que mesmo fazendo uso de antidepressivos e analgésicos buscou atendimento odontológico por estar com muita dor em todos os dentes, sem mudança na cavidade oral constatada no exame de imagem. A dor acometia também a face, o pescoço, o quadril, os joelhos e as mãos e, com essa dor insana, a paciente tentou suicídio, na intenção de extinguir o sofrimento. O tratamento adotado foi o *laser* no comprimento do vermelho, nos pontos-gatilhos, e o ILIB por 30 minutos; o tratamento se deu em 2 encontros, com intervalos de 5 dias entre eles, o que levou a paciente a ficar sem dor e sem medicamentos por 2 meses, demonstrando que a terapia foi efetiva para ela.[24]

Outro artigo descreve um estudo clínico, controlado, randomizado, prospectivo, intervencionista e qualitativo/quantitativo, com 30 voluntários de 45 a 60 anos, diabéticos tipo II e descontrolados, com neuropatia diabética em membros inferiores, glicemia de 150 a 350 mg/dL, de ambos os sexos. A distribuição se deu aleatoriamente em três grupos, sendo um controle, outro com irradiação transcutânea simulada com *laser* desligado e o terceiro com irradiação transcutânea verdadeira. Os voluntários do grupo-controle foram medicados conforme os protocolos de tratamento medicamentoso; o grupo de irradiação transcutânea simulada com *laser* desligado a recebeu na artéria radial e também seguiu com o tratamento convencional medicamentoso; já no outro grupo, a irradiação transcutânea verdadeira foi também posicionada na artéria radial por meio de uma pulseira, mais o tratamento medicamentoso de acordo com o protocolo; ambos os grupos de irradiação receberam por 10 dias a aplicação do ILIB, com descanso de 20 dias, e depois repetiram o tratamento, que se reproduziu por 3 vezes, totalizando 30 dias de tratamento. Esse estudo avaliou a eficácia do ILIB na dor e na melhoria da qualidade de vida desses pacientes, utilizando o questionário SF-36 e as escalas EVA, LANNS e PAIN DETECT; o grupo de irradiação transcutânea verdadeira apresentou valores significativos para todas as variáveis do questionário de qualidade de vida, diminuição da sintomatologia da dor, enquanto os demais grupos não apresentaram diferenças significativas. Pode-se, assim, afirmar que o efeito analgésico para pacientes com neuropatia diabética está diretamente relacionado à irradiação intravascular com *laser* modificado (ILIB).[25]

Diante desse contexto, elencaram-se dados referentes à TF para compor o registro no prontuário, a fim de garantir a segurança do paciente e respaldar o profissional (Quadros 10.1 e 10.2).

Quadro 10.1 – Proposta de dados para registro em prontuário da terapia de fotobiomodulação (TF) e fotobiomodulação sistêmica transcutânea (ILIB modificado).

Equipamento:

( ) LBI (laser de baixa intensidade) Marca: _____ Obs.: _____

( ) LED (diodo emissor de luz) Marca: _____ Obs.: _____

( ) ILIB modificado (fotobiomodulação sistêmica transcutânea e/ou transdérmica) Marca: _____

Obs.: _____

Comprimento de onda: _____ nm P (potência) ou DE irradiada: _____ W

Frequência: _____ Hz Diâmetro do feixe: _____ cm²

DE (densidade de energia ou fluência ou dose) por ponto: _____ J/cm²

SAEF (*spatial average energy fluence*): _____ J/cm²

Barreira de proteção:( )não utilizada ( ) filme de PVC( )outra:_____

Tipo de dispositivo para aplicação:( )caneta ( )*cluster* ( )outro:_____

Modo de emissão: ( ) contínuo ( ) pulsado ( ) *nogie*

Modo de aplicação: ( ) varredura ( ) pontual

Técnica de aplicação: ( ) com contato ( ) sem contato: distância do tecido _____ cm

Tempo de aplicação/irradiação por ponto: _____ segundos

Área(s) irradiada(s) – tamanho, localização, tipo de tecido e número de pontos:

Tamanho (cm²) acetato quadriculado de 1 cm²	Localização anatômica	Tipo de tecido irradiado	Número de pontos irradiados
	A1:		
	A2:		
	A3:		
	A4:		

ILIB modificado	Local	Tempo de aplicação

Periodicidade: ( ) 1x/semana ( ) 2x/semana ( ) 3x/semana ( ) Outra: _____

Intervalo entre as aplicações/doses: ___ horas

Dia(s) da semana: ( ) segunda ( ) terça ( ) quarta ( ) quinta ( ) sexta ( ) sábado ( ) domingo

Data de início: _____/_____/_____ Data de término: _____/_____/_____

Cor da pele: _____

Medicamentos em uso: _____

Equipamento(s) de proteção(s) utilizado(s) pelo:

Paciente: ( ) óculos de proteção ( ) _____

Profissional: ( ) óculos de proteção ( ) _____

Fonte: Adaptado de Sant'Anna et al., 2011.

Quadro 10.2 – Parâmetros utilizadas em terapia de fotobiomodulação.

Energia (E)
E (J) = P × T
Potência (P) = Watts (W)
Tempo (T) = segundos (s)
A energia é dada em joules (J), ou seja, W/s
Fluência ou densidade de energia (DE)
DE (J/cm^2) = P × T / A
Potência (P) = Watts (W)
Tempo (T) = segundos (s)
A = Área total irradiada (cm^2)
***Spatial average energy fluence* (SAEF)**
SAEF (J/cm^2) = P × T x N /A
Potência (P) = Watts (W)
Tempo (T) = segundos (s)
N = Número de pontos de aplicação
A = Área total irradiada (cm^2)

Fonte: Sant'Anna et al., 2011.

Considerações finais

A TF mostrou-se um eficiente método para o alívio e o controle de dor aguda e crônica de diferentes patologias e até em pós-cirurgias. É um método não invasivo com poucas contraindicações, favorecendo o seu uso individualmente ou em conjunto com terapias medicamentosas, exceto em terapias que utilizem medicações fotossensíveis.

Referências bibliográficas

1. Sant'Anna ALGGS, Giaretta VMA, Posso MBS. Protocolo para a avaliação e tratamento em feridas utilizando o laser de baixa intensidade: uma proposta. Rev. UNIVAP. 2011;17(29):133-43.

2. Huang YY, Hamblin MR. Mecanismos da terapia laser de baixa potência. In: Garcez AS. Laser de baixa potência: princípios básicos e aplicações clínicas na odontologia. Rio de Janeiro: Elsevier; 2012. p. 27-43.

3. Araújo MJS, Martins GB. Utilização do diodo emissor de luz (LED) na cicatrização de queimaduras: revisão sistemática da literatura. Rev Pesqui Fisioter. 2019;9(1):108-19.

4. Chavantes MC. Laser em biomedicina: princípios e prática: guia para iniciantes, pesquisadores e discentes na área da saúde e exatas. Rio de Janeiro: Atheneu; 2009.

5. Anju M, Ummer VS, Arun GM, Hande M. Low level laser therapy for patients with painful diabetic peripheral neuropathy: a systematic review. Diabetes & Metabolic Syndrome: Clinical Research & Reviews. 2019;13:2667-70.

6. Taylor DN, Winfield T, Wynd S. Low-level laser light therapy dosage variables vs treatment efficacy of neuromusculoskeletal conditions: a scoping review. J Chiropr Med. 2020 Jun;19(2):119-27.

7. Madani A, Ahrari F, Fallahrastegar A, Daghestani N. A randomized clinical trial comparing the efficacy of low-level laser therapy (LLLT) and laser acupuncture therapy (LAT) in patients with temporomandibular disorders. Lasers in Medical Science. Lasers Med Sci. 2020 Feb;35(1):181-92.

8. Ezzati K, Fekrazad R, Raoufi Z. The effects of photobiomodulation therapy on post-surgical pain. J Lasers Sci. 2019 Spring;10(2):79-85.

9. Menezes FSM, Chaves ECL, Mantuani APA, Marino LS, Alcantara MAR, Nassif MS et al. Effects of low-power laser auriculotherapy on chronic spinal pain: randomized clinical trial. Complementary Therapies in Clinical Practice. 2022;48:101578.

10. Núñez SC. Terapia laser de baixa potência na analgesia. In: Garcez AS. Laser de baixa potência: princípios básicos e aplicações clínicas na odontologia. Rio de Janeiro: Elsevier; 2012. p. 53-60.

11. Neves LS, Souza e Silva CM, Henriques JFC, Cançado RH, Henriques RP, Janson G et al. Lasers in orthodontics. Revista Dental Press de Ortodontia e Ortopedia Facial. 2005;10(5):149-56.

12. Jenkins PA, Carroll JD. How to report low-level laser therapy (LLLT)/photomedicine dose and beam parameters in clinical and laboratory studies. Photomed Laser Surg. 2011;29:785-7.

13. Zadik Y, Arany PR, Fregnani ER, Bossi P, Antunes HS, Bensadoun RJ et al.; Mucositis Study Group of the Multinational Association of Supportive Care in Cancer/International Society of Oral Oncology (MASCC/ISOO). Systematic review of photobiomodulation for the management of oral mucositis in cancer patients and clinical practice guidelines. Support Care Cancer. 2019 Oct;27(10):3969-83.

14. Fonseca AS. Is there a measure for low power laser dose? Lasers in Medical Science. 2019;34:223-34.

15. Fukuda TY, Jesus JF, Santos MG, Cazarini Junior C, Tanji MM, Plapler H. Calibration of low--level laser therapy equipment. Rev Bras Fisioter. 2010 Jul/Aug;14(4):303-8.

16. Bittencourt MAV, Paranhos LR, Martins-Filho PRS. Low-level laser therapy for treatment of neurosensory disorders after orthognathic surgery: a systematic review of randomized clinical trials. Med Oral Patol Oral Cir Bucal. 2017 Nov 1;22(6):e780-7.

17. Pauli Paglioni M, Alves CGB, Fontes EK, Lopes MA, Ribeiro ACP, Brandão TB et al. Is photobiomodulation therapy effective in reducing pain caused by toxicities related to head and neck cancer treatment? A Systematic Review Support Care Cancer. 2019 Nov;27(11):4043-54.

18. Baxter GD, Lizhou Liu, Petrich S, Gisselman AS, Chapple C, Anders JJ et al. Low level laser therapy (photobiomodulation therapy) for breast cancer-related lymphedema: a systematic review. BMC Cancer. 2017;17:833.

19. Kisselev SB, Moskvin SV. The use of laser therapy for patients with fibromyalgia: a critical literary review. J Lasers Med Sci. 2019;10(1):12-20.

20. Tomé RFF, Silva DFB, Santos CAO, Vasconcelos Neves G, Rolim AKA, Castro Gomes DQ. ILIB (intravascular laser irradiation of blood) as an adjuvant therapy in the treatment of patients with chronic systemic diseases: an integrative literature review. Lasers Med Sci. 2020 Dec;35(9):1899-907.

21. Fu JC, Wang NK, Cheng YY, Chang ST. The adjuvant therapy of intravenous laser irradiation of blood (ILIB) on pain and sleep disturbance of musculoskeletal disorders. J Pers Med. 2022 Aug 19;12(8):1333.

22. Conceição JE. LED-terapia e LASER-terapia He-Ne intravenosa e cutânea tipo ILIB. [data desconhecida]. [acesso em 24 ago 2022]. Disponível em: https://eccofibras.com.br/led-terapia-e-laser-terapia-he-ne-intravenosa-e-cutanea-tipo-ilib/.

23. Leite GMA, Leite MMP, Dantas JBL, Martins GB, Medrado ARAP. Aplicações clínicas da técnica ILIB na odontologia: estado da arte. RSD. 12 abr 2022;11(5):e45111528295. [acesso em 24 ago 2022]. Disponível em: https://rsdjournal.org/index.php/rsd/article/view/28295.

24. Diniz VHP, Vial AD, Alves RTD. Eficácia da irradiação do sangue por laser intravenoso modificado (ILIB) sobre os parâmetros clínicos da fibromialgia. Pesquisa e Revisões Avançadas do GSC 7.1. 2021:052-8.
25. Silva Leal MV, Lima MO, Nicolau RA, Carvalho TMT, Abreu JAC, Pessoa DR et al. Effect of modified laser transcutaneous irradiation on pain and quality of life in patients with diabetic neuropathy. Photobiomodul Photomed Laser Surg. 2020 Mar;38.3:138-44.

Capítulo 11

Hipnose no Manejo da Dor

Renata Seixas Machado

Dor

Conceito

De acordo com a definição revisada em 2020 pela International Association for the Study of Pain (IASP), a dor é uma "experiência sensitiva e emocional desagradável associada, ou semelhante àquela associada, a uma lesão tecidual real ou potencial".[1]

O conceito de dor crônica como doença em si foi implementado em 2001, por meio da Declaração da Federação Europeia dos Capítulos da IASP (EFIC), ao Parlamento Europeu, durante a Semana Europeia Contra a Dor.[2]

Desde 2003, a Organização Mundial da Saúde (OMS) divulga anualmente uma relação das dez doenças com maior taxa de mortalidade no mundo,[3] e atualmente a dor é reconhecidamente um problema de saúde pública, por ser um fator recorrente em todas as patologias elencadas nessa lista, tornando-se um amplo campo de estudo a ser explorado e representando um verdadeiro convite à construção de um saber efetivamente transdisciplinar. Ao trazer o olhar que singulariza as experiências de dor em seus aspectos psicosocioafetivos, o profissional de práticas integrativas tem uma significativa contribuição a oferecer na construção desse conhecimento.

Epidemiologia

Uma pesquisa nos Estados Unidos aponta que quase 100 milhões de norte-americanos são afetados por dor crônica anualmente. Os gastos com tratamento superam os de todas as outras patologias, sendo aproximadamente o dobro do que é gasto com cardiopatias, que são o segundo maior custo do sistema de saúde daquele país.[4]

Até o momento, não existem estudos epidemiológicos em dor que retratem a realidade brasileira como um todo. O que há disponível são estudos que retratam a realidade de amostras localizadas em algumas cidades no Brasil. Um estudo pioneiro, publicado pela Sociedade Brasileira de Estudos da Dor (SBED), reuniu dados coletados de cinco regiões brasileiras indicando uma taxa de prevalência de 39% de dor crônica, o que supera a média mundial.[5]

As afecções agudas, que eram a causa principal de morte e incapacidade nos anos 1990, foram progressivamente substituídas pelo adoecimento crônico, conforme dados do Instituto de Métricas e Avaliação em Saúde (IHME) sobre a carga global de doenças, lesões e fatores de risco em 2019 – em que lombalgia, cefaleia e depressão estão entre as dez maiores causas de incapacidade atualmente. Observa-se que a dor aparece duas vezes no *ranking* de causas de incapacidade na população, considerada como um fenômeno isolado. Contudo, é possível entrever o impacto que os sintomas dolorosos podem ter uma vez associados secundariamente às outras causas de incapacidade.

Os achados brasileiros corroboram com o cenário internacional, que aponta para maior incidência de dor crônica no gênero feminino, com a lombalgia e a dor de cabeça como as maiores causas de incapacidade.[5-8]

Entre os tipos mais recorrentes de dor crônica, destacam-se: a osteoartrite; as lombalgias; as dores provenientes de doenças degenerativas; as dores miofasciais; as neuropatias diabéticas dolorosas, neuropatias de fibras finas, neuropatias hansênicas e neuralgias pós-herpéticas. Complicações da mobilidade, distúrbios de sono, redução do apetite, depressão do sistema imune, dependência de medicação, isolamento social, afecções psiquiátricas como depressão, ansiedade, pânico e suicídio, além da sobrecarga do sistema de saúde, são consequências do processo de cronificação da dor.[9]

Práticas integrativas e complementares em saúde

As Práticas Integrativas e Complementares em Saúde (PICS) são recursos terapêuticos que buscam a prevenção de doenças e a recuperação da saúde, com ênfase na escuta acolhedora, no desenvolvimento do vínculo terapêutico e na integração do ser humano com o meio ambiente e a sociedade.[10]

A partir da implementação da Política Nacional de Práticas Integrativas e Complementares no SUS (PNPIC-SUS), técnicas com base em filosofias milenares foram revisitadas e disponibilizadas na assistência em saúde, alçando o *status* de inovação tecnológica no cuidado de uma série de doenças crônicas, entre elas a dor.[10]

Observa-se, então, um aumento substancial de pesquisas voltadas para validar essas práticas, que despontam como alternativas, em sua maioria de baixo custo, boa receptividade e eficácia, como coadjuvantes no tratamento da dor, iniciando-se uma crescente visibilidade. Congressos específicos passam a acontecer, o que reforça a importância dessas experiências exitosas no âmbito do Sistema Único de Saúde (SUS), faz surgir movimentos locais com o objetivo de capacitar a própria população para utilizar esses recursos e abre um campo profícuo de atuação profissional.[11]

Nessa perspectiva, a hipnose passa a ser reconhecida como prática integrativa em 2018, abrindo uma frente de atuação para esses profissionais, principalmente na clínica de manejo da dor, dados os resultados positivos dessa intervenção na área.[12]

Hipnose
Conceito

O conceito de hipnose surge derivado do termo "hipnotismo", criado por James Braid em 1842, uma vez que havia a crença por parte do autor de que o transe era uma espécie de sono induzido. Contudo, o próprio Braid concluiu posteriormente que a associação com o estado de sono era errônea. Entretanto, não havia possibilidade de modificar o termo, uma vez que já estava popularizado.[13]

Segundo a atual definição pela Associação Americana de Psicologia (APA), hipnose é:

um procedimento, ou estado induzido por esse procedimento, no qual a sugestão é usada para evocar mudanças na sensação, percepção, cognição, emoção ou controle sobre o comportamento motor. Os sujeitos parecem ser receptivos, em diferentes graus, a sugestões de agir, sentir e se comportar de forma diferente do que em um estado comum de vigília. Como uma intervenção psicoterapêutica especificamente, a hipnose é referida como hipnoterapia.[14]

No contexto brasileiro, conforme a PNPIC-SUS, é incluída como hipnoterapia e descrita como:

> um conjunto de técnicas que, por meio de intenso relaxamento, concentração e/ou foco, induz a pessoa a alcançar um estado de consciência aumentado que permita alterar uma ampla gama de condições ou comportamentos indesejados, como medos, fobias, insônia, depressão, angústia, estresse e dores crônicas. Pode favorecer o autoconhecimento e, em combinação com outras formas de terapia, auxilia na condução de uma série de problemas.[12]

Na abordagem ericksoniana, uma definição de hipnose bastante difundida no contexto brasileiro é a da psiquiatra e hipnoterapeuta Sofia Bauer, que a descreve como "um estado alternativo de consciência ampliada, onde o sujeito permanece acordado todo o tempo, experimentando sensações, sentimentos, talvez tendo imagens, regressões, anestesia, analgesias e outros fenômenos hipnóticos enquanto está neste estado".[15]

História

Em 1870, o interesse na hipnose enquanto técnica cresceu consideravelmente, sobretudo a partir dos estudos sobre a histeria, inicialmente conduzidos pelos neurologistas franceses Charcot e Berheim e posteriormente ampliados por Breuer e Freud. Apesar da desistência de Freud quanto ao uso da hipnose no tratamento da histeria, os demais pesquisadores continuaram a explorar essa abordagem.[13]

No entanto, apenas em 1930, por meio dos experimentos de Hull, a hipnose passou a ser considerada uma importante ferramenta no manejo de dor.[13]

Durante a Segunda Guerra Mundial, a hipnose se destaca por sua eficácia analgésica e anestésica, sendo utilizada em procedimentos cirúrgicos com resultados rápidos e de baixo custo, o que era fundamental num cenário completamente desfavorável e sem recursos,[16] como é mostrado em documentário sobre a Segunda Guerra Mundial exibido na Netflix (Figura 11.1).

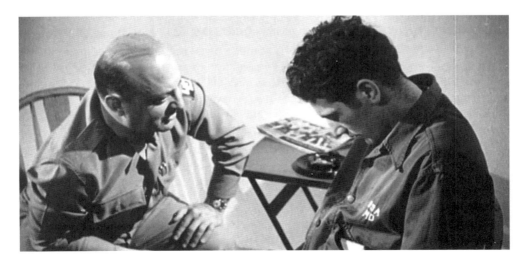

Figura 11.1 – Cena do documentário *Que se faça luz* (*Let there be light*, original de 1946 e lançado em 1980).
Fonte: Netflix, disponível em www.netflix.que se faça luz.

Posteriormente, dois autores foram exaltados no meio científico, por suas contribuições ao desenvolvimento do conhecimento sobre a hipnose como tratamento de doenças, em especial no manejo da dor: David Elman (com a hipnose clássica) e Milton Erickson (com a hipnose natural).[13]

Elman iniciou seu trabalho como hipnotista de palco e tornou-se o fundador da hipnose médica conhecida como hipnose clínica, cujo protagonista é o hipnoterapeuta, que fornece sugestões diretas ao cliente com o intuito de minimizar ou mesmo extinguir os sintomas. Atualmente, a hipnose clássica é ainda utilizada, principalmente em seu aspecto analgésico e anestésico, em procedimentos invasivos, como cirurgias e troca de curativos.[13]

Entretanto, assim como ocorreu com Freud, a hipnose clássica sofreu um processo de rejeição por muitos pesquisadores, atravessando um período tomado pelo ostracismo. Junto ao desenvolvimento de anestésicos e analgésicos químicos no século XIX, foi relegada a segundo plano.[17]

Apenas em 1958 um relatório sobre o uso da hipnose foi aprovado pela Associação Médica Americana (AMA), incentivando a APA a incluí-la em sua esfera terapêutica como uma técnica aprovada.

Foi por meio do trabalho de Erickson que o interesse sobre a hipnoterapia foi retomado, abandonando a visão reducionista da hipnose como uma simples ferramenta técnica e elevando-a ao *status* de abordagem relacional singular.[18]

O psiquiatra e psicólogo norte-americano representa um marco da hipnose moderna e foi fundamental na fundação da Sociedade Americana de Hipnose Clínica em 1957, sendo o criador e editor do jornal da Sociedade por dez anos. Sua contribuição para a produção científica relacionada à hipnose conta com mais de 300 artigos e dezenas de livros, com destaque para *Clinical hypnosis and forms of indirect suggestion*, em coautoria com Rossi e Rossi, lançado em 1976,[19] o qual impulsionou outros autores a ampliar as publicações sobre a temática.

Regulamentação no Brasil

Até o momento, não há nenhuma regulamentação oficial da hipnose no Brasil, ficando a cargo dos conselhos federais orientarem sua prática dentro de seu próprio âmbito de atuação. Seis Conselhos Federais já contam com regulamentação específica.

O Conselho Federal de Odontologia foi o primeiro órgão representativo de uma categoria profissional a reconhecer a hipnose como ferramenta clínica em 1993, seguido pelo Conselho Federal de Medicina, que apresenta seu parecer no qual considera a técnica "valiosa prática médica, subsidiária de diagnóstico ou de tratamento, devendo ser exercida por profissionais devidamente qualificados e sob rigorosos critérios éticos".[20]

Em 2000, o Conselho Federal de Psicologia aprovou a hipnose como recurso auxiliar para o psicólogo, tendo em vista "o valor histórico da utilização da Hipnose como técnica de recurso auxiliar no trabalho do psicólogo", reconhecendo-a na área de saúde como "um recurso técnico capaz de contribuir nas resoluções de problemas físicos e psicológicos", citando inclusive a escola ericksoniana como exemplo de avanço da técnica no campo psicológico de aplicação prática e de valor científico.[21]

Em 2010, o Conselho Federal de Fisioterapia e Terapia Ocupacional trouxe a Resolução COFFITO n. 380/2010, em que regulamenta o uso da hipnose por seus profissionais, enfatizando suas contribuições no manejo da dor.[22]

Em 2020, foi a vez do Conselho Federal de Fonoaudiologia regulamentar a prática em sua profissão, por meio do Parecer CFFa n. 45, de 15 de fevereiro de 2020.[23]

Mais recentemente, em 2021, o Conselho Federal de Enfermagem foi o último a regulamentar a hipnose dentro da prática do enfermeiro, por meio do Parecer de Câmara Técnica n. 0054/2021/CTLN/DGEP/COFEN.[24]

Hipnoterapia

A hipnose ericksoniana é reconhecida pela APA como "uma forma de psicoterapia na qual o terapeuta trabalha com o cliente para criar, através de hipnose (especificamente por sugestão indireta) e metáforas, experiências da vida real destinadas a ativar recursos intrapsíquicos anteriormente adormecidos".[25]

Entre os efeitos esperados da hipnoterapia no âmbito individual, estão: o favorecimento do processo de mudança; a estimulação da plasticidade neuronal; a comunicação mais efetiva; a melhoria nos relacionamentos/conexões; a ampliação de sensações, percepções, pensamentos e comportamentos; a quebra de crenças limitantes; e a aprendizagem pelo acesso ao inconsciente. A partir dessas premissas, a técnica da hipnose pode ser ensinada e autoaplicada, contribuindo para que o usuário esteja implicado efetivamente em seu tratamento, podendo, inclusive, tornar-se um multiplicador em sua comunidade.[15]

No âmbito coletivo, há evidências de que a hipnose é uma abordagem terapêutica de simples aplicação, baixo custo, boa receptividade e efetividade; utilizada na Atenção Básica em Saúde, pode reduzir as internações hospitalares, restringir a prescrição abusiva de medicamentos e de pedidos de exames complementares, modificando a morbidade hospitalar.[11]

Durante o Congresso Internacional de Hipnose e Medicina Psicossomática de Berlim, Erickson apresentou uma elaboração clínica sobre os procedimentos hipnóticos utilizados no manejo da dor, destacando: 1) sugestão hipnótica direta para supressão total da dor; 2) permissão hipnótica indireta para supressão da dor; 3) amnésia hipnótica; 4) analgesia e anestesia; 5) substituição de sintoma e sensação; 6) distorção do tempo e reenquadre; 7) anestesia hipnótica indireta via dissociação.[26]

Para o autor, a maioria das pessoas é inconsciente das capacidades de realização que seus corpos adquiriram ao longo de anos de condicionamento. Para o senso comum, a dor é uma experiência subjetiva imediata e impossível de controlar. Entretanto, uma mostra significativa de que a dor é passível de autocontrole é a quantidade de relatos médicos em que pacientes em situações-limite ou de perigo iminente são capazes de superá-la, focando em outras fontes de maior estresse.[26]

Essa perspectiva foi reiterada, anos mais tarde, por Ericson-Klein, que trouxe, numa retrospectiva do trabalho do pai, uma análise pessoal de seus relatos de caso, identificando como a hipnose no manejo da dor atua como um motivador que promove o realinhamento de percepções, a fim de facilitar o prazer de viver de quem é portador de dor crônica.[27]

Achados clínicos sobre hipnose e dor

Observa-se que a indução hipnótica não está restrita apenas ao aspecto analgésico, tendo, inclusive, superioridade comprovada em alguns estudos quando comparada com outras práticas, em razão do seu significativo fator de impacto na redução de ansiedade, depressão e estresse associados à dor.[28,29]

Em uma metanálise, foram identificados pelo menos seis estudos em que a hipnose apresentou resultado superior no manejo de diferentes tipos de dor crônica em comparação a outras intervenções psicológicas.[30]

Uma revisão sistemática com metanálise – empreendida pela Universidade de Greenwich em Londres – comprovou a eficácia significativa do uso da hipnose na redução da dor como alternativa ou coadjuvante ao tratamento farmacológico em 85 estudos controlados utilizando modelos de dor evocados experimentalmente em pacientes saudáveis. A metanálise de efeitos aleatórios encontrou efeitos analgésicos da hipnose para todos os desfechos de dor (gö = ö 0,54 a 0,76, p's < .001).[31]

No Brasil, uma revisão sistemática recentemente publicada pela SBED apontou para uma superioridade da hipnose na redução da intensidade da dor em comparação ao tratamento-padrão medicamentoso ou outras práticas integrativas, bem como uma considerável redução da dor em estudos que comparam o antes e o depois da intervenção hipnótica. Diferentemente do estudo londrino, optou-se no estudo brasileiro por privilegiar ensaios controlados com pacientes portadores de dores agudas e crônicas.[32]

Os estudos realizados *in natura* (condições em que o estímulo doloroso era decorrente de uma afecção ou doença, e não produzido artificialmente em pacientes saudáveis) apresentam uma perspectiva que evidencia o papel de uma visão de dor em seu aspecto multimodal, trazendo a participação do sistema cognitivo de crenças catastróficas e falta de apoio social no enfrentamento da dor pelos pacientes. Esses achados servem de alerta para qualquer profissional de prática integrativa que se proponha a trabalhar com o manejo da dor. Variáveis como catastrofização, qualidade de vida e apoio social devem ser amplamente consideradas como fatores de impacto na eficácia da técnica.

Ao ter em perspectiva o âmbito da Atenção Básica em Saúde no Brasil, estudos trazem evidências de que a hipnose é uma abordagem terapêutica de simples aplicação, baixo custo, boa receptividade e efetividade, que pode reduzir as internações hospitalares, restringir a prescrição abusiva de medicamentos e de pedidos de exames complementares, modificando a morbidade hospitalar.[11]

Referências bibliográficas

1. International Association for the Study of Pain (IASP); Sociedade Brasileira de Estudos da Dor (SBED). Definição revisada de dor pela Associação Internacional para o Estudo da Dor: conceitos, desafios e compromissos. Tradução: Gestão SBED 2020-2021. 2020. [acesso em 4 abr 2021]. Disponível em: https://sbed.org.br/wp-content/uploads/2020/08/Defini%C3%A7%C3%A3o-revisada-de-dor_3.pdf.

2. Niv D, Devor M. Chronic pain as a disease in its own right. Pain Practice: the official journal of World Institute of Pain. 2004;4(3):179-81.

3. World Health Organization (WHO). The top 10 causes of death. Geneva: WHO; 2020. [acesso em 4 abr 2021]. Disponível em: https://www.who.int/news-room/fact-sheets/detail/the-top-10-causes-of-death.

4. Holmes D. The pain drain. Nature. 2016;535:S2-3.

5. Souza JB, Grossmann E, Perissinotti D, Oliveira Junior JO, Fonseca P, Posso IP. Prevalence of chronic pain, treatments, perception, and interference on life activities: Brazilian population-based survey. Pain Research & Management. 2017;4643830.

6. Sá KN, Baptista AF, Matos MA, Lessa Í. Chronic pain and gender in Salvador population, Brazil. Pain. 2008;139(3):498-506.

7. Moraes Vieira EB et al. Prevalence, characteristics, and factors associated with chronic pain with and without neuropathic characteristics in São Luís, Brazil. Journal of Pain Symptom Management. 2012;44(2):239-51. [acesso em 6 abr 2021]. Disponível em: https://www.sciencedirect.com/science/article/pii/S0885392412002126.

8. Meucci RD et al. Increase of chronic low back pain prevalence in a medium-sized city of southern Brazil. BMC Musculoskelet Disord. 2013;14(155). [acesso em 6 abr 2021]. Disponível em: https://link.springer.com/article/10.1186/1471-2474-14-155.

9. Siqueira JTT; Sociedade Brasileira de Estudos da Dor (SBED). Dor no Brasil: dúvidas frequentes: porque a dor é uma questão também de saúde pública! 2014. [acesso em 6 abr 2021]. Disponível em: https://sbed.org.br/duvidas-frequentes-2/dor-no-brasil/.

10. Brasil. Ministério da Saúde. Secretaria de Atenção Primária à Saúde. Política Nacional de Práticas Integrativas e Complementares no SUS. Brasília: Ministério da Saúde; 2006. [acesso em 6 abr 2021]. Disponível em: https://aps.saude.gov.br/ape/pics.

11. Souza JMC. Hipnose clínica: uma alternativa resolutiva e de qualidade para o Programa Saúde da Família. Rev Bras de Hipnose. 2018;29(1):21-9.

12. Brasil. Ministério da Saúde. Portaria GM n. 702, de 21 de março de 2018. Altera a Portaria de Consolidação n. 2/GM/MS, de 28 de setembro de 2017, para incluir novas práticas na Política Nacional de Práticas Integrativas e Complementares – PNPIC. Brasília: Ministério da Saúde; 2018.

13. Jensen MP. Hypnosis for chronic pain management: therapist guide (treatments that work). New York: Oxford University Press; 2011.

14. American Psychological Association (APA). APA dictionary of psychology: hypnosis. [acesso em 7 abr 2021]. Disponível em: https://dictionary.apa.org/hypnosis.

15. Bauer S. Manual de hipnoterapia ericksoniana. 4. ed. Rio de Janeiro: Wak; 2019.

16. Gordon HA, Martin TO. Hypnosis. In: Encyclopedia Britannica. 2021. [acesso em 7 abr 2021]. https://www.britannica.com/science/hypnosis.

17. Neubern M. Hipnose, dor e subjetividade: considerações teóricas e clínicas. Psicologia em Estudo. 2009;14(2):303-10.

18. Pereira TS. Hipnose em grupo para pessoas com fibromialgia: considerações clínicas. [Dissertação]. Brasília: Universidade de Brasília, Psicologia Clínica e Cultura; 2015.

19. Erickson M, Rossi SI. Rossi AM. Clinical hypnosis and forms of indirect suggestion. New Hampshire: Irvington Publishers; 1976.

20. Conselho Federal de Medicina. Parecer n. 42/1999.

21. Conselho Federal de Psicologia. Resolução CFP n. 13/2000.

22. Conselho Federal de Fisioterapia e Terapia Ocupacional. Resolução COFFITO n. 380/2010.

23. Conselho Federal de Fonoaudiologia. Parecer CFFa n. 45/2020.

24. Conselho Federal de Enfermagem. Parecer de Câmara Técnica n. 0054/2021/CTLN/DGEP/COFEN.

25. American Psychological Association (APA). APA dictionary of psychology: Ericksonian psychotherapy. [acesso em 8 abr 2021]. Disponível em: https://dictionary.apa.org/ericksonian-psychotherapy.

26. Erickson MH. An introduction to the study and application of hypnosis in pain control. In: Lassner J, editor. Hypnosis and psychosomatic medicine: proceedings of the International Congress for Hypnosis and Psychosomatic Medicine. Berlin: Springer-Verlag; 1967. p. 83-90. [acesso em 8 abr 2021]. Disponível em: https://link.springer.com/chapter/10.1007%2F978-3-642-87028-6_11#citeas.

27. Erickson-Klein R. Hypnotic approaches of Milton Erickson for the treatment of acute pain. In: Jensen MP. Hypnosis for acute and procedural pain management: favorite methods of master clinicians: voices of experience. Kirkland, Washington: Denny Creek Press; 2019. Book 3.

28. Ardigo S, Herrmann FR, Moret V, Dér: amé L, Giannelli S, Gold G et al. Hypnosis can reduce pain in hospitalized older patients: a randomized controlled study. BMC Geriatrics. 2016;16(14).

29. Eli I. Hypnosis as a treatment modality for chronic pain management: level of evidence. Journal of Oral & Facial Pain and Headache. 2016;30(2):85-6.

30. Adachi T, Fujino H, Nakae A, Mashimo T, Sasaki J. A meta-analysis of hypnosis for chronic pain problems: a comparison between hypnosis, standard care, and other psychological interventions. The International Journal of Clinical and Experimental Hypnosis. 2014;62(1):1-28.

31. Thompson T, Terhune DB, Oram C, Sharangparni J, Rouf R, Solmi M et al. The effectiveness of hypnosis for pain relief: a systematic review and meta-analysis of 85 controlled experimental trials. Neuroscience and Biobehavioral Reviews. 2019;99:298-310.

32. Machado RS, Silva JC, Silva AS. Efficacy of hypnosis in the management of non-procedural pain: systematic review. BrJP. 2021 Jul-Sep;4(3):268-75.

Capítulo 12

Massoterapia no Alívio da Dor

Talita Pavarini Borges de Souza

Introdução

Massagem é uma prática integrativa e complementar em saúde (PICS) milenar, inserida em diversas racionalidades em saúde e em diversas abordagens terapêuticas. Abarca um grande número de técnicas, com direcionamento para diversos públicos e necessidades.

Na Política Nacional de Práticas Integrativas e Complementares no SUS, encontra-se a definição de massagem, no Glossário Temático das PICS,[1] de modo abrangente, não se restringindo a uma única abordagem terapêutica ou racionalidade: "Prática terapêutica que envolve um conjunto de manipulações sistemáticas em tecidos corporais moles, a partir da pele, com o objetivo de estimular os sistemas imune, circulatório, nervoso, muscular e, nas práticas de origem oriental, também o energético". Por meio da definição, é possível entender alguns benefícios já validados por diversas pesquisas científicas.

Cada tipo de massagem está fundamentado em uma maneira de olhar o indivíduo, na sua potencialidade e integralidade, com a clareza de que os resultados de sua utilização ultrapassam o motivo inicial da procura; por exemplo, ao buscar um profissional para melhora, manejo ou tratamento da dor, em decorrência da manipulação do corpo, do toque direcionado, ocorre melhora do bem-estar, da ansiedade, diminuição dos sinais vitais, melhora do estresse, seja psicológico ou associado a dor.

São alguns exemplos de tipos de massagem: Anmá, Acupressão, Shiatsu, Reflexologia, Quick Massage, Do In (automassagem) na Medicina Tradicional Chinesa; massagem Abhyanga, Shiroabhyanga, Udwarthana na Medicina Ayurvédica; Massagem Rítmica na Antroposofia; Shantala (massagem para bebês e crianças) proveniente da Índia e vastamente difundida; Massagem associada a Aromaterapia, Massagem Sueca.

Princípio da técnica

A massagem terapêutica é realizada por meio da manipulação física dos tecidos corporais e busca melhorar as respostas não apenas fisiológicas, mas também psicológicas e energéticas. Considera o indivíduo com necessidade em todos esses campos e avalia a dor nas mesmas dimensões, física, psíquica, emocional e energética, a fim de ir além do alívio da dor, mas atuar no gatilho, no motivo do desenvolvimento/aparecimento, para evitar recidiva ou cronificação, sempre que possível; e, nos casos de dores crônicas, a não agudização e a diminuição do escore de dor para um mínimo aceitável, contribuindo com a qualidade de vida.

Analgesia e massagem

O mecanismo de ação da massagem continua sendo estudado e não está completamente claro. O toque na pele desencadeia uma cascata de reações, ocorrendo uma modulação neuronal decorrente da massagem. Ocorre estimulação do sistema nervoso autonômico pelos diversos mecanorreceptores existentes na pele, como corpúsculo de Meissner e Pacini, terminações de disco de Merkel, Ruffini e terminações nervosas livres.[2] As diversas técnicas, com variadas pressões e movimentos, possibilitam a transmissão de sinais por diferentes vias, ao longo das fibras nervosas longas e mielinizadas, para o sistema límbico, assim como influenciam a liberação de substância P, que é responsável pela transmissão da dor.

Também ocorre aumento dos níveis de serotonina, redução do cortisol, podendo a chegar a 32% de redução, impactando na redução do estresse. Ocorre ativação do sistema nervoso parassimpático por meio da pressão moderada nos receptores da pele, com aumento da atividade eferente vagal,[3] proporcionando diminuição na pressão arterial, frequência cardíaca e frequência respiratória.

Resultados psicológicos e neuroendócrinos são gerados pela estimulação de barorreceptores inervados por fibras eferentes vagais, que se projetam para o núcleo vagal do trato solitário, possibilitando, por meio desse núcleo, acesso ao hipotálamo[3] e à ativação de mecanorreceptores aferentes de baixo limiar, fibras C-Tactile, não mielinizados, de adaptação intermediária, existentes na pele humana.[4]

Pesquisas em dor

O número de pesquisas em massagem cresce substancialmente. Ainda há lacunas que precisam ser exploradas, como a clareza dos mecanismos de ação de cada benefício que a técnica proporciona. A leitura de *guideline* e diretrizes são fundamentais para sustentar a prática, assim como revisões sistemáticas, metanálises e ensaios clínicos randomizados. É importante destacar que, por vezes, a qualidade da pesquisa não atende aos critérios estabelecidos para a própria pesquisa (não descrição na íntegra da técnica, baixo número de participantes, não cegamento);[5] no entanto, na prática da massagem clinicamente se verificam resultados promissores.

O desafio é realizar as pesquisas com alto padrão de evidência científica, a fim de validar a percepção que os profissionais habilitados e com experiência vivenciam na prática, com a clareza de que cada paciente tem uma necessidade e de que uma técnica pode funcionar ou não para ele, somado ao desafio de realizar pesquisas.

O resumo a seguir (Quadro 12.1) foi desenvolvido com o objetivo de demonstrar as diversas áreas de atuação, diversos tipos de dor e de técnicas de massagem, assim como seus desfechos.

Quadro 12.1 – Tipos de dor, tipos de massagem e resultados terapêuticos.

Tipo de dor ou diagnóstico associado a questões álgicas	Tipo de massagem	Resultados
Artrite reumatoide[6]	Reflexologia	Diminuição de dor e melhora do sono
Dor crônica – Lombalgia ocupacional em profissionais da saúde[7]	Anmá	Diminuição da lombalgia e diminuição do impacto da dor nas atividades de vida
Dor crônica em diversas regiões do corpo em profissionais da saúde[8]	Quick Massage	Diminuição da dor e do estresse

(Continua)

Quadro 12.1 – Tipos de dor, tipos de massagem e resultados terapêuticos. *(Continuação)*

Fibromialgia[9]	Massagem Sueca (Swedish Massage)	Diminuição da intensidade da dor e estresse, com diminuição do cortisol, e melhora da qualidade de vida
Lombalgia[10]	Vários métodos (Organização Pan-Americana da Saúde)[6]	Diminuição da dor
Dor aguda em pacientes neonatais em internação e em unidades de terapia intensiva[11,12]	Shantala	Redução de dor, melhora do crescimento, desenvolvimento neuropsicomotor, tempo de internação hospitalar, imunidade, estresse e qualidade do sono
Dor aguda em pacientes queimados[13]	Massagem Sueca (Swedish Massage)	Diminuição da intensidade da dor e da ansiedade e aumento de relaxamento
Dor oncológica[14]	Massagem oncológica – Massagem Sueca adaptada quanto ao posicionamento e alteração de pressão em decorrência da presença de feridas, tumores, dispositivos médicos e locais cirúrgicos	Diminuição da intensidade da dor
Dor oncológica em cuidados paliativos[15]	Vários métodos (revisão sistemática)	Diminuição da dor
Dor aguda no período de trabalho de parto[16]	Reflexologia	Diminuição da intensidade da dor, diminuição do tempo de trabalho de parto
Dor aguda pós-operatória (pós-cirúrgicos de cesariana, dissecção de linfonodos e laparoscopia)[17]	Vários métodos (revisão sistemática)	Diminuição de dor e diminuição do uso de analgésico

Fonte: Adaptado de Bakir et al., 2018; Borges et al., 2014; Souza et al., 2021; Oliveira et al., 2018; Frasson, 2016; Ghelman e Pereira, 2020; Pados e McGlothen-Bell, 2019; Ghezeljeh et al., 2017; Gentile et al., 2018; Lopes-Júnior et al., 2020; Smith et al., 2018; Chou et al., 2020.

No Vídeo 12.1 o leitor acompanha uma massagem Shantala associada à aromaterapia, realizada pela mãe na filha de 3 meses. Já o Vídeo 12.2 mostra o momento pós-massagem Shantala associada à aromaterapia, resultado de 10 minutos de terapia.

QrCode 12.1

QrCode 12.2

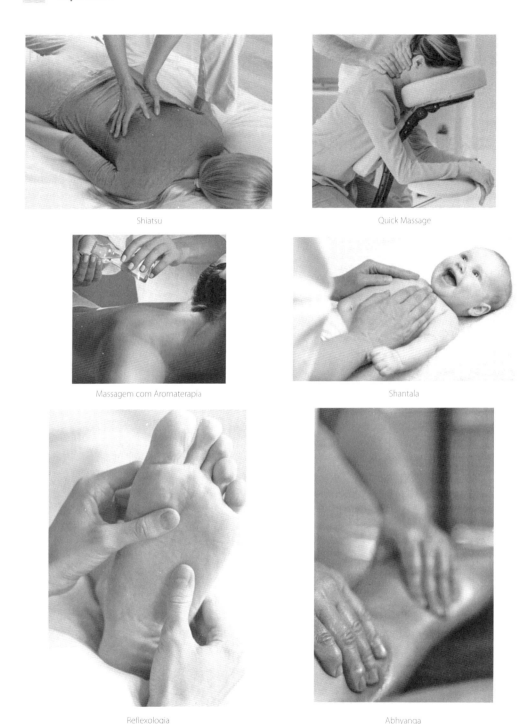

Figura 12.1 – Imagens das técnicas Shiatsu, Reflexologia, Massagem com Aromaterapia, Shantala, Quick Massage e Abhyanga.

Fonte: Imagens de acervo da autoria.

Assim, a utilização de massagem terapêutica como recurso não farmacológico no manejo da dor é um diferencial para os profissionais e para os pacientes/clientes que buscam e aceitam essa prática.

Referências bibliográficas

1. Brasil. Ministério da Saúde. Secretaria-Executiva. Secretaria de Atenção à Saúde. Glossário temático: práticas integrativas e complementares em saúde. Brasília: Ministério da Saúde; 2018.

2. Field T, Diego M, Hernandez-Reif M. Moderate pressure is essential for massage therapy effects. Int J Neurosci. 2010;120(5).

3. Diego MA, Field T. Moderate pressure massage elicits a parasympathetic nervous system response. Int J Neurosci. 2009;119(5):630-8.

4. Olausson H, Wessberg J, Morrison I, McGlone F, Vallbo A. The neurophysiology of unmyelinated tactile afferents. Neurosci Biobehav Rev. 2010;34(23):185-91.

5. Miake-Lye IM, Mak S, Lee J, Luger T, Taylor SL, Shanman R et al. Massage for pain: an evidence map. J Altern Complement Med. 2019 May;25(5):475-502.

6. Bakir E, Baglama SS, Gursoy S. The effects of reflexology on pain and sleep deprivation in patients with rheumatoid arthritis: a randomized controlled trial. Complement Ther Clin Pract. 2018;31:315-9.

7. Borges TP, Kurebayashi LFS, Silva MJP. Lombalgia ocupacional em trabalhadores de enfermagem: massagem versus dor. Rev Esc Enferm USP. 2014 Aug;48(4):670-6.

8. Souza TPB, Kurebayashi LFS, Souza-Talarico JN, Turrini RNT. The effectiveness of chair massage on stress and pain in oncology. International Journal of Therapeutic Massage and Bodywork. 2021 Sep;14(3):27-38.

9. Oliveira FR, Visnardi Gonçalves LC, Borghi F, Silva LGRV, Gomes AE, Trevisan G et al. Massage therapy in cortisol circadian rhythm, pain intensity, perceived stress index and quality of life of fibromyalgia syndrome patients. Complement Ther Clin Pract. 2018 Feb;30:85-90.

10. Frasson VB; Organização Pan-Americana da Saúde/Organização Mundial da Saúde (OPAS/OMS) no Brasil. Dor lombar: como tratar? Uso Racional de Medicamentos: fundamentação em condutas terapêuticas e nos macroprocessos da Assistência Farmacêutica. Jun 2016;1(9). [acesso em 3 dez 2022]. Disponível em: https://www.paho.org/bra/index.php?option=com_docman&view=download&category_slug=serie-uso-racional-medicamentos-284&alias=1537-dor-lombar-como-tratar-7&Itemid=965.

11. Ghelman R, Pereira PADB. Mapa de evidências da efetividade clínica da prática de Shantala. In: Biblioteca virtual em saúde em medicinas tradicionais, complementares e integrativas. São Paulo: [s. n]; 2020. [Acesso em 3 dez 2021]. Disponível em: https://mtci.bvsalud.org/pt/efetividade-clinica-da-shantala/.

12. Pados BF, McGlothen-Bell K. Benefits of infant massage for infants and parents in the NICU. Nurs Womens Health. 2019 Jun;23(3):265-71.

13. Ghezeljeh TN, Mohades Ardebili F, Rafii F. The effects of massage and music on pain, anxiety and relaxation in burn patients: randomized controlled clinical trial. Burns. 2017 Aug;43(5):1034-43.

14. Gentile D, Boselli D, O'Neill G, Yaguda S, Bailey-Dorton C, Eaton TA. Cancer pain relief after healing touch and massage. J Altern Complement Med. 2018 Sep/Oct;24(9-10):968-73.

15. Lopes-Júnior LC, Rosa GS, Pessanha RM, Schuab SIPC, Nunes KZ, Amorim MHC. Efficacy of the complementary therapies in the management of cancer pain in palliative care: a systematic review. Rev Lat Am Enfermagem. 2020 Sep 30;28:e3377.

16. Smith CA, Levett KM, Collins CT, Dahlen HG, Ee CC, Suganuma M. Massage, reflexology and other manual methods for pain management in labour. Cochrane Database Syst Rev. 2018 Mar 28;3(3):CD009290.

17. Chou R, Wagner J, Ahmed AY, Blazina I, Brodt E et al. Treatments for acute pain: a systematic review. Rockville (MD): Agency for Healthcare Research and Quality (US). 2020 Dec;20(21):EHC006.

Capítulo 13

Medicina Atroposófica e Dor

Charlize Kessin de Oliveira Sales

*Melhor medicamento para o homem
é o homem!
O fundamento supremo do medicamento
é o Amor!*

(Paracelsus)

Introdução

A dor e a alegria fazem parte da experiência humana geral. Ambas são questões complexas e cada um de nós sabe como são vivenciadas nas diferentes situações e momentos da vida. Hoje, o alívio da dor vem sendo aprimorado, os tratamentos são possíveis sem comprometimento da consciência vigil, e com isso há possibilidade de longevidade com menos sofrimento. Continua a ser um desafio para todos e ainda representa um orçamento significante nos cofres da saúde pública e privada, mas vem possibilitando o desenvolvimento tecnológico clínico-cirúrgico na medicina moderna.

A **medicina antroposófica** (MA) é um sistema médico integrativo desenvolvido há mais de 100 anos, pelo filósofo austríaco Rudolph Steiner (1861-1925) e pela médica Ita Wegman (1876-1943). É praticada em 80 países ao redor do mundo, em hospitais, clínicas e consultórios, em cerca de 350 instituições terapêuticas, incluindo 2.200 leitos hospitalares em hospitais e clínicas antroposóficas e integrativas, bem como em diversas especialidades médicas, como clínica médica, pediatria, psiquiatria, ginecologia, obstetrícia, pediatria, medicina intensiva e urgências.[1-3]

No Brasil, a MA iniciou-se em 1956, na cidade de São Paulo, com a atuação da médica Gudrun Buckhard (1929-2022), graduada pela Universidade de São Paulo e formada em MA na Suíça. Hoje, integra a Política Nacional de Práticas Integrativas e Complementares e é reconhecida como prática médica pelo Parecer n. 21/1993 do Conselho Federal de Medicina; em 2006, o Ministério da Saúde aprovou a Portaria n. 1.600 para a constituição do observatório das experiências da antroposofia na saúde/medicina antroposófica no Sistema Único de Saúde (SUS), de maneira complementar à Portaria n. 971/GM. A MA tem seu exercício organizado pela Associação Brasileira de Medicina Antroposófica (ABMA). Está presente no SUS nas cidades de São Paulo, Belo Horizonte, São João del Rey, Juiz de Fora, Distrito Federal e Recife; e em alguns cursos universitários, como os de São Paulo, Juiz de Fora, Sorocaba, Campinas, Distrito Federal e Curitiba.[4]

Fazendo parte do arsenal terapêutico medicamentoso, está a farmacopeia antroposófica, que tem o seu exercício regulamentado pelo Conselho Federal de Farmácia (CFF), por meio da Resolução n. 465, de 24 de julho de 2007. Oficialmente, a Agência Nacional de Vigilância Sanitária (ANVISA) reconhece os medicamentos antroposóficos na categoria de medicamentos industrializados dinamizados (Resolução da Diretoria Colegiada – RDC n. 26, de 30 de março de 2007; RDC n. 67, de 8 de outubro de 2007; e RDC n. 87, de 21 de novembro de 2008). Esses medicamentos são feitos de substâncias naturais – minerais e metais, plantas medicinais e componentes animais – em agricultura orgânica biodinâmica e muitos processos farmacêuticos recém-desenvolvidos. São usados internamente (oral, inalatório e parenteral: subcutânea e/ou endovenosa) ou externamente (através da pele). O efeito é considerado individual, ativador das forças autocurativas e, principalmente, regulador sobre a atividade consciente do paciente.[4-8]

Conceito de dor e medicina antroposófica

A MA cuida do indivíduo, paciente, segundo um princípio de quatro organizações, que compreendem, além do corpo físico ou organização física (OF), outros corpos ou organizações sutis: a organização vital (OV); a organização anímica ou das emoções (OA); e a organização do Eu ou do ego (OEu).

Então, considerando a multidimensionalidade e as respectivas repercussões nas diversas organizações, temos o conhecimento da fisiopatologia da dor segundo o ponto de vista da OF e da OV, bem como a interpretação e a valorização da subjetividade do indivíduo e do seu "ao redor" segundo o ponto de vista da OA e da OEu.

Em se tratando de organizações com suas próprias características, as abordagens terapêuticas também obedecem às diferentes exigências, considerando-se desde um arsenal farmacológico e terapêuticas corporais e psicológicas até terapêuticas espirituais, para assim proporcionar o alívio da dor, a melhora na qualidade de vida e o incentivo à aderência ao tratamento, diminuindo eventuais efeitos adversos de analgésicos recomendados na crise dolorosa.[8-10]

Para o paciente, a dor pode ser de difícil explicação, o que justifica a importância de interrogá-lo, para encorajá-lo a descrever e legitimar o seu sofrimento, formulando-se a pergunta certa e realizando-se a escuta sensível.

A anamnese e o interrogatório da dor na MA podem ser esquematizados com o raciocínio que relaciona as diferentes organizações:

- A **OF** relaciona-se com o espaço: o **Onde?** (onde é a dor?) qual região do corpo dói? (a dor passa por diferentes partes do corpo?).

- A **OV** é a organização dos processos fisiológicos, que acontecem segundo as leis de tempo e a ordem de mudança do corpo, como crescimento, adaptação, diferenciação. Relaciona-se com o **Quando?** (qual o momento do dia ou da noite, ou qual a estação do ano, em que a dor é mais intensa?).

- A **OA** é a organização das sensações, afetos, consciência desperta, impulso, habilidades motoras. Relaciona-se com o **Como?** (a dor é em aperto, ou em pontada, em queimação, em cólica, ou latejante?).

- A **OEu** é a organização da individualidade, da consciência reflexiva, da linguagem, da capacidade de questionar e julgar, dos valores, do significado, do controle de impulsos e da ação consciente. Relaciona-se com o **Por quê** e procura respondê-lo e justificá-lo (qual o sentido da dor? o que é possível fazer para aliviá-la?).

E por esse raciocínio são construídos o protocolo de tratamento e as práticas terapêuticas.

Além da observação das organizações, existe ainda a observação dos três sistemas: um sistema neurossensorial (SNS; centrado no sistema nervoso central e periférico), em que tudo é muito protegido, frio e exato, simétrico e ordenado, com peculiar multiplicidade celular, mas muito especializado; um sistema metabólico-motor (SMM; centrado no sistema locomotor e nos sistemas reprodutivo e digestivo, que estão em constante movimento interno e externo), em que tudo é quente, caótico, vulnerável e altamente regenerável; e um sistema rítmico (SR; centrado no coração, nos pulmões e na circulação sanguínea, que por si sós já são rítmicos, cadenciados e harmoniosos, são quentes e frios, acelerados e lentos e se regeneram parcialmente), em que alimentamos os nossos sentimentos e que é o responsável por equilibrar os outros dois sistemas.

Mas esses três sistemas não são apenas anatômicos, são também funcionais; apresentam centros, mas também se interpenetram por todo o organismo humano. Então, nesse sentido, a MA orienta o diagnóstico e a terapêutica para uma compreensão abrangente da natureza humana, no contexto científico, a qual não está limitada à aquisição de conhecimentos, mas se estende com atenção particular a uma atitude interna correta, com foco no olhar abrangente do indivíduo, no desenvolver do ego e do espiritual (OEu), no amadurecer das emoções e da alma (OA) e do cuidar do corpo (OV e OF).[1-3,9,10]

Já se observando os três sistemas, a subjetividade conduz à reflexão sobre a característica também tríplice da resiliência e a salutogênese, de Antonovsky (1993), em que se estabelece o **senso de coerência** (SOC). Na esfera cognitiva, é avaliada a inteligibilidade ou compreensibilidade, em que o indivíduo considera ou estrutura seu mundo de modo a torná-lo compreensível, cheio de sentido, ordenado e consistente, e não mais caótico, aleatório e imprevisível. Então, o enfrentamento da dor pode reduzir sua percepção por meio da **compreensão da dor, o Pensar, o SNS**. Na **esfera afetiva**, o significado é um sentimento profundo de que a vida faz sentido emocionalmente, que as demandas da vida são plenas de envolvimento e comprometimento. Uma **dor que se tenha sentido, o Sentir, o SR**, pode ser enfrentada melhor. Já na esfera comportamental, a percepção de que existem recursos disponíveis para o manejo de possível sofrimento e a habilidade permitem que a dor manuseável, o querer, o SMM, possa ser aliviada.[12,13]

A dor é sempre subjetiva, e a percepção dela não somente envolve fatores situacionais, mas também o modo como se reage a ela e se tem a sua memória, o estado psicológico e aos mecanismos de adaptação.

A dor é o que o indivíduo diz sentir, e só ele é capaz de traduzi-la. Os métodos diagnósticos podem auxiliar na compreensão de uma possível origem e/ou causa, no entanto o indivíduo pode colaborar no próprio alívio da dor, quando argumenta sobre possíveis fatores, métodos terapêuticos e/ou medicamentos de alívio. Outro aspecto importante é o refletir sobre a implicação da dor na época da vida ou momento biográfico do indivíduo, em seu ambiente familiar, social e comunitário, bem como sobre como é a qualidade da relação terapêutica com o médico e os terapeutas no ambiente hospitalar, assim como o impacto da enfermidade no dia a dia.[4,11,14]

A dor é uma experiência não fisiológica da consciência em um local antes pouco perceptível ou imperceptível. É assim que a OA traduz as diferentes qualidades de dor, a dor em queimação, a dor latejante ou ainda a dor em cólica. Para o alívio da dor, forças são retiradas da OV, resultando em muitos pacientes em esgotamento, fraqueza generalizada e exaustão. A OV deve ser cuidada e sanada, assegurando o sono bom e regenerador para estimular a imunidade e as forças autocurativas individuais.[15,16]

Tratamento

Os analgésicos visam minimizar ou eliminar a experiência da dor. No entanto, ouvindo os pacientes, a demanda não se restringe apenas ao alívio da dor, à terapia sintomática, mas se estende à consciência da causa ou à doença subjacente, que deve ser "desvendada" e revelada, e assim se prioriza a dignidade e a qualidade de vida.[17]

Isso tudo faz considerar além de medicamentos e terapêuticas específicas; indica um cuidar integrado, acompanhado da mudança de hábitos e ritmos diários, higiene do sono e alimentação, bem como atividade física com significado e alegria.[14-17]

Do ponto de vista das quatro organizações, o tratamento geral deve fortalecer as **OV** e **OA**; do ponto de vista dos sistemas, deve suavizar a carga do **SNS** (pensar e preocupar-se menos), fortalecer o **SMM** (construir um querer forte e próprio, o contato com a natureza) e presentear o **SR** (amar a vida e os outros), combinação que possibilitará a inspiração **(OA)**, a imaginação (OV) e a intuição **(OEu)**.[1-4]

Seguindo a Escada Analgésica, da Organização Mundial de Saúde (OMS), associam-se, em todos os degraus, a abordagem da MA, considerando-se as diferentes organizações e os diferentes sistemas, e a abordagem interprofissional na equipe terapêutica. Isso acontece por meio da associação com os medicamentos do arsenal da farmácia antroposófica, com exercícios, com calor ou aplicações externas e com as diversas práticas terapêuticas, que apoiam as forças da autocura. Importante é que, mesmo pouco difundida, a MA tem sido intensamente estudada por meio de métodos de pesquisa científica clínica e fenomenológica (goetheanismo).[9-11,18-21]

Observando as quatro organizações

- **Organização física (OF):** o ritmo diário, medicamentos gerais antroposóficos e terapias externas: massagem rítmica, quirofonética, banhos nutritivos em banheiras, escalda-pés, compressas e enfaixamentos, dinâmica espacial e cinesioterapia espacial, rotaterapia, entre outros.

- **Organização vital (homeostasia) (OV):** o ritmo semanal, medicamentos gerais antroposóficos mais dinamizados, cuidados à impressão sensorial, com música, aromas, histórias, artes, e o que nutre a imaginação, com a natureza fisiológica e bioquímica, o anabolismo.

- **Organização anímica (expressão emocional) (OA):** o ritmo mensal, medicamentos gerais antroposóficos ainda mais dinamizados, cuidados com a fala, o canto, a execução de música, de artes plásticas, da euritmia, da quirofonética, da dança, da meditação e com a psicoterapia antroposófica. No que nutre a inspiração, com o respirar e o falar, o tônus muscular, a dor e o medo, e o relacionar-se e falar a verdade que influência esse nutrir contínuo.

- **Organização do Eu (ser individual) (OEu):** o ritmo anual, medicamentos gerais antroposóficos muito dinamizados e práticas de fortalecimento da vontade, do autoconhecimento e de valor interior: a meditação, a oração e rituais, o cuidar de animais, de plantas e de outro ser humano, um irmão, um filho, um trabalho voluntário. Também o estudo da própria biografia, possibilitando a construção da resiliência e de uma melhor autoestima. Consta do que nutre a intuição, a autoconsciência, o estar de pé, o falar de si e o andar para onde se quer ir.[20,21]

Observando os três sistemas

- **Sistema neurossensorial (ectoderma):** as dores neuropáticas, em que a dor é aliviada com aplicações com choque térmico: quente-frio.

- **Sistema metabólico-motor (endoderma):** as dores inflamatórias, que são aliviadas pelas aplicações externas frias.

- **Sistema rítmico (mesoderma):** a dor em cólica, em que os tratamentos externos e medicamentos do calor são absorvidos, proporcionando alívio da dor espasmódica nos músculos.[1,20,21]

Tratamentos em síndromes dolorosas

Geral

Medicamentos específicos para o local, tipo e duração da dor, obtidos na natureza de agricultura orgânica ou biodinâmica, submetidos a processos farmacêuticos próprios e usados, interna e externamente, em dinamizações diferentes.

- OF: rotações, escalda-pés (limão, gengibre), caminhadas na natureza, compressas quentes, argila e enfaixamentos no abdome (com camomila), cera de abelha. Fisioterapia antroposófica. Cinesioterapia e rotaterapia. Hipertermia local e de corpo todo.

- OV: massagem rítmica, eurritmia, mesa lira e quirofonética. Banho de dispersão de óleo aromático.

- OA: arteterapia, observação de madonas, modelagem, musicoterapia e cantoterapia, aromaterapia. Escrita criativa, desvendar da voz.

- OEu: cuidar de animais, de plantas, e de outra pessoa, contação de histórias, meditação e oração. Psicoterapia antroposófica, estudo da biografia e aspectos espirituais.

Dor lombar

Tem como característica principal a dificuldade em ceder ao outro, reconhecer o outro.

- Medicamentos: *Hypericum perforatum, Cuprum, Aconitum, Arnica, Bryonia, Rhus toxicodrendon*. *Arnica* injetável via subcutânea e intradérmica no local.

- *Bryonia* e *Nux vomica* alternadamente, em baixas potências, D4 a D6, de 3 a 10 vezes ao dia. Especialmente quando ocorre como resultado de estresse ou quando há agravamento com qualquer movimento, especialmente o de girar.

- Injetável pode ser o *Rhus toxicodendron*, associado ao *Equisetum arvense* e ao *Bambusa vulgaris*, de 1 a 3 vezes por semana, por via SC paravertebral, de preferência na área dos pontos de dor. Essa preparação é particularmente bem-sucedida com pacientes bastante nervosos e inquietos. O *Kali carbonicum* D 6 é usado como uma injeção SC, gotas e glóbulos em pacientes fortes com dor de caráter lancinante e fraqueza geral da coluna lombar inferior e sudorese. No caso de doenças degenerativas pronunciadas da coluna vertebral, nos intervalos estáveis após a lombalgia aguda, injeções intermitentes com *Viscum* e/ou *Formica* D 6.[3,4,6,22]

Cefaleia e enxaqueca

Tem como principal característica o excesso de forças no pensar, preocupar-se.

- Medicamentos: *Magnesium phosphoricum, Kephalodoron* (*Silicea* e *Ferrum sulfuri cum*).[3,4,6,11,21]

Artrite

Tem como principal característica o inflamar-se para não mover-se e não transformar-se.

- Medicamentos: *Arnica, Apis melifica, Belladona, Aurum, Stannum*, mandrágora, súlfur, *Equisetum, Bryonia alba, Formica rufa, Rhus toxicodendron, Colchicum, Arandisit*.[3,4,6,23]

Dor abdominal

Tem como característica principal a dificuldade em digerir o que é novo ou diferente.

- Medicamentos: *Belladona*, camomila, *Nicotiana, Apis*.[3,4,25,26]

Dor miofascial

Tem como característica principal o incômodo do transformar-se, mudar e escolher outro caminho.

- Medicamentos: *Cuprum, Aconitum, Arnica, Bryonia, Rhus toxicodrendon. Arnica* injetável via subcutânea e intradérmica nos pontos mais dolorosos.

Fibromialgia e fadiga crônica

Tem como característica principal a dificuldade de tomar a iniciativa, de ter uma escolha própria.

- Medicamentos: *Kalium* acético composto, *Viscum album, Hepar magnesium clorofila*, magnésio fosfórico, *Levico*.[3,4,25-27]

Síndrome complexa regional

Tem como característica principal o isolamento de uma atitude realizada, o esquecimento proposital de uma escolha bem consciente.

- Medicamentos: *Rhus toxicodendron*, mandrágora, *Apis, Belladona, Equisetum*.[3,4,25-27]

Dor oncológica

Tem como principal característica o sentimento de vulnerabilidade humana.

- Medicamentos: *Viscum album, Arnica, Belladona, Formica*.[20-38]

Procedimentos dolorosos, cirúrgicos e cuidados paliativos

- Medicamentos: *Viscum album, Arnica, Aurum metalicum praep, Olibanum, Lavandula, Chamomila*.[3,4,39-43]

Algumas medicações antroposóficas no tratamento da dor

Aconitum napellus (capuz-de-frade)

Aconitum é usado para dor neuropática, dolorida ou ardente, acompanhada de ansiedade e extremidades frias, ou seja, para queixas causadas pelo sistema nervoso sensorial (**SNS**).

- *Aconitum* Rh D30 ampolas: 1 vez diariamente, 1 ampola, SC, pela manhã e conforme necessário, se dor.
- *Aconitum* D6 glóbulos: 3 vezes diariamente, 10 glóbulos.
- Óleo de *Aconitum:* para uso externo local.

Rhus toxicodendron (Sumac venenoso)

É usado na dor associada a rigidez, que melhora com calor e exercício; também em erupções cutâneas com bolhas e coceira (herpes-zóster). Ao contrário do acônito, o contato não causa palidez e periferia fria do corpo, mas reações "inflamatórias" da pele.

- *Rhus toxicodendron* D6 ampolas: 1 vez diariamente, 1 ampola, SC, pela manhã e conforme necessário.
- *Rhus toxicodendron* D6 glóbulos: 3 vezes diariamente, 10 glóbulos, VO.

Bryonia alba (briônia)

É usado em membranas serosas com formação de efusão (p. ex., artrite), quando a dor é inflamatória e lancinante, sendo agravada pelo movimento e pelo calor.

- *Bryonia/Aconitum* ampolas: 1 vez diariamente, 1 ampola, SC, pela manhã e conforme necessário.
- *Bryonia* e *Radice* D4 glóbulos ou *Bryonia* 6D6 glóbulos: 3 a 4 vezes ao dia, 10 glóbulos, VO, até que haja alívio dos sintomas.

Nicotiana tabacum (tabaco)

É usada para dores espasmódicas, liberando a OA da OV e OF. Para cólicas em órgãos ocos, flatulência e dor espasmódica no abdome superior:

- Nicotiana comprimidos/ampolas: 1 vez diariamente, 1 ampola, SC, pela manhã e conforme necessário.

Oxalis acetosella (azedinha)

Orienta a OA na dor espasmódica e espástica à sua eficácia fisiológica. Para dor em órgão oco, dor em cólica, meteorismo.

Para dor tumoral e cólicas:

- *Oxalis folium* Rh D3 ampolas: 1 vez diariamente, 1 ampola, SC.
- Em caso de cólica adicional, *Oxalis* D3 diluído: 10 gotas, 3 vezes ao dia.
- Aplicações externas com o envolvimento de *Oxalis* com pomada *Oxalis* 30%.

Chamomilla matricaria (camomila)

A camomila, que tem um efeito anti-inflamatório, orienta a OA nas dores abdominais espasmódicas e inflamatórias em sua eficácia fisiológica e fortalece a OV.

- *Chamomilla* e *Radice* D6: 3 a 4 vezes diariamente, 10 glóbulos, VO, até que os sintomas desapareçam.
- Aplicados externamente, os enxaguantes de camomila promovem a cicatrização de feridas.

Cuprum metallicum praeparatum (cobre)

O cobre tem um efeito relaxante e aquecido; e fortalece a OV. É usado para queixas espasmódicas na área do sistema respiratório e do abdome e pode ser combinado com outras plantas medicinais:

- *Cuprum metalicum praep.* Trit. D6, D10, D30.
- Uso externo com *Cuprum met. praep.* 0,1%, 0,4% pomada ou óleo.

Arnica montana (arnica-da-montanha)

Essa planta medicinal orienta a organização emocional em dor dilacerante e em músculos rígidos em sua função fisiológica na organização rítmica. Também é usada para trauma de tecidos moles e cicatrização de feridas. É utilizada ainda em dor inflamatória de outra origem:

- Uso interno de *Arnica* D3 a D10.
- Uso externo de *Arnica* para dores de tensão muscular.

Viscum album

O *Viscum* libera a OA das áreas dolorosas do organismo e a guia em sua conexão fisiológica com o organismo por meio de sua relação com o calor e da liberação de endorfina.

Resumo de tratamentos e práticas terapêuticas antroposóficas (Quadros 13.1 a 13.6)

Quadro 13.1 – Tratamentos da dor na medicina antroposófica.

Organizações	Instância	Dor	Terapias
Física (**OF**) (corpo)	Local ou região do corpo	Transdução	Caminhadas na natureza, dietas, rotina e higiene diária
Vital (**OV**) (homeostase)	Ritmos fisiológicos Memória Disposição Bem-estar Adaptação Cicatrização Sono	Transmissão	Música, quirofonética, massagem, banhos, enfaixamentos, calor, compressas, oleamento, argila
Anímica (**OA**) (psique) (emoções)	Instintos Sensibilidade Catabolismo Excreções Tônus muscular Agilidade Sonhos	Percepção	Arte, observação de madonas, ambiente harmonioso, eurritmia
Eu (**OEu**) (individualidade) **Andar ereto** Falar correto Pensar nobre	Autoeducação Autocontrole Superação das polaridades Coerência Imunocompetência	Modulação	Estudo da biografia, cuidar do outro, trabalho voluntário, ritmos (diário, semanal, mensal, anual)

Fonte: Desenvolvido pela autoria do capítulo.

Quadro 13.2 – Tratamento não medicamentoso ou práticas terapêuticas.

• 10 a 12 sessões (com intervalos de 7 dias) • 45 a 60 minutos de duração e • 20 minutos de repouso após o procedimento terapêutico

1. Terapias externas[41,44-48]
   • Compressas
   • Enfaixamentos
   • Banhos nutritivos
   • Escalda-pés

2. Massagem rítmica (Hauschka)[24,25]
3. Quirofonética: trajetória do ar no aparelho fonador é transformado em deslizamentos, na superfície corpórea do paciente, local dependente da prescrição[49]
4. Eurritmia: o som da voz transformada em movimentos do corpo[27,50]
5. Terapia artística: aquarela, trabalhos manuais, esculturas[26,51]
6. Canto, musicoterapia, desvendar da voz e contação de histórias[41,52,54]
7. Hipertermia[53]

Fonte: Adaptado pela autoria do capítulo.

Quadro 13.3 – Aplicações externas para dor.

Dor muscular e tensional em geral
• Óleo de arnica com bétula • Óleo de arnica com *Cuprum metallicum* • Óleo de *Aconitum*
Dor crônica pélvica e cólicas; e carcinomatosa **Compressas na região do fígado e do abdome total**
• **Chá de** *Achillea* • *Carum carvi* **10%** • Óleo de camomila 10%
Dor óssea metastática
• Óleo de *Solum uliginosum* • Óleo de *Rosa cum aurum*
Dor inflamatória em extremidades
• Envoltório com queijo ricota • Compressas de gengibre • Cera de abelha
Fibromialgia e fadiga crônica **Banho de dispersão de óleo**
• Lavanda • *Arnica* • *Rosa cuprum* • *Hypericum* • *Formica*

Fonte: Desenvolvido pela autoria do capítulo.

Quadro 13.4 – Práticas terapêuticas em diferentes faixas etárias.

			RN	Lactentes	Pré-escolares	Escolares	Adolescentes e adultos
OF OV	Arte do toque e movimento	Ativa	• Rotaterapia • Eurritmia				
		Passiva	• Rotação • Quirofonética • Banhos nutritivos • Compressas, enfaixamentos e escalda-pés • Mesa lira e de ressonância instrumental • Massagem rítmica				
OA O Eu	Arte da distração e da atitude	Ativa	• Tocar um instrumento • Diário, escrever e ler • Desenhar e pintar • Cantar				
		Passiva	• Ouvir contação de histórias, contos e fábulas • Ouvir cantigas, concertos e músicas • Apreciação e observação de arte, madonas, imagens				

Fonte: Adaptado pela autoria do capítulo.

Quadro 13.5 – Medicamentos antroposóficos insumos.

	Matéria-prima	Matéria-prima à base de plantas	Potência da dinamização	Via de aplicação
SNS e Eu	Minerais	Raízes	> D20	Externo
SR e OA	Plantas	Folhas	D11 a D20	Injetável (parenteral)
SMM e OV	Animais	Flores	TM e < D10	Oral
OF	Amor	Essência/aroma	TM – D5	Todos

Fonte: Adaptado pela autoria do capítulo.

Quadro 13.6 – Prática colaborativa.

Equipe	Recursos	Estrutura
Comunicação não violenta	Ambiente	Processos
Educação continuada	Medicação	Política interna
Técnicas e práticas terapêuticas	Equipamentos	Ritmo
Organização	Meio acolhedor	Protocolos

Fonte: Adaptado pela autoria do capítulo.

Referências bibliográficas

1. Martin D. 100-year anniversary of anthroposophic medicine as an integrative medical system. Complement Med Res. 2020;27(6):375-8.

2. Bartelme RR. Anthroposophic medicine: a short monograph and narrative review-foundations, essential characteristics, scientific basis, safety, effectiveness and misconceptions. Glob Adv Health Med. 2020 Dec 29;9:2164956120973634.

3. Vagedes J. Anthroposophic medicine: a multimodal medical system integrating complementary therapies into mainstream medicine. Complement Ther Med. 2019 Dec;47:102151.

4. Ghelman R, Akiyama IY, Souza VT, Falcão J, Orgolini V, Hosomi JK et al. A twelve-week, four-arm, randomized, double-blind, placebo-controlled, phase 2 prospective clinical trial to evaluate the efficacy and safety of an anthroposophic multimodal treatment on chronic pain in outpatients with postpolio syndrome. Brain Behav. 2020 Apr;10(4):e01590.

5. Jong MC, van Wietmarschen H, Glockmann A, Baars EW, Hamre HJ. Safety of anthroposophic medicinal products: an analysis of adverse drug reactions from German pharmacovigilance databases. Drugs Real World Outcomes. 2021 Dec;8(4):589-601.

6. Hamre HJ, Glockmann A, Marti J, Soldner G. Mapping Physicians' experiences with medicinal products from whole medical systems: a descriptive analysis of the vademecum of anthroposophic medicines. Complement Med Res. 2020;27(5):336-47.

7. Baars EW, Kienle GS, Heusser P, Pedersen PA, van Wietmarschen HA, Kiene H et al. Anthroposophic medicinal products: a literature review of features, similarities and differences to conventional medicinal products, scientific and regulatory assessment. Glob Adv Health Med. 2022 Mar 8;11:21649561211073079.

8. Hamre HJ, Glockmann A, Heckenbach K, Matthes H. Use and safety of anthroposophic medicinal products: an analysis of 44,662 patients from the EvaMed Pharmacovigilance Network. Drugs Real World Outcomes. 2017 Dec;4(4):199-213.

9. Landman-Reiner A. Complementing reductionism: Goethean science part 1: qualities and wholeness. Explore (NY). 2021 Jul-Aug;17(4):360-5.

10. Landman-Reiner A. Complementing reductionism: Goethean science part 2: life's unique principles. Explore (NY). 2021 Jul-Aug;17(4):366-71.

11. Sparby T, Leass M, Weger UW, Edelhäuser F. Training naive subjects in using micro-phenomenological self-inquiry to investigate pain and suffering during headaches. Scand J Psychol. 2022 Jul 11.

12. Bauer GF, Roy M, Bakibinga P, Contu P, Downe S, Eriksson M et al. Future directions for the concept of salutogenesis: a position article. Health Promotion International. 2020;35:187-95.

13. Kienle GS, Ben-Arye E, Berger B, Cuadrado Nahum C, Falkenberg T, Kapócs G et al. Contributing to global health: development of a consensus-based whole systems research strategy for anthroposophic medicine. Evid Based Complement Alternat Med. 2019 Nov 12;2019:3706143.

14. Fricke OP, Halswick D, Längler A, Martin DD. Healing architecture for sick kids. Z Kinder Jugendpsychiatr Psychother. 2019 Jan;47(1):27-33.

15. Koster EB, Baars EW, Delnoij DMJ. Patient-reported quality of care in anthroposophic and integrative medicine: a scoping review. Patient Educ Couns. 2020 Feb;103(2):276-85.

16. Baars EW, Kiene H, Kienle GS, Heusser P, Hamre HJ. An assessment of the scientific status of anthroposophic medicine, applying criteria from the philosophy of science. Complement Ther Med. 2018 Oct;40:145-50.

17. Kienle GS, Mussler M, Fuchs D, Kiene H. On caring and sharing: addressing psychological, biographical, and spiritual aspects in integrative cancer care: a qualitative interview study on physicians' perspectives. Complement Ther Med. 2018 Oct;40:126-32.

18. Dyer NL, Surdam J, Dusek JA. A systematic review of practiced-based research of complementary and integrative health therapies as provided for pain management in clinical settings: recommendations for the future and a call to action. Pain Med. 2022 Jan 3;23(1):189-210.

19. Fetz K, Längler A, Schwermer M, Carvalho-Hilje C, Vagedes J, Zuzak TJ et al. Comparative analysis of resource utilization in integrative anthroposophic and all German pediatric inpatient departments. BMC Health Serv Res. 2020 Oct 12;20(1):939.

20. Baars EW, Koster EB, Verhoef J. The contribution of anthroposophic medicine to self-management: an exploration of concepts, evidence, and patient perspectives. Complement Med Res. 2017;24(4):225-31.

21. Ponstein AS, Zwart CA, van Gerven M, Baars EW. The development of an anthroposophic, whole medical system, healthcare program for patients with depressive disorders. J Altern Complement Med. 2017 Dec;23(12):941-8.

22. Raak C, Scharbrodt W, Berger B, Büssing A, Geißen R, Ostermann T. Hypericum perforatum to improve post-operative pain outcome after monosegmental spinal microdiscectomy (HYPOS): a study protocol for a randomised, double-blind, placebo-controlled trial. Trials. 2018 Apr 25;19(1):253.

23. Hamre HJ, Pham VN, Kern C, Rau R, Klasen J, Schendel U et al. A 4-year non-randomized comparative phase-IV study of early rheumatoid arthritis: integrative anthroposophic medicine for patients with preference against DMARDs versus conventional therapy including DMARDs for patients without preference. Patient Prefer Adherence. 2018 Mar 16;12:375-97.

24. Vagedes J, Fazeli A, Boening A, Helmert E, Berger B, Martin D. Efficacy of rhythmical massage in comparison to heart rate variability biofeedback in patients with dysmenorrhea: a randomized, controlled trial. Complement Ther Med. 2019 Feb;42:438-44.

25. Berger B, Böning A, Martin H, Fazeli A, Martin DD, Vagedes J. Personal perception and body awareness of dysmenorrhea and the effects of rhythmical massage therapy and heart rate variability biofeedback: a qualitative study in the context of a randomized controlled trail. Complement Ther Med. 2019 Aug;45:280-8.

26. Mehl A, Brauer D, Didwiszus A, Gelin-Kröz B, Pranga D, Zerm R et al. The anthroposophic art therapy assessment paint (AART-ASSESS-P): a peer-report instrument to assess patients' pictorial expression during anthroposophic painting therapy. Explore (NY). 2021 Nov-Dec;17(6):541-8.

27. Logtenberg R. The effect of eurhythmy therapy on self-determination, health complaints and psychological symptoms: a non-randomised trial. Complement Ther Med. 2020 Mar;49:102347.

28. Seifert G, Blakeslee SB, Calaminus G, Kandil FI, Barth A, Bernig T et al. Integrative medicine during the intensive phase of chemotherapy in pediatric oncology in Germany: a randomized controlled trial with 5-year follow up. BMC Cancer. 2022 Jun 13;22(1):652.

29. D'Silva F, Javeth A, Singh P. Cancer-related fatigue: clinical evaluation scales and interventions: a systematic review. Indian J Palliat Care. 2022 Jan-Mar;28(1):88-98.

30. Thronicke A, Schad F, Debus M, Grabowski J, Soldner G. Viscum album L. therapy in oncology: an update on current evidence. Complement Med Res. 2022;29(4):362-8.

31. Tröndle M, Stritter W, Odone V, Peron K, Ghelman R, Seifert G. Beyond the standard of care: an exploratory qualitative study of an implemented integrative therapeutic care program in a Brazilian pediatric oncology unit. J Altern Complement Med. 2021 Nov;27(11):1002-10.

32. Schibel S, Steinert M, Matthes H, Grah C. ACCEPT®: a complementary anthroposophical program for the palliative treatment of lung cancer: rationale and a randomized feasibility study. Complement Med Res. 2022;29(1):27-34.

33. Rutert B, Stritter W, Eggert A, Auge U, Laengler A, Seifert G et al. Development of an integrative care program in a pediatric oncology unit. Complement Med Res. 2021;28(2):131-8.

34. Mühlenpfordt I, Stritter W, Bertram M, Ben-Arye E, Seifert G. The power of touch: external applications from whole medical systems in the care of cancer patients (literature review). Support Care Cancer. 2020 Feb;28(2):461-71.

35. Stritter W, Rutert B, Längler A, Eggert A, Holmberg C, Seifert G. Integrative care for children with cancer. Project design for the development of an integrative care programme for use in paediatric oncology. Complement Ther Med. 2018 Dec;41:247-51.

36. Thronicke A, Oei SL, Merkle A, Herbstreit C, Lemmens HP, Grah C et al. Integrative cancer care in a certified cancer centre of a German anthroposophic hospital. Complement Ther Med. 2018 Oct;40:151-7.

37. Kienle GS, Mussler M, Fuchs D, Kiene H. The subjective dimension of integrative cancer care: a qualitative study exploring the perspectives, themes, and observations of experienced doctors from the area of anthroposophic medicine. Explore (NY). 2018 Sep;14(5):342-51.

38. Ben-Arye E, Portalupi E, Keshet Y, Bonucci M, Can G, Kading Y et al. Enhancing palliative care with mindful touch: impact of a manual and movement therapy training program in an international multidisciplinary integrative oncology setting. J Pain Symptom Manage. 2021 Feb;61(2):229-36.

39. Megas IF, Tolzmann DS, Bastiaanse J, Fuchs PC, Kim BS, Kröz M et al. Integrative medicine and plastic surgery: a synergy – not an antonym. Medicina (Kaunas). 2021 Apr 1;57(4):326.

40. Ben-Arye E, Preis L, Barak Y, Samuels N. A collaborative model of integrative care: synergy between anthroposophic music therapy, acupuncture, and spiritual care in two patients with breast cancer. Complement Ther Med. 2018 Oct;40:195-7.

41. von Schoen-Angerer T, Deckers B, Henes J, Helmert E, Vagedes J. Effect of topical rosemary essential oil on Raynaud phenomenon in systemic sclerosis. Complement Ther Med. 2018 Oct;40:191-4.

42. Bieligmeyer S, Helmert E, Hautzinger M, Vagedes J. Feeling the sound: short-term effect of a vibroacoustic music intervention on well-being and subjectively assessed warmth distribution in cancer patients: a randomized controlled trial. Complement Ther Med. 2018 Oct;40:171-8.

43. Ben-Arye E, Ben-Arye Y, Barak Y. Eva between anxiety and hope: integrating anthroposophic music therapy in supportive oncology care. Health Psychol Res. 2015 Nov 30;3(3):2199.

44. Stritter W, Gross MM, Miltner D, Rapp D, Wilde B, Eggert A et al. More than just warmth: the perception of warmth and relaxation through warming compresses. Complement Ther Med. 2020 Nov;54:102537.

45. Schulz S, Stritter W, Gross MM, Miltner D, Rapp D, Wilde B et al. Quantification of cardiovascular regulation applying heart rate variability analyses for different warm and moist chest compresses in healthy subjects. J Integr Complement Med. 2022 Mar;28(3):268-77.

46. Höffmann AK, Lakshmanan P, Hollmann C, Ostermann T. An experimental study on oil--dispersion baths generated by the Jungebad apparatus. Complement Ther Med. 2018 Dec;41:147-53.

47. Seifert G, Kanitz JL, Rihs C, Krause I, Witt K, Voss A. Rhythmical massage improves autonomic nervous system function: a single-blind randomised controlled trial. J Integr Med. 2018 May;16(3):172-7.

48. von Schönfeld C, Huber R, Trittler R, Kammerer B, Garcia-Käufer M, Gründemann C. Rosemary has immunosuppressant activity mediated through the STAT3 pathway. Complement Ther Med. 2018 Oct;40:165-70.

49. Obniski MEC, Menuzzi M, Pedrão AP. Bases teóricas antroposóficas da terapia quirofonética. Arte Médica Ampliada. 2013 jul-ago-set;33(3).

50. Lötzke D, Heusser P, Büssing A. A systematic literature review on the effectiveness of eurythmy therapy. J Integr Med. 2015 Jul;13(4):217-30.

51. Winnubst ME, Almeida Leme RJ. Decreasing the symptoms of essential tremor with medical painting therapy. Perm J. 2022 Jun 29;26(2):132-7.

52. Krüerke D, Simões-Wüst AP, Kaufmann C, Frank M, Faldey A, Heusser P et al. Can speech--guided breathing influence cardiovascular regulation and mood perception in hypertensive patients? J Altern Complement Med. 2018 Mar;24(3):254-61.

53. Metcalf CS, Huntsman M, Garcia G, Kochanski AK, Chikinda M, Watanabe E et al. Music-enhanced analgesia and antiseizure activities in animal models of pain and epilepsy: toward preclinical studies supporting development of digital therapeutics and their combinations with pharmaceutical drugs. Front Neurol. 2019;10:277.

54. Romeyke T, Scheuer HC, Stummer H. Fibromyalgia with severe forms of progression in a multidisciplinary therapy setting with emphasis on hyperthermia therapy: a prospective controlled study clinical interventions in aging. Dovepress: open access to scientific and medical research. Original Research. 19 December 2014.

55. Roling G, Lutz G, Edelhäuser F, Hofmann M, Valk-Draad MP, Wack C et al. Empathy, well-being and stressful experiences in the clinical learning environment. Patient Educ Couns. 2020 Nov;103(11):2320-7.

56. Fetz K, Ostermann T, Schwermer M, Appelbaum S, Vagedes J, Zuzak TJ et al. Do patients of integrative anthroposophic pediatric inpatient departments differ? Comparative analysis to all pediatric inpatients in Germany considering demographic and clinical characteristics. BMC Public Health. 2019 Dec 3;19(1):1623.

57. Girke M. Fundamentos e conceitos terapêuticos da medicina antroposófica. São Paulo: João de Barro; 2014.

58. Steiner R, Wegman I. Elementos fundamentais para uma ampliação da arte de curar. São Paulo: Antroposófica; 2001.

59. Moraes WA. Medicina antroposófica: um paradigma para o século XXI: as bases epistemológicas da medicina ampliada pela antroposofia. São Paulo: Associação Brasileira de Medicina Antroposófica; 2007.

Sites consultados (acesso entre jul 2022 e jan 2023)

1. https://medsektion-goetheanum.org/en/research.
2. www.vademecum.org.
3. http://abmanacional.com.br.
4. https://webmuseo.com/ws/musee-unterlinden/app/collection/expo/34?lang=en.

Capítulo 14

Mindfulness no Cenário da Dor

Maria Inês Rosselli Puccia

Introdução

Como ponto de partida, os aspectos conceituais de *mindfulness* podem ser considerados um tipo de meditação desprovida de cunho religioso, que foi adaptada para o campo da saúde. Ao longo deste capítulo, será possível compreender que, embora *mindfulness* esteja fundamentado nas raízes budistas (de uma meditação milenar denominada *Vipassana**),[31] sua prática segue um método para ser aplicado pelas ciências da saúde, o qual permite que *mindfulness* seja considerado, por alguns especialistas, uma terapia de terceira geração.[1]

O método científico do *mindfulness* está embasado no programa Mindfulness-Based Stress Reduction (MBSR), ou redução do estresse com base em atenção plena;[2] os resultados desse programa se mostraram significativos para o manejo da dor, levando os autores[3] a desenvolverem o programa Mindfulness-Based Pain Management (MBPM), ou gestão da dor com base em atenção plena.[2,3]

Desde então, foram adaptados centenas de programas MBSR e MBPM em instituições de saúde ao redor do mundo. Da mesma maneira, foram desenvolvidos milhares de estudos científicos sobre o tema, particularmente entre os anos de 2011 e 2020, de modo que as evidências científicas, conforme será abordado mais adiante, sugerem que a prática de *mindfulness* reduz significativamente a ansiedade, o estresse, a depressão, a irritabilidade associada às doenças crônicas e à dor.[2,4-6]

---

* A origem do *mindfulness* está na prática de *Satipatthana*, que, do ponto de vista semântico (traduzido do *pali*, uma língua litúrgica da escola *Theravada* do Budismo), combina "atenção consciente" (*sati*) com "cimentar" ou "segurança" (*patthana*). Assim, pode-se compreender *mindfulness* como atenção consciente, a partir do *Sutta Satipatthana*, uma das formulações mais importantes dos ensinamentos budistas. Constitui um dos sete fatores de iluminação; é uma das cinco faculdades espirituais e um dos galhos do nobre caminho óctuplo. A intenção do *Sutta Satipatthana* é o desenvolvimento de uma corrente de positividade consciente por toda a consciência humana, sendo um caminho direto pela atenção consciente ao próprio corpo físico (*rupa* em *pali*); às sensações (*vedaná*); aos pensamentos (*chitta*); e aos objetos da mente (*dhammas*). A atenção consciente seria o ato de cultivar uma visão clara, com abertura e receptividade. Assim, na tradição budista, as práticas de meditação se classificam em dois tipos: *samatha*, destinada a desenvolver concentração, e *vipassaná*, que desenvolve visão clara com dois aspectos fundamentais permeando a prática: recordar e estar atento ao seu propósito.

A prática de *mindfulness* consiste em manter-se com atenção plena, consciente em sua mente e seu corpo, sem julgamentos durante dada atividade, para que seja desfrutada sem distrações e divagações da mente com outros pensamentos.[2-4,7-9]

Mindfulness e dor

Mindfulness é "a arte de observar suas experiências físicas, emocionais e mentais, com abertura deliberada e atenção curiosa e plena, (...) lembrando de estar consciente sobre a experiência do momento presente, a qualquer hora no decorrer do dia".[9]

Trata-se da capacidade humana que permite que as pessoas estejam conscientes do que experimentam no momento presente, dentro de si e do ambiente, com uma atitude de abertura, curiosidade e cuidado, permitindo que façam escolhas em como respondem à sua experiência, em vez de serem conduzidas por reações habituais.[4] Entretanto, é importante destacar que a prática de *mindfulness*: não é uma religião; não consiste em resignar-se; não significa tornar-se um ser passivo; não consiste em adotar atitude falso-positiva em relação à vida; não requer muito tempo disponível; não está condicionada ao contexto de desempenho pessoal, com sentido de obter sucesso ou fracasso.[2-4,9]

Do ponto de vista metodológico, *mindfulness* é considerada uma abordagem psicoeducativa que propõe o desenvolvimento do foco, ou seja, uma aprendizagem para colocar a atenção de maneira intencional no momento presente, com curiosidade e amabilidade, mesmo que essa atenção explore sensações, sentimentos e emoções desagradáveis.[2-4,9]

Nesse sentido, *mindfulness* pode ser útil como um processo de compreensão da própria dor, desenvolvendo a habilidade em responder em vez de reagir aos diversos estímulos estressores que afetam o corpo, a mente e as relações interpessoais, sob uma perspectiva mais ampla de supressão do sofrimento secundário que advém da maneira pela qual a pessoa se relaciona internamente com suas próprias experiências,[2-4,8,9] proporcionando mais equilíbrio emocional, resiliência, cultivo da compaixão e humanidade compartilhada.[8]

Portanto, *mindfulness* consiste na atenção integral ao corpo, aos sentidos, pensamentos, sentimentos e às emoções, como uma maneira de acolher a dor e desenvolver escolhas mais conscientes para lidar com ela, encontrando novos significados para a vida nos cenários dolorosos.[2,4,8]

A sociedade contemporânea tem muita dificuldade em lidar com o fenômeno multifatorial da dor, de maneira que, ao menor sinal de desconforto, a primeira reação é aversão e busca imediata de alternativas para supressão dos sintomas.[2] Isso porque a dor é compreendida como um fenômeno que resulta de um dano corporal e a sua intensidade (expressa pelo sofrimento), a princípio, estaria condicionada à extensão ou à gravidade do dano corporal que a gerou.[10,11] Contudo, essa relação nem sempre é verdadeira, pois a dor e o sofrimento são bastante distintos. "É importante lembrar que o sofrimento é uma das respostas possíveis à experiência de dor".[2] É necessário, portanto, considerar a singularidade da experiência de cada indivíduo, tendo em vista os aspectos cognitivos e emocionais envolvidos no cenário da dor.[4,6,10,11]

A dor tem muitos rostos:[4] a dor aguda, resultante de uma forma de alarme que é acionado em curto prazo para sinalizar que houve uma lesão; a dor crônica, que tem três ou mais meses de duração, ou seja, de longo prazo, a partir de uma lesão que não teve resolução adequada; e a dor neuropática, de etiologia bastante complexa, que envolve desde uma lesão neuronal, cerebral ou espinhal, até um processo remanescente de alguma patologia, ou sequela de uma amputação;[12] portanto, há que se considerar a tridimensionalidade do processo doloroso, envolvendo a inter-relação dos componentes sensoriais, afetivos e emocionais.[2,9,12,13]

De modo geral, pode-se dizer que existem dois caminhos para a dor: a **via lateral**, relacionada ao componente sensorial, que envolve o tálamo e os córtices somatossensoriais; e a **via medial**, associada aos componentes afetivos e emocionais, que envolvem estruturas como a amígdala, o hipocampo e o córtex pré-frontal medial.[4]

Nesse sentido, as funções cognitivas emocionais superiores podem alterar substancialmente a percepção da dor, a depender da maneira pela qual os estímulos nocivos são interpretados.[11,14] Em outras palavras, do ponto de vista sistêmico, a mente, de maneira intencional, pode influenciar a experiência da dor.[2,6,7,15]

Na medida em que estudos têm demostrado que ansiedade, estresse, depressão e medo podem gerar dor física e comprometimento da saúde, seus autores discutem as estreitas relações entre os pensamentos, as sensações físicas e as emoções, ou seja, a interrelação entre mente, corpo e ambiente no contexto da dor, tratando-se de um círculo vicioso relacionado ao complexo mecanismo de "luta ou fuga", compreendido por esses autores como uma terrível experiência mental que acaba por amplificar ainda mais a dor e o sofrimento físico que intensifica a ansiedade e o estresse.[2-4,6,15] Quando o corpo experimenta uma situação de ameaça, a exemplo da dor, o cérebro amplifica suas impressões sobre o fenômeno, agindo sobre ele, disparando reações corporais, mediadas por um intrincado mecanismo neuro-hormonal, que liberam substâncias desencadeadoras de estresse, como noradrenalina e cortisol.[2,3,6,7]

O sofrimento gerado por pensamentos, preocupações, comparações e julgamentos consome muitos recursos internos, levando a pessoa à desconexão do seu próprio corpo, o que pode ser compreendido como uma incapacidade da mente em "calibrar" distintas sensações, como prazer, medo, dor ou sofrimento. Essa desconexão pode representar uma complexa estratégia de defesa para aplacar a sensação física da dor ou para lidar com o medo de complicação de uma doença. Por sua vez, esse processo compromete a capacidade do indivíduo de se adaptar às situações adversas geradoras de sofrimento físico ou de natureza emocional, na medida em que ele é absorvido por um fluxo dos pensamentos disfuncionais – mecanismo do sofrimento secundário.[2-4,7]

Assim, o primeiro passo do programa de *mindfulness* consiste em restabelecer o contato com o corpo.[2-4,7,9] Na medida em que se avança com a prática, o sofrimento secundário é reduzido, permitindo que o cérebro elabore a sensação de modo a diluir a dor, abrindo espaços para a assimilação de outras sensações físicas. Como alternativa, é proposta uma nova forma de relacionamento com o sofrimento primário (a dor, p. ex.) e, então, será possível que ele comece a se dissipar. Trata-se de tomar consciência sobre o que se passa com a própria mente – processo também denominado "metacognição".[2,4,7]

Portanto, quanto mais consciente se estiver sobre o funcionamento da mente sobre o corpo, mais será possível compreender os efeitos do *mindfulness* sobre a saúde e o bem-estar, como também a importância de alterar a modalidade "piloto automático" do cérebro, para o modo "tarefa positiva", com maior consciência sobre as respostas e enfrentamentos às adversidades cotidianas, adquirida gradualmente pela prática regular, o que contribuirá para dissolver o sofrimento a partir do maior controle sobre os circuitos de dor no cérebro.[2-4,7] Esse processo tem sido bastante discutido por meio da abordagem *bottom-up* e *top-down*[16] e dos sistemas de regulação emocional, conforme será discutido mais adiante.[17]

Vale ressaltar que o *mindfulness* não tem a ver com sucesso ou fracasso em relação à atenção plena. É perfeitamente natural que a mente vá de um lado a outro, mas a percepção de que isso está ocorrendo já funciona como um alerta para retomar a atenção na respiração e na consciência corporal, de maneira amável, com curiosidade, sem culpas nem julgamentos.[2-4,7]

No entanto, quando a pessoa vem de um longo período de sofrimento e o corpo está estressado, dolorido, será mais trabalhoso aquietar a mente. Então, em vez de lutar contra as

Capítulo 14

sensações, sentimentos e emoções, é aconselhável observar como eles mudam de um tema para outro em um fluxo contínuo.[2-4,7] Nessa oportunidade, pode-se etiquetar cada fluxo de pensamento de acordo com seu tema (preocupação, dor). Depois, lenta e amavelmente, ir retornando para a meditação novamente.

Nas palavras de Burch:

> É um grande alívio desistir da ideia de ser perfeita e passar a enxergar cada momento como uma oportunidade de empatia e conexão, no qual minha dor, minha alegria e minha capacidade de amar e de ser amada são refletidas nos outros. A totalidade é inclusiva. Excluir uma parte sua, por insignificante que seja, implica destruir a própria totalidade. Se você excluir a dor, as dificuldades de sua vida, resistindo a elas ou expulsando-as para o frio da inconsciência, **não conseguirá ser inteiro: não haverá felicidade no sentido mais profundo**.[4]

As pessoas acabam desenvolvendo estratégias para o enfrentamento da dor, do estresse e da doença na tentativa de manter o equilíbrio e lidar com o sofrimento.[2] Há pessoas que apresentam robustez no processo de enfrentamento, reconhecendo o momento de acionar estratégias efetivas, adaptando-se com sucesso. Outras, por sua vez, se valem de estratégias autodestrutivas, agravando a situação, configurando um enfrentamento mal-adaptativo.

Essas condições podem ser evitadas ou amenizadas pela prática da atenção plena, estabelecendo, compreendendo e regulando a tendência interna de reatividade automática diferente ao sofrimento pelo estresse, pela dor e pela doença. A alternativa saudável é uma proposta para "parar de reagir ao estresse e começar a responder a ele"[2] pela prática de *mindfulness*, rota alternativa para o enfrentamento adaptativo à dor.

Assim, os programas de *mindfulness* para o manejo da dor e do estresse abordam dois tipos de sofrimento: o primário e o secundário. O primário, relacionado ao processo gerador de lesão, corresponde aos dados brutos que são enviados ao cérebro; o secundário corresponde aos pensamentos e sentimentos sobrepostos ao sofrimento primário, invariavelmente geradores de estresse, ansiedade, medo, desesperança, preocupação, esgotamento, entre outros sintomas; portanto, a dor resultaria da combinação entre o sofrimento primário e o sofrimento secundário.[4,7]

Admitindo-se hipoteticamente que a dor seja uma criação da própria mente, o sofrimento resultante dessa circunstância não deixa de ser real; porém, a prática de *mindfulness* ajuda a perceber os diferentes elementos associados à dor e ao sofrimento, criando alternativas para que o sofrimento secundário seja atenuado.[4,7]

O ser humano, geralmente, lida muito mal com as sensações, sentimentos e emoções desagradáveis, bloqueando-as, resistindo a elas, buscando algo para compensá-las, afogando-se nelas ou negando-as, sendo que, na maioria das vezes, o sofrimento de fato provém dessas reações de resistência e bloqueio. Entretanto, algumas pessoas preferem se apegar ao seu sofrimento, como um espaço de conforto, pois há tempos convivem com essa condição.[2]

Bessel Van Der Kolk,[18] psiquiatra e pesquisador sobre trauma, destaca que uma pessoa que não tem consciência das necessidades do próprio corpo não é capaz de cuidar dele. Exemplifica que, se a pessoa confunde ansiedade com fome, poderá comer em excesso e, ainda, se não perceber que já está satisfeita, continuará comendo em demasia. Esse é o ponto de partida para amenizar os desconfortos emocionais e mentais, quando a pessoa aprende que pode tolerar sensações, relacionar-se com suas experiências de maneira mais harmoniosa, cultivando hábitos mais saudáveis para o bem-estar físico, mental e emocional.

Logo, a prática de *mindfulness* desenvolve a consciência corporal e é recomendada para cultivar a interocepção,[18] habilidade de perceber, sentir e interpretar as sensações físicas, conscientizando-se nas ocorrências do interior de seu corpo, de modo a explorar os sentidos e despertar a sensação plena de sua vida. No entanto, pessoas com sofrimento mental crônico, ou que ainda estejam se recuperando de traumas, devem buscar atenção especializada de um profissional de saúde mental.[18]

Dessa maneira, os fundamentos da atenção plena partem do princípio de ir ao encontro do desagradável, aprendendo a lidar com a dor e o sofrimento, e, a partir de então, buscar fortalecimento para encontrar as sutilezas do agradável, a simplicidade das coisas prazerosas da vida, desfrutando da calma, da sensação de alívio e, até mesmo, da superação da dor e dos sofrimentos.[2-4,7,8]

Estudos neurofisiológicos e cognitivos provenientes da neurociência sugerem que o *mindfulness* ativa o córtex pré-frontal esquerdo nas áreas associadas ao processamento das emoções e controle cognitivo. Assim, na medida em que se avança com a prática meditativa, as sensações dolorosas são interpretadas antes mesmo de serem conscientemente sentidas, o que as atenua.[6,13]

O *mindfulness* atua na modulação cognitiva da dor, ou seja, sobre a maneira pela qual a pessoa responde, mediante a autorregulação emocional sobre os eventos sensoriais e psicoemocionais relacionados ao contexto da dor, especialmente no que se refere à avaliação contextual desses eventos, pressupondo alterações comportamentais, como a melhora do humor positivo, a aceitação, o controle da ansiedade, do estresse ou da depressão associados ao cenário da dor.[6]

É fundamental manter o foco na respiração, que funciona como um sistema de alarme para o sofrimento e o estresse antes mesmo que estes se convertam em um problema.[2,4,7] Cabe destacar que a respiração é contida automaticamente diante dos fenômenos de dor, sofrimento e/ou estresse, desencadeando a resposta "luta" ou "fuga" pelo sistema nervoso simpático (SNS), que ativa a produção de noradrenalina, seguida pela liberação de cortisol, diretamente na corrente sanguínea, observando-se efeitos como aumento da frequência cardíaca e respiratória, sudorese, palidez, diminuição da circulação sanguínea no aparelho digestivo em direção aos músculos, entre outros.[2,6,17,18]

Entretanto, a consciência sobre os movimentos do diafragma durante respiração calma e profunda estimula o sistema nervoso parassimpático (SNPS) através do nervo vago, secretando pela hipófise hormônios que diminuem o estresse, como a ocitocina e as endorfinas.[2,6,17,18]

Estudos da neurociência descrevem a regulação emocional a partir da análise de três sistemas emocionais: ameaça e defesa; busca e recompensa; calma e satisfação; o sistema de ameaça e defesa está relacionado ao instinto de sobrevivência, e nele habita o modo "fazer" da mente.[17] Esse sistema é ativado toda vez que é identificado um sinal de perigo ou ameaça (mesmo irreal) e, principalmente, em situações de estresse. São percebidos sinais de medo e ansiedade, acompanhados de sintomas e atitudes, preparando o indivíduo para lutar ou fugir, sob a ação dos neurotransmissores, da adrenalina e do cortisol.[17]

O sistema de busca e recompensa permanece a maior parte do tempo na vida da maioria das pessoas, pois é dele que depende a subsistência, o trabalho e as atividades cotidianas vitais, é nele que se busca a motivação e a energia para produzir.[9] Portanto, ele também está relacionado ao modo "fazer" da mente, sob a ação do neurotransmissor dopamina. O sistema de calma e satisfação repousa o modo "ser" da mente, para a pessoa sentir-se calma, confiante, segura e satisfeita, com o corpo e a mente envolvidos em endorfinas (tranquilidade/analgesia) e ocitocina (amor/compaixão).[4,7,17]

Gilbert mostra também a importância e a essencialidade dos três sistemas para a manutenção do equilíbrio das necessidades humanas básicas. Entretanto, quando os sistemas que caracterizam o modo "fazer" da mente se manifestam com maior evidência, pode ser provocado um desequilíbrio emocional.[17] O *mindfulness* atua na promoção do equilíbrio entre os três sistemas para prover a regulação emocional e aumentar a resiliência.[17] Incentiva a cultivar bondade amorosa, resultando em diminuição da dor, com melhora da saúde física e mental de uma maneira geral, reduzindo a atividade inflamatória e estimulando o sistema imunológico.[2,4,7,12]

Esse processo de regulação envolve as interações entre os processos *bottom-up* e *top-down*, os quais determinam a adaptabilidade do comportamento em determinada situação, a exemplo da dor.[16]

O importante é reconhecer que a regulação de cima para baixo (*top-down*) se estabelece a partir do fortalecimento do córtex pré-frontal, para que a mente possa ser mais hábil em monitorar as sensações físicas, interpretando os sinais de perigo e respondendo a eles com calma, objetividade e assertividade.[16]

Já a regulação de baixo para cima (*bottom-up*) consiste em acionar o sistema nervoso autônomo (SNA), mediante o controle consciente e autônomo exercido pela respiração. A respiração consciente exerce um movimento rítmico que produz uma ativação do sistema nervoso periférico (SNP), por meio da ativação do nervo vago dorsal; a acetilcolina é liberada, estimulando a hipófise a produzir ocitocina, que trará, em conjunto com as endorfinas, mais calma, relaxamento e sensação de segurança. Dessa maneira, *mindfulness*, assim como yoga, musicoterapia, dança, entre outras, é uma prática positiva, excelente para desenvolver essas habilidades regulatórias.[16]

Estudos de neuroimagem com meditantes experientes observaram aumento da atividade cerebral em algumas regiões relacionadas à codificação e à avaliação do estímulo sensorial nocivo, incluindo o córtex cingulado anterior, a ínsula anterior e áreas sensoriais, como os córtices somatossensoriais primários e secundários, tálamo e ínsula posterior. Entretanto, a atividade cerebral mostrou-se reduzida nas regiões associadas à modulação afetiva, emocional, de memória e avaliação da dor, como córtex pré-frontal medial, amígdala, núcleo caudado e hipocampo.[6,19]

Embora os resultados sejam discutidos frente às limitações metodológicas aplicáveis ao tipo de prática meditativa utilizada, bem como à experiência subjetiva dos participantes dos estudos, as neuroimagens identificam atividades cerebrais significativas nos centros reguladores cognitivos e emocionais da resposta à dor.[6,13,19,20]

Outro modelo[21] de referência (e interessante para a compreensão do fenômeno da dor) é a "teoria da comporta", em que a dor resultaria da abertura de comportas localizadas em áreas estratégicas do sistema nervoso central (SNC) e do SNP. Para que o estímulo doloroso seja decodificado pelo córtex cerebral como dor consciente e percebida pelo indivíduo, é necessário que antes percorra um longo trajeto. As fibras nociceptivas viajam da periferia para o cérebro, levando informações através da medula espinhal. Os estímulos dolorosos enviados ao cérebro continuamente somente seriam percebidos pela mente consciente mediante a abertura das respectivas comportas, relacionadas à área onde foram gerados.[21] Assim, se forem desenvolvidos mecanismos que bloqueiem essas comportas, o estímulo doloroso não chegará a ser decodificado pelo córtex cerebral e percebido pelo indivíduo.[21]

Embora esse mecanismo de comportas seja bastante complexo, a teoria rompe o paradigma anterior, ao considerar que a qualidade da resposta dependerá do indivíduo, pois o processo de dor é multifatorial, dependendo de fatores psicobiológicos, psicossociais e psicoemocionais.[21]

Portanto, o manejo da dor a partir do *mindfulness* pode ser compreendido como uma prática autorreguladora fundamentada em mecanismos (cognitivos e emocionais) que sustentam uma consciência não reativa sobre os eventos sensoriais e psicoemocionais nocivos e associados ao cenário doloroso.[2,4,6,7]

Partindo-se do princípio de que a prática de *mindfulness* é uma estratégia psicoeducativa, é fundamental compreender que o desenvolvimento da atenção plena deve estar inserido em um contexto de aprendizagem significativa, com atitudes básicas de autoconhecimento e de relacionar-se com as próprias experiências com interesse e motivação, de maneira a mudar ou ampliar as perspectivas, o que pode resultar em mudanças fundamentadas em escolhas mais conscientes e assertivas. Conforme afirma Kabat-Zinn: "A atitude com a qual se aproxima da prática da atenção plena determina o valor que ela terá a longo prazo na pessoa, importante, pois, cultivar deliberadamente aquelas atitudes, muito úteis para o processo de meditação surtir efeitos positivos, associado ao compromisso, autodisciplina e intencionalidade".[2]

A prática de *mindfulness* é caracterizada por sete atitudes básicas:[2,4,7]

- Não julgar: perceber e notar a própria criticidade, sem se deixar influenciar por preconceitos, preferências ou aversões, porém cultivar o discernimento bastante benéfico na expansão da capacidade em compreender as experiências, com clareza, renunciando aos filtros mentais de incapacidade, intolerância, indisponibilidade, inquietação, entre outros, que geram reatividade e mais sofrimento. Durante a prática, recomenda-se apenas notar os julgamentos, sem reagir, mantendo a atenção focada na respiração.

- Paciência: requer entendimento do ritmo individual do processo de aprendizagem, evitando ser dominado pela pressa. A paciência é uma atitude compreendida como uma forma de sabedoria, essencial durante a prática meditativa, particularmente no início, quando a mente está mais agitada, distraindo-se facilmente e deixando-se levar pelo fluxo acelerado dos pensamentos. Da mesma maneira, a paciência é necessária para lidar com eventos e experiências desagradáveis, como o estresse, a dor e a doença.

- Mente de principiante: propicia abertura e receptividade para ampliar ou mudar as perspectivas, possibilitando maior liberdade para a aprendizagem significativa; assim, a mente do principiante contribui para a manutenção de mais foco e atenção no momento presente, com curiosidade e interesse.

- Confiança: consiste em aprender a autoconfiança, aceitando o que emergir de sensações corporais, sentimentos e emoções em relação à experiência do momento presente. Portanto, a confiança é particularmente importante, para que o praticante aprenda a habitar o próprio corpo, respeitando seus próprios limites com cuidado e sabedoria.

- Não lutar: essa atitude não se restringe ao senso estrito do termo, mas ao sentido de renunciar ao desejo de atingir uma meta. O aprendizado da prática da atenção plena não se enquadra em sucesso ou fracasso, nem em aprimorar o desempenho pessoal, todavia requer um trabalho interno e energia motivacional para manter a disciplina em relação à prática, em sua essência; propõe-se o "não se esforçar", mas compreender que os efeitos serão percebidos no decorrer do processo de aprendizagem.

- Aceitação: trata-se de uma das primeiras formas de minimizar a dor e o sofrimento diante de uma situação adversa, desagradável, inesperada ou não. A aceitação tratada aqui envolve a observação do que se está passando no momento presente, seja um pensamento, uma emoção, uma sensação agradável ou desagradável; por mais desconfortante que seja, sem rejeição manter-se preso(a) ao que se está vivenciando no momento, evitando-se agir compulsivamente sobre a experiência, com o intuito de resolver e dar uma solução imediata. Aceitar sem culpa, sem julgamento, sem medo, sem vitimização ou catastrofização e, aos poucos, com o tempo necessário e suficiente, perceber-se-á essa experiência com menor amplitude, abrindo espaço para a transformação, a superação do sofrimento e a obtenção de bem-estar.

130 Capítulo 14

- Soltar: refere-se a não valorizar e se apegar às experiências e eventos agradáveis da vida cotidiana, assim como abandonar, intencionalmente, a tendência de rejeitar, bloquear ou resistir às sensações, sentimentos e emoções desagradáveis. É importante que, durante a prática de *mindfulness*, o desapego ajude a diminuir os efeitos da necessidade de controle, permitindo o real, tal como se apresenta, descartando os julgamentos, críticas e/ou culpas sobre os eventos do passado, assim como as preocupações excessivas com relação a situações futuras.[2,4,7]

Cabe destacar que o cultivo das atitudes básicas de *mindfulness* se dá no contexto da prática formal e regular, assim como na vida cotidiana, com repercussões significativas no desenvolvimento cognitivo e comportamental, na resiliência emocional, na tolerância ao estresse, em menor reatividade, na prática do perdão e da gratidão, compaixão, empatia, generosidade e equanimidade.[4,7]

Estudos sobre *mindfulness* no cenário da dor têm demonstrado que as terapias nele fundamentadas, por meio de mecanismos psicológicos, fisiológicos e neurais, contribuem para a modulação e a avaliação das experiências sensoriais, produzindo efeitos significativos na redução da dor crônica.[11]

Pesquisas realizadas por neuroimagem sugerem que as terapias cognitivas e práticas meditativas podem reduzir a experiência afetiva da dor, a partir da regulação funcional de várias regiões cerebrais, incluindo as regiões não nociceptivas, que estão relacionadas à dor neuropática ou psicogênica e constituem, portanto, uma escolha viável e duradoura para a melhoria dos sintomas associados à dor crônica.[5,10,22]

Embora recentes metanálises tenham mostrado que as intervenções com base em *mindfulness* são eficazes para a dor crônica, há poucas evidências dos seus efeitos sobre a dor aguda. Nesse sentido, a avaliação GRADE* de uma metanálise,[23] a partir de ensaios randomizados e controlados sobre intervenções aplicando-se *mindfulness* para pessoas com dor aguda, indicou que, exceto em relação à tolerância à dor, os resultados se mostraram de baixa ou muito baixa qualidade, com evidências moderadas quanto à eficácia desse tipo de intervenção para aumentar a tolerância à dor aguda e fracas para o limiar da dor. Contudo, não há evidências robustas sobre a gravidade da dor ou sobre a angústia relacionada à dor, em contextos clínicos ou experimentais.[5,23]

De maneira geral, as mais recentes revisões sistemáticas e metanálises, realizadas com grupos específicos que convivem com dor crônica** e que foram submetidos a intervenções utilizando *mindfulness*, identificaram resultados significativos na qualidade de vida, segundo a avaliação GRADE, incluindo a saúde mental, com redução dos níveis de ansiedade, depressão e fadiga, melhora do humor depressivo e da qualidade do sono.[5,13,15,24-27] No entanto, os resultados relativos desses estudos sobre a intensidade da dor variam entre efeitos médios[15] e não significativos[27,28] nas revisões sistemáticas.

No entanto, excetuando-se essas revisões publicadas entre 2020 e 2022 na base de dados da PubMed®, há inúmeros estudos, com diferentes abordagens metodológicas, que referendam resultados significativos de *mindfulness* entre pacientes com dor crônica, ressaltando-se um estudo multicêntrico quase experimental realizado em três hospitais da província de Alicante, na Espanha, a partir da Terapia Cognitiva Baseada em *Mindfulness* (MBCT), evidências médias efetivas na intensidade da dor, qualidade de vida mental e depressão, bem como na autogestão dos sintomas e controle da dor e efeitos maiores sobre a qualidade do sono.[26]

---

* GRADE (Grading of Recommendations, Assessment, Development and Evaluation) é um sistema de avaliação que identifica a qualidade e a força da recomendação da evidência de um estudo científico.

** Pessoas com câncer, lombalgia, fibromialgia, artrite reumatoide, enxaqueca, entre outras condições que geram dor crônica.

Contudo, é importante destacar que há consenso entre os autores sobre a necessidade de novos estudos clínicos, randomizados, que evidenciem fortemente a eficácia do uso de *mindfulness* na intensidade da dor, o tipo de intervenção, sua duração e frequência, o tipo de abordagem (base clínica ou remota, prática em grupo ou individual, terapia baseada contra o estresse, terapia cognitiva, entre outras) e os diferentes tipos de grupos-controle (passivos ou ativos).[5,13,15,25-27]

Cabe destacar que os programas de *mindfulness* são estruturados em oito semanas de imersão em práticas regulares, leituras e reflexões sobre as experiências sensoriais, mentais e emocionais, seguindo distintas abordagens (Mindfulness-Based Stress Reduction – MBSR; Mindfulness-Based Cognitive Therapy – MBCT; Mindfulness-Based Pain Management – MBPM; entre outras).[2,3,7] Autores descrevem que esses programas permitem uma mudança realmente radical em relação à maneira de se relacionar com a experiência desagradável, mantendo o otimismo inteligente para o bem-estar e melhor qualidade de vida.[2,3]

A partir da atenção plena é possível "virar a dor do avesso e de cabeça para baixo",[4] apresentando-se o modelo de cinco passos da atenção plena que, em geral, embasam os programas de *mindfulness* de oito semanas:

1. Estabelecer a consciência como ponto de partida: é simplesmente manter a atenção, a consciência sobre os pensamentos e emoções, com interesse e apreciação ao que acontece a cada momento, ancorando-se nos movimentos da respiração e nas sensações (visuais, auditivas e cinestésicas), evitando-se focar nos conteúdos e nas divagações. Importante destacar que não se trata de uma prática alienada e egocentrada, mas, ao contrário, propõe-se a atenção consciente das demais pessoas, do ambiente e do mundo.

2. Desenvolver abertura e compassividade para ir ao encontro do desagradável, diminuindo as resistências tanto quanto possível: isso exige uma atitude intencional para mover o foco e incorporar as experiências desagradáveis, inclusive a dor, com curiosidade e apreciação. No entanto, o primeiro passo é justamente aceitar o que é desagradável, identificar e reduzir ou eliminar a resistência a ele, de maneira gradual e amparada pelas atitudes básicas de *mindfulness*.

3. Buscar o agradável que, de maneira sutil, integra a vida cotidiana, sem que normalmente se perceba: a partir do passo anterior, gradualmente será possível aproximar-se da aceitação, abrindo novas perspectivas para incluir o agradável, ou seja, uma enormidade de aspectos positivos e eventos prazerosos da vida, ampliando a sensibilidade e a receptividade para essa experiência. É essencial considerar a presença constante do prazer; não necessariamente é preciso escolher algo muito grandioso, mas as coisas simples do dia a dia, que por vezes não são notadas e valorizadas.

4. Ampliar a consciência e cultivar a equanimidade: nesse passo, são incluídas, mais amplamente, tanto as experiências agradáveis quanto as desagradáveis, como um fluxo contínuo de eventos mutáveis e passageiros. A intenção é cultivar uma consciência mais equilibrada, equânime, com estabilidade e menos reatividade, de modo a beneficiar-se das sensações de alívio que a aceitação da experiência traz. É uma prática que permite habitar e acalmar o corpo, assim como o fluxo de pensamentos, sentimentos e emoções.

5. Aprender a reagir com consciência, ao invés de reagir automaticamente: no caso específico das pessoas que vivem com dor, este último passo do programa de *mindfulness* diz respeito ao processo que muda a perspectiva da reatividade para a equanimidade, na medida em que a atenção é redirecionada do foco na dor e no sofrimento para os demais aspectos da vida como um todo, incluindo as experiências agradáveis e prazerosas – "você não é a sua dor, a dor é apenas um aspecto da sua vida". Neste último passo do programa, são exploradas as possibilidades, de maneira criativa, a despeito do cenário da dor.[4]

Capítulo 14

O manejo da dor com base em *mindfulness* é compreendida por alguns autores[29,30] como um processo de **escolhas conscientes que resultam no florescimento**. No florescimento, o bem-estar não é sustentado apenas pela felicidade, mas resulta do compromisso, dos relacionamentos, da busca de sentido na vida e da realização como parte do princípio de melhorar a qualidade de vida individual e coletiva.[29,30]

A partir dessas premissas, o profissional de saúde incentiva seus pacientes a avaliarem quais os elementos presentes em suas vidas, como cultivar seus talentos, construir relacionamentos profundos, e os estimula a sentir prazer em contribuir para o mundo.[7] Os seres humanos são gregários por natureza e, segundo especialistas em neurociência, um dos aspectos mais importantes para a saúde mental é a segurança de estar entre pessoas que nos fazem sentir bem. Esse movimento de inversão da atenção e foco de si mesmo, da dor e do sofrimento, em direção ao mundo e às demais pessoas, representa um dos principais resultados a serem observados ao longo das oito semanas dos programas de *mindfulness* e, que na perspectiva da psicologia positiva, leva uma pessoa a "florescer", preservando a saúde mental, o bem-estar e a qualidade de vida.[29,30]

Foi desenvolvido o "modelo da ampliação e construção",[29] a partir de um estudo no qual se utilizou com os participantes um tipo de meditação denominada *loving kindness*. De acordo com esse modelo, as emoções positivas geraram mais abertura e compreensão sobre as experiências presentes, sendo sistematizada a partir de três resultados sequenciais: **ampliação:** a pessoa começa a entender que as emoções positivas ampliam a atenção, a cognição e a ação; **construção:** como resultado dessa expansão, os recursos pessoais (físicos, intelectuais e sociais) se tornam mais disponíveis, facilitando a resolução de problemas e a avaliação proativa de situações adversas; e **transformação:** quando a pessoa gera uma mudança em seus padrões de pensamento, aumentando a criatividade, a flexibilidade e o discernimento sobre as situações vivenciadas, com maior resiliência e de maneira mais integrada ao meio social no qual está inserida. Ao longo do tempo, esses resultados criam uma espiral ascendente produtora de novas emoções positivas que, segundo Fredrickson e Branigan,[29] conduzem a pessoa ao florescimento – no sentido de sentir-se plenamente viva, criativa, participativa e resiliente, a despeito do cenário da dor e/ou da doença.[29,30]

Entretanto, os estudos da neurociência explicam que as funções do sistema reticular cerebral (responsável por nos manter em vigília) são potencializadas quando essas atitudes e emoções positivas são cultivadas, mantendo-se a atenção centrada e regulando-se a divagação dos pensamentos pelos caminhos da dúvida, da autocrítica excessiva, da insegurança, entre outros comportamentos geradores de sofrimento mental.[30] Manter o foco nessa direção da qualidade de vida poderá ajudar a pessoa a explorar suas fraquezas e potencialidades, de modo a poder atuar sobre cada uma delas no momento presente, sentindo-se mais confiante em superá-las, quando se manifestarem.[29,30]

Viver no cenário da dor é bastante difícil, e não menos desafiador é deparar-se com emoções negativas, que consomem toda a energia disponível, invertendo o sentido da espiral – do florescimento em direção à exaustão. Isso realmente pode acontecer, até mesmo com as pessoas mais experientes no campo da meditação com base na atenção plena (*mindfulness*), mas é importante que esse tipo de experiência seja explorado no processo meditativo, atuando-se sobre as resistências, até que aflorem estados mentais produtivos.[4]

A autora Burch[4] relata a sua experiência de viver com dor por mais de 20 anos e recomenda: "Em vez de sentir-se sendo esmagado pela dor, preso numa batalha sem escolha, descubra maneiras de lidar criativamente com quaisquer circunstâncias, com coração suave e flexível".

Encerra-se este capítulo com confiança no propósito de não se voltar a ser um bote à deriva, mas se tornar um iate que navega com estabilidade, guiado pela amplitude de visão do alto-mar, com a prática regular e a incorporação das atitudes *mindfulness* no cotidiano – uma desafiadora arte de responder em vez de reagir, com o intuito de reduzir a dor crônica, aliviar o estresse e obter melhor qualidade de vida.

Referências bibliográficas

1. Lucena-Santos P, Pinto-Gouveia J, Oliveira MS. Terapias comportamentais de terceira geração: guia para profissionais. Novo Hamburgo: Sinopsys; 2015. p. 29-58.

2. Kabat-Zinn J. Viver a catástrofe total: como utilizar a sabedoria do corpo e da mente para enfrentar o estresse, a dor e a doença. São Paulo: Palas Athena; 2017. p. 411-43.

3. Teasdale J, Williams M, Segal Z. Manual prático de mindfulness: um programa de oito semanas para libertar você da depressão, da ansiedade e do estresse emocional. São Paulo: Pensamento; 2016. p. 15-49.

4. Burch V. Viver bem com a dor e a doença: o método da atenção plena. São Paulo: Summus; 2011. p. 25-82, p. 90-1.

5. Schlechta Portella CF, Ghelman R, Abdala V, Schveitzer MC, Afonso RF. Meditation: evidence map of systematic reviews. Frontiers in Public Health. 2021;9:742715.

6. Zeidan F, Grant JA, Brown CA, McHaffie JG, Coghill RC. Mindfulness meditation-related pain relief: evidence for unique brain mechanisms in the regulation of pain. Neurosci Lett. 2012;520(2):165-73.

7. Burch V, Penmam D. Tú no eres tú dolor: mindfulness para aliviar el dolor, reducir el estrés y recuperar el bienestar. Barcelona: Kairós; 2016. p. 25-280.

8. Neff K, Germer C. Manual de mindfulness e compaixão: um guia para construir forças internas e prosperar na arte de ser seu melhor amigo. Porto Alegre: Artmed; 2019. p. 7-53.

9. Smalley SL, Winston D. Fully present: the science, art and practice of mindfulness. Philadelphia: Da Capo Lifelong Books; 2010. p. 1-22.

10. Nascimento SS, Oliveira LR, DeSantana JM. Correlations between brain changes and pain management after cognitive and meditative therapies: a systematic review of neuroimaging studies. Complement Ther Med. 2018; 39:137-45.

11. Williams ACC, Craig KD. Updating the definition of pain. Pain. 2016;157(11):2420-3.

12. Minson FP, Morete MC, Marangoni MA. Dor. Barueri: Manole; 2015. p. 3-144.

13. Brandel MG, Lin C, Hennel D, Khazen O, Pilitsis JG, Ben-Haim S. Mindfulness meditation in the treatment of chronic pain. Neurosurg Clin N Am. 2022;33(3):275-9.

14. De Santana, Josimari Melo et al. Revised definition of pain after four decades. BrJP. 2020;39(3):197-8.

15. Petrucci G, Papalia GF, Russo F, Vadalà G, Piredda M, De Marinis MG et al. Psychological approaches for the integrative care of chronic low back pain: a systematic review and meta-nalysis. Int J Environ Res Public Health. 2021;19(1):60.

16. Kim MJ, Loucks RA, Palmer AL, Brown AC, Solomon KM, Marchante An et al. The structural and functional connectivity of the amygdala: from normal emotion to pathological anxiety. Behav Brain Res. 2011;223(2):403-10.

17. Gilbert P. The compassionate mind. Londres: Robinson Press; 2019. p. 3-78.

18. Van Der Kolk B. O corpo guarda as marcas. Rio de Janeiro: Sextante; 2020. p. 51-126.

19. Gard T, Holzel BK, Sack AT, Hempel H, Vaitl D, Ott U. Pain attenuation through mindfulness is associated with decreased cognitive control and increased sensory processing in the brain. Cerebral Cortex. 2011;191:36-43.

20. Adler-Neal AL, Waugh CE, Garland EL, Shaltout HA, Diz DI, Zeidan F. The role of heart rate variability in mindfulness-based pain relief. J Pain. 2020;21(3-4):306-23.

21. Melzack R, Wall PD. Pain mechanisms: a new theory. Science. 1965 Nov 19;150(3699):971-9.

22. Jinich-Diamant A, Garland E, Baumgartner J, Gonzalez N, Riegner G, Birenbaum J et al. Neurophysiological mechanisms supporting mindfulness meditation-based pain relief: an updated review. Curr Pain Headache Rep. 2020;24(10):56.

23. Shires A, Sharpe L, Davies JN, Newton-John TRO. The efficacy of mindfulness-based interventions in acute pain: a systematic review and meta-analysis. Pain. 2020;161(8):1698-707.

24. Hilton L, Hempel S, Ewing BA, Apaydin E, Xenakis L, Newberry S et al. Mindfulness meditation for chronic pain: systematic review and meta-analysis. Ann Behav Med. 2017;51(2):199-213.

25. Lin LY, Lin LH, Tzeng GL, Huang YH, Tai JF, Chen YL et al. Effects of mindfulness-based therapy for cancer patients: a systematic review and meta-analysis. J Clin Psychol Med Settings. 2022;29(2):432-45.

26. Pardos-Gascón EM, Narambuena L, Leal-Costa C, Ramos-Morcillo AJ, Ruzafa-Martínez M, van-der Hofstadt Román CJ. Effects of mindfulness-based cognitive therapy for chronic pain: a multicenter study. Int J Environ Res Public Health. 2021;18(13):6951.

27. Pei JH, Ma T, Nan RL, Chen HX, Zhang YB, Gou L et al. Mindfulness-based cognitive therapy for treating chronic pain: a systematic review and meta-analysis. Psychol Health Med. 2021;26(3):333-46.

28. Feng B, Hu X, Lu WW, Wang Y, Ip WY. Are mindfulness treatments effective for pain in cancer patients? A systematic review and meta-analysis. Eur J Pain. 2022;26(1):61-76.

29. Fredrickson BL, Branigan C. Positive emotions broaden the scope of attention and thought-action repertoires. Cognition and Emotion. 2005;19(3):313-32.

30. Seligman MEP. Florescer: uma nova compreensão da felicidade e do bem-estar. São Paulo: Objetiva; 2011. p. 45-268.

31. Sangharáskshita U. Mindfulness vivir con conciencia: comentario del diálogo del Buda sobre la atención consciente Sutta Satipatthana. Valência: Dharmamega; 2016.

Musicoterapia na Terapêutica da Dor

Priscila Medeiros de Freitas
Ana Mary de Freitas Siqueira Cervantes
Renato Leonardo de Freitas

Introdução

A Associação Internacional para Estudo da Dor (IASP, sigla em inglês para International Association Study for Pain), em sua mais nova atualização, definiu a dor como "uma experiência sensitiva e emocional desagradável associada, ou semelhante àquela associada, a uma lesão tecidual real ou potencial".[1]

Trata-se do mais comum dos sintomas que fazem as pessoas procurarem os sistemas de saúde. Todavia, os profissionais de saúde, sejam eles médicos, enfermeiros ou fisioterapeutas, entre outros, ainda encontram dificuldades tanto na mensuração como no manejo da dor. Muito embora seja uma experiência comum, é complexa, pois envolve um conjunto variado de fatores emocionais, motivacionais, culturais, étnicos, sociais e de gênero. Assim, reduzi-la ou eliminá-la em algumas situações parece algo ilusório, como se observa em processos crônicos.[2]

A dor pode ser classificada de diferentes maneiras. Com base no tempo, sua classificação pode ser como aguda ou crônica. A dor aguda está relacionada a lesões traumáticas, infecciosas ou inflamatórias, cuja ausência de queixas se faz após a cura da lesão inicial. Assim, apresenta-se com alto valor adaptativo e evolutivo, uma vez que é importante e crucial para as espécies identificar um estímulo nocivo e afastá-lo ou apresentar respostas comportamentais curativas.[3] Contrariamente à dor aguda, a dor crônica não apresenta nenhum valor adaptativo, pois está presente mesmo que o estímulo "lesivo" inicial não exista mais. Além disso, há presença de muitas outras comorbidades associadas, como ansiedade, depressão, fadiga intensa e alterações cognitivas.[3]

O manejo da dor pode ser realizado com o uso de tratamentos farmacológicos variados, como: analgésicos opioides (codeína, tramadol, morfina, metadona, buprenorfina e oxicodona); analgésicos não opioides, como os anti-inflamatórios não esteroidais, paracetamol e dipirona; e os adjuvantes, como os antidepressivos, relaxantes musculares, anticonvulsivantes, entre outros.[4]

No entanto, o uso das Práticas Integrativas e Complementares em Saúde (PICS) tem se mostrado eficiente como componente integrador e complementar ao tratamento médico clássico. Sabendo-se que se apresentam com a dimensão do cuidado mais ampliada e não somente focada no processo curativo, as PICS são ferramentas terapêuticas interessantes no tratamento da dor crônica, uma vez que são considerados diferentes aspectos do cuidado: físico, psíquico, emocional e social, dimensões que estão prejudicadas em processo de dor crônica.[5]

A música é a linguagem das emoções. É simultaneamente cultura e arte. Reproduz sentimentos interiores, a mistura de sensações e está presente em todas as culturas. É uma ferramenta terapêutica acessível, de baixo custo, com potencial uso terapêutico e clínico, para o tratamento de diversas condições clínicas e melhora da qualidade de vida.[6-7]

A música tem sido utilizada como um tratamento não farmacológico potencialmente viável para o alívio da dor. A musicoterapia é vista como um tratamento complementar para pacientes que sofrem de dor crônica, de maneira comprovadamente eficaz. A contribuição da musicoterapia se faz nos diversos âmbitos da atenção em saúde, quer seja na atenção primária, secundária ou terciária.[8]

De fato, a musicoterapia é vista como um tratamento complementar para pacientes que sofrem de dor crônica e sua utilização pode ser encorajada e estimulada por qualquer profissional da saúde em uma equipe multidisciplinar. Contudo, o musicoterapeuta é o profissional capacitado para atuar com ela.[9]

A exposição à música tem sido bastante relatada na literatura como mediadora da estimulação cerebral. Registram-se os potenciais efeitos da música em animais e humanos, com implicações importantes para a neuroplasticidade e a reabilitação neurológica.[10-12] A perspectiva de usar a música como tratamento adjuvante da dor tem vantagens claras: a música mostra-se segura, não invasiva e de baixo custo, em oposição a alternativas farmacológicas que implicam inevitavelmente o risco de efeitos adversos.

Caminhos neurais da dor física, da dor emocional e da dor social

A dor é uma experiência subjetiva, pessoal e multidimensional; envolve dimensões psicológicas, comportamentais, afetivas, cognitivas e sensoriais. As dimensões cognitivas, emocionais e comportamentais, assim como os aspectos neuroanatômicos e fisiopatológicos da dor aguda e dor crônica, podem iniciar-se por diversos fatores, como lesão no tecido (nociceptiva), lesão do nervo (neuropática) etc. A dor física e a dor emocional, assim como a dor social, retratam-se como mais que um aspecto sensório, pois pacientes que relatam estresse crônico, ansiedade e depressão ao longo da dor crônica apresentam maior incapacidade relacionada à dor.[13]

Embora os fatores causais não estejam ainda claros acerca das comorbidade entre dor crônica e as desordens psiquiátricas, algumas evidências indicam que condições psiquiátricas podem resultar em condições de saúde crônicas, como a dor crônica. Na realidade, o que de fato se sabe é que aspectos físicos e emocionais da dor se engajam numa intersecção das estruturas e vias neurais comuns no cérebro. Assim, fornecer subsídios neurais e psicofarmacológicos para a compreensão dos sistemas controladores da dor crônica, assim como para avaliar e discutir diversos aspectos (sensoriais, cognitivos, emocionais e comportamentais) que envolvem a dor em humanos e em animais, pode abrir horizontes acerca do manejo da dor.[13]

A ativação das fibras sensitivas se faz através de nociceptores, que são terminações nervosas livres presentes em todo o corpo. Os nociceptores são especializados e podem ser ativados por diferentes estímulos: mecânicos, térmicos e químicos. Assim, após uma lesão, são liberados mediadores químicos que podem ativar ou sensibilizar os nociceptores, que são neurônios pseudounipolares, cujos corpos celulares se encontram nos gânglios das raízes dorsais do nervo espinal e nos gânglios trigeminais e processam esses estímulos traumáticos ou inflamatórios.[14] Os axônios desses neurônios enviam as informações ao sistema nervoso central, no qual o primeiro neurônio somatossensorial (situado no gânglio da raiz dorsal do nervo espinal) conecta-se com o neurônio de segunda ordem (situado no corno dorsal da medula espinal, mais precisamente nas lâminas II, III e V de Rexed, do corno dorsal da medula espinal); assim, o neurônio aferente primário faz a primeira sinapse com o segundo neurônio. Os axônios do segundo cruzam o plano mediano e ascendem, formando os tratos neoespinotalâmico e paleoespinotalâmico, os quais se dirigem para o núcleo ventral posteromedial do tálamo dorsal e outras áreas do sistema nervoso central. No tálamo dorsal, os neurônios de terceira ordem conectam-se com o córtex somestésico, no qual o estímulo nociceptivo é detectado como dor. O córtex somestésico é o local no sistema nervoso central em que serão interpretadas a localização, a duração e a intensidade da dor.[12,14]

Além da ativação do sistema ascendente de identificação do estímulo nociceptivo, existe um mecanismo central de modulação da dor, o sistema de inibição descendente endógena. É importante enfatizar que o segundo neurônio da via ascendente pode conectar-se com diferentes núcleos do tronco cerebral, incluindo a substância cinzenta periaquedutal (PAG) e o núcleo magno da Rafe (NMgR), que são áreas envolvidas na modulação endógena descendente da dor; e dados na literatura apontam que esse sistema pode estar envolvido durante a exposição à música.[14]

Musicoterapia

A Federação Mundial de Musicoterapia (WFMT, sigla em inglês para World Federation of Music Therapy) define musicoterapia como o uso de música e/ou elementos musicais (som, ritmo, melodias ou harmonias) para facilitar e promover a comunicação, relacionamentos, aprendizado, movimento, expressão, organização e outros objetivos terapêuticos relevantes, resolvendo, assim, necessidades físicas, emocionais, mentais, sociais e cognitivas.[15] Tanto a medicina quanto a música podem ser utilizadas para melhorar a condição humana e sua união dá origem à chamada "musicoterapia", ou seja, a terapia por meio da música,[16] atualmente usada como terapia complementar para procedimentos físicos, mentais e cirúrgicos.[17] A musicoterapia busca desenvolver, de maneira culturalmente aceita, o potencial e/ou as habilidades dos pacientes, em um esforço para garantir melhor integração intrapessoal/interpessoal e consequente melhoria da qualidade de vida por meio de prevenção, reabilitação e tratamento.[18]

Os efeitos da musicoterapia têm sido estudados para os períodos de gestação e parto. Têm sido mostrados resultados promissores de diminuição dos níveis de ansiedade e estresse na mãe[19] e melhora dos parâmetros fetais (como variabilidade dos batimentos cardíacos).[20] A musicoterapia é reconhecida como parte dos serviços prestados durante a psicoprofilaxia obstétrica, especialmente durante as sessões que instruem a mãe sobre como se preparar para o parto e o puerpério[21] e como a terapia mente-corpo está incluída na saúde sistêmica.[22]

Alívio da dor por meio da música

A música pode atuar nos componentes físicos e emocionais da dor, assim tem sido cada vez mais utilizada como adjuvante no tratamento das síndromes dolorosas. É interessante mencionar que, apesar de a literatura evidenciar o efeito benéfico da música, muito tem se discutido sobre sua eficácia clínica e seus mecanismos cerebrais. Contudo, há um consenso de que pacientes que ouvem música experienciam menor intensidade de dor em comparação aos pacientes que recebem apenas os cuidados-padrão. É interessante mencionar que a analgesia induzida pela exposição à música é evidenciada em diferentes abordagens da dor, tanto em estudos de dor experimental, ou seja, com voluntários sadios, como em pacientes com dor aguda pós-operatória ou dor crônica.[10,23-25]

A exposição à música utilizando som ritmado parece atuar na função hemodinâmica do corpo: frequência cardíaca, pressão arterial, temperatura corporal, respiração, sono e relaxamento muscular.[26]

A analgesia induzida pela música pode atuar em três aspectos diferentes: cognição, emoção e neurobiologia[27] (Figura 15.1).

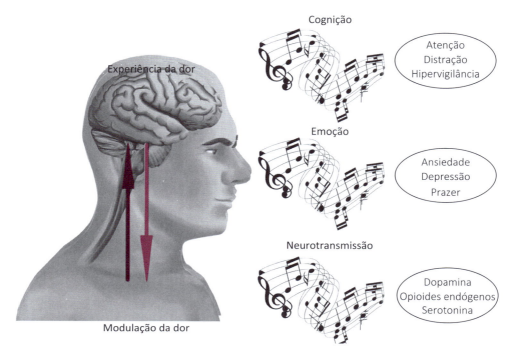

Figura 15.1 – Diferentes níveis da atuação da música na indução da analgesia.
Fonte: Adaptado de Tracey e Mantyh, 2007.

No campo da cognição, os mecanismos pelos quais a música pode ter efeito inibitório da dor também são explicados na hipótese de que a música pode afetar a própria percepção da dor. Especificamente, a música pode reduzir a dor pelo simples fato de desviar a atenção do paciente do foco principal. Nesse contexto, a capacidade da música de induzir um efeito analgésico nessa abordagem cognitiva é plausível, ou seja, ocorre a distração ou a menor atenção do paciente para seu quadro álgico, desviando-lhe a atenção para outro estímulo.[28]

Com relação à emoção, a música pode induzir emoções prazerosas. Assim, a possível explicação da analgesia nesse campo tem sido relacionada ao prazer com as preferências musicais e a excitação que a música pode causar individualmente. Diante disso, vale ressaltar que a música ideal é aquela com a qual o paciente tem afinidade, de seu gosto pessoal, e não a escolhida pelo profissional de saúde. Esses dados foram evidenciados em pacientes pós-cirurgia cardíaca que, expostos a música de sua escolha, apresentaram redução de ansiedade, dor e melhor uso de opioides quando comparados a pacientes que foram expostos a música, mas não de sua escolha.[24]

Estudos de ressonância magnética funcional demonstraram mudança na atividade neural de indivíduos saudáveis.[10] Voluntários apresentaram atividade em várias áreas do cérebro, tronco cerebral e medula espinhal ao ouvirem suas músicas favoritas em comparação com nenhuma música durante a estimulação dolorosa. Essas regiões incluem o córtex pré-frontal dorsolateral (DLPFC), cinza periaquedutal (PAG), medula ventromedial rostral (RVM) e cinza dorsal da medula espinhal. Esse foi o primeiro estudo de imagem a caracterizar a resposta neural de dor e como ela é atenuada após exposição à música. Esse estudo trouxe novos *insights* sobre o mecanismo neural de analgesia induzido por música dentro do sistema nervoso central, incluindo regiões do sistema límbico e áreas conhecidas por estarem envolvidas no sistema modulador descendente da dor.[10]

Outro estudo de imagem cerebral também evidenciou o efeito da música em pacientes com fibromialgia.[25] A análise de correlação entre os resultados da conectividade funcional entre os voluntários dos estudos investigou-os em estado de repouso (rs-FC), usando ensaios clínicos randomizados (RCTs) relacionados à dor e à analgesia, para determinar os efeitos antes e depois da intervenção musical e sua correlação com relatos de dor. Foram encontradas diferenças significativas na linha de base rs-FC entre pacientes com fibromialgia e voluntários sadios. Ambos os grupos apresentaram alterações no rs-FC após a condição musical. Pacientes com fibromialgia relataram analgesia após a exposição à música, e essa resposta foi significativamente correlacionada à diminuição do rs-FC entre o giro angular, cingulado posterior córtex e precuneus, e o rs-FC aumentou entre a amígdala e o giro frontal médio.[25] Essas áreas são relacionadas a processos autobiográficos e límbicos e à atenção auditiva, sugerindo que a analgesia induzida pela música pode surgir como uma consequência da modulação de cima para baixo, provavelmente originada por distração, relaxamento, emoção positiva, ou uma combinação desses mecanismos.

E, por último, a analgesia induzida pela música pode ser por meio da liberação de opioides endógenos e dopamina no sistema nervoso central.

Estudos com recém-nascidos prematuros (idade gestacional de 37 semanas) foram aleatoriamente designados para um dos grupos experimentais ou controle.[29] Os bebês do grupo experimental foram submetidos a procedimentos dolorosos com exposição a música associada a intervenção do toque; e aqueles no grupo-controle foram submetidos a procedimentos dolorosos sem a exposição e sem o toque. Após os procedimentos, amostras de sangue foram coletadas de todos os bebês no início da hospitalização e duas semanas depois para avaliar as concentrações de cortisol e β-endorfina. Após duas semanas, os escores de dor dos bebês prematuros foram significativamente maiores no grupo-controle do que no grupo experimental. A concentração de cortisol não foi significativamente diferente entre o grupo-controle e o experimental durante todo o estudo. No entanto, a concentração de β-endorfina foi maior no grupo experimental do que no grupo-controle, tanto no início da hospitalização como duas semanas depois, evidenciando que a exposição à música associada ao toque durante procedimentos dolorosos é capaz de diminuir a resposta à dor de neonatos prematuros, melhorando significativamente a concentração de β-endorfina, mas não a concentração de cortisol no sangue.[29]

Estudos em modelos animais mostraram que ouvir música melódica pode ser considerado uma intervenção não farmacológica que melhora várias doenças, principalmente aquelas que alteram a atividade dos sistemas monoaminérgicos do cérebro. Animais de laboratório que foram expostos à sonata de Mozart para dois pianos (K. 488) aumentaram as concentrações de dopamina (DA), serotonina (5-HT) e os respectivos metabólitos no putâmen-caudado (CPu) e no núcleo accumbens (NAcc), áreas ligadas à recompensa e ao controle motor.[30]

De fato, a ação da música se dá em diversos âmbitos, cujos mecanismos de ação ainda estão sendo estudados. Contudo, não se pode negar ou contestar seu efeito em promover analgesia. Assim, a musicoterapia é uma abordagem promissora como tratamento adjuvante da dor.

Referências bibliográficas

1. Raja SN, Carr DB, Cohen M, Finnerup NB, Flor H, Gibson S et al. The revised International Association for the Study of Pain definition of pain: concepts, challenges, and compromises. Pain. 2020 Sep 1;161(9):1976-82.

2. Ferreira de Sousa BP, Fráguas R, Melo Santos D, Figueiró JA. Critérios diagnósticos e avaliação terapêutica. In: Fráguas JR, Figueiró JA, Melo Santos D. Martins Ferreira E, organizador. Depressão e dor: a pesquisa em psicologia: contribuições para o debate metodológico. Ponta Grossa: Atena; 2021.

3. Brandão ML, Graeff FG. Neurobiologia dos transtornos mentais. Rio de Janeiro: Atheneu; 2014. p. 286.

4. Dworkin RH, O'Connor AB, Kent J, Mackey SC, Raja SN, Stacey BR et al. Interventional management of neuropathic pain: NeuPSIG recommendations. Pain. 2013 Nov;154(11):2249-61.

5. Brasil. Ministério da Saúde. Manual de implantação de serviços de práticas integrativas e complementares no SUS. Brasília: Ministério da Saúde; 2018. [acesso em 20 mar 2020]. Disponível em: http://www.saude.gov.br/saude-de-a-z/praticas-integrativas-e-complementares.

6. Melo GAA, Rodrigues AB, Firmeza MA, Grangeiro ASM, Oliveira PP, Caetano JA. Intervenção musical sobre a ansiedade e parâmetros vitais de pacientes renais crônicos: ensaio clínico randomizado. Rev Latino Am Enfermagem. 2018;26:e2978.

7. Bashiri M, Akçalı D, Coşkun D, Cindoruk M, Dikmen A, Çifdalöz BU. Evaluation of pain and patient satisfaction by music therapy in patients with endoscopy/colonoscopy. Turk J Gastroenterol. 2018 Sep;29(5):574-9.

8. Gonçalez DF, Nogueira AT, Puggina AC. O uso da música na assistência de enfermagem no Brasil: uma revisão bibliográfica. Cogitare Enferm. 2008;13(4):591-6.

9. União Brasileira das Associações de Musicoterapia (UBAM). Editorial. Revista Brasileira de Musicoterapia. 1996;1(2):4.

10. Dobek CE, Beynon ME, Bosma RL, Stroman PW. Music modulation of pain perception and pain-related activity in the brain, brain stem, and spinal cord: a functional magnetic resonance imaging study. J Pain. 2014 Oct;15(10):1057-68.

11. Chen W, Zheng J, Shen G, Ji X, Sun L, Li X et al. Music therapy alleviates motor dysfunction in rats with focal cerebral ischemia-reperfusion injury by regulating BDNF expression. Front Neurol. 2021 Jun 28;12:666311.

12. Metcalf CS, Huntsman M, Garcia G, Kochanski AK, Chikinda M, Watanabe E et al. Music-enhanced analgesia and antiseizure activities in animal models of pain and epilepsy: toward preclinical studies supporting development of digital therapeutics and their combinations with pharmaceutical drugs. Front Neurol. 2019 Mar 27;10:277.

13. Marchand S, Saravane D, Gaumound I. Mental, health and pain. France: Springer-Velag; 2008.

14. Basbaum AI, Bautista DM, Scherrer G, Julius D. Cellular and molecular mechanisms of pain. Cell. 2009 Oct 16;139(2):267-84.

15. Vink A, Hanser S. Music-based therapeutic interventions for people with dementia: a mini-review. Medicines (Basel). 2018 Oct 8;5(4):109.

16. Miranda MC, Hazard SO, Miranda PV. La música como una herramienta terapéutica en medicina. Rev Chil Neuro-Psiquiatr. 2017;55:266-77.

17. Kamioka H, Tsutani K, Yamada M, Park H, Okuizumi H, Tsuruoka K et al. Effectiveness of music therapy: a summary of systematic reviews based on randomized controlled trials of music interventions. Patient Prefer Adherence. 2014 May 16;8:727-54.

18. Benenzon R. Musicoterapia de la teoría a la práctica. Barcelona, Spain: Paidos; 2000.

19. García González J, Ventura Miranda MI, Requena Mullor M, Parron Carreño T, Alarcón Rodriguez R. Effects of prenatal music stimulation on state/trait anxiety in full-term pregnancy and its influence on childbirth: a randomized controlled trial. J Matern Fetal Neonatal Med. 2018 Apr;31(8):1058-65.

20. Teckenberg-Jansson P, Turunen S, Pölkki T, Lauri-Haikala M-J, Lipsanen J, Henelius A et al. Effects of live music therapy on heart rate variability and self-reported stress and anxiety among hospitalized pregnant women: a randomized controlled trial, Nordic Journal of Music Therapy. 2019;28:1:7-26.

21. Peru. Ministerio de Salud (MINSA). Guía técnica para la psicoprofilaxis obstétrica y estimulación prenatal. Lima, Peru: MINSA; 2012. p. 1-49.

22. Santiváñez R, Condori C, Loayza M, Vásquez P, Valeriano L; Instituto Nacional de Salud (INS), Ministerio de Salud (MINSA). Manual de registro y codificación de actividades en la atención de medicina alternativa y medicina complementaria. Serie de Manuales HIS n 05. Lima, Peru: INS-MINSA; 2016.

23. Linnemann A, Kappert MB, Fischer S, Doerr JM, Strahler J, Nater UM. The effects of music listening on pain and stress in the daily life of patients with fibromyalgia syndrome. Front Hum Neurosci. 2015 Jul 30;9:434.

24. Voss JA, Good M, Yates B, Baun MM, Thompson A, Hertzog M. Sedative music reduces anxiety and pain during chair rest after open-heart surgery. Pain. 2004 Nov;112(1-2):197-203.

25. Garza-Villarreal EA, Pando V, Vuust P, Parsons C. Music-induced analgesia in chronic pain conditions: a systematic review and meta-analysis. Pain Physician. 2017 Nov;20(7):597-610.

26. Bakker DR, Martin FH. Musical chords and emotion: major and minor triads are processed for emotion. Cogn Affect Behav Neurosci. 2015 Mar;15(1):15-31.

27. Tracey I, Mantyh PW. The cerebral signature for pain perception and its modulation. Neuron. 2007 Aug 2;55(3):377-91.

28. Angioli R, De Cicco Nardone C, Plotti F, Cafà EV, Dugo N, Damiani P et al. Use of music to reduce anxiety during office hysteroscopy: prospective randomized trial. J Minim Invasive Gynecol. 2014 May-Jun;21(3):454-9.

29. Qiu J, Jiang YF, Li F, Tong QH, Rong H, Cheng R. Effect of combined music and touch intervention on pain response and β-endorphin and cortisol concentrations in late preterm infants. BMC Pediatr. 2017 Jan 26;17(1):38.

30. Moraes MM, Rabelo PCR, Pinto VA, Pires W, Wanner SP, Szawka RE et al. Auditory stimulation by exposure to melodic music increases dopamine and serotonin activities in rat forebrain areas linked to reward and motor control. Neurosci Lett. 2018 Apr 23;673:73-8.

Capítulo 16

Ozonioterapia e Dor

José Oswaldo de Oliveira Júnior
Rosimary Amorim Lopes

Introdução

Os procedimentos que utilizam a ozonioterapia na medicina humana, em nosso meio, ainda são considerados experimentais e sujeitos, destarte, à regulamentação vigente que baliza a pesquisa envolvendo seres humanos. Essa decisão data de mais de 10 anos e se baseou na carência literária de estudos bem fundamentados, randomizados, duplamente encobertos, placebo-controlados ou com grande número de casos demonstrando sua eficácia.[1]

O Conselho Federal de Odontologia (CFO) regulamentou, em 2015, a prática da ozonioterapia pelo cirurgião-dentista, por meio da Resolução CFO n. 166/2015. Cinco anos depois, no dia 22 de outubro, o Conselho Federal de Medicina Veterinária (CFMV), conforme a Resolução n. 1.364/2020, autorizou e definiu as orientações para a utilização da terapia com ozônio em animais.[2]

No longo período decorrido desde a última deliberação restritiva do Conselho Federal de Medicina (CFM), houve aumento significativo de publicações, especialmente em odontologia e em veterinária, duas áreas em que o método foi reconhecido. O presente capítulo pretende atualizar o conhecimento recentemente acumulado sobre as evidências científicas que envolvem a ozonioterapia, com ênfase no controle da dor.

Conceitos

O ozônio é a forma molecular de três átomos do oxigênio. O gás medicinal é a mistura O_2/O_3, na qual o oxigênio perfaz de 95% a 99% e o ozônio, de 1% a 5%. É gerado pela passagem do oxigênio medicinal sobre uma descarga de arco corona variável, criando a concentração desejada. A conversão é feita por geradores de ozônio, no momento próximo ao uso, em razão da labilidade, principalmente térmica, do gás.[3]

Nas grandes altitudes, o oxigênio é bombardeado pelos raios ultravioleta e a energia recebida o transforma parcialmente em ozônio. Nas chuvas, a formação do ozônio é originária da descarga elétrica dos relâmpagos. O gás é parte efêmera do conjunto de gases da poluição produzida pelos motores a combustão.[4]

Mecanismos de ação

O ozônio é a forma molecular de oxigênio que contém três átomos. Sua grande entropia se associa a mais instabilidade, fragilidade perante estimulação mecânica e exposição a temperaturas mesmo que moderadamente elevadas. Sua capacidade de doar um elétron para outra substância é uma característica importante, conhecida como "oxidativa". As terapias oxidativas ou bio-oxidativas, como a ozonioterapia, utilizam a propriedade das substâncias de oxidarem outras, produzindo algum benefício terapêutico.[4]

O ozônio é aproximadamente 10 vezes mais solúvel que o oxigênio. Reage assim que entra em contato com os meios hídricos ou lipídicos, provocando a formação simultânea de espécies reativas de oxigênio e produtos oxidativos lipídicos. Juntas, as biomoléculas formam verdadeiros sistemas de tamponamento antioxidante; e a grande maioria delas exerce importante papel anti-inflamatório e analgésico, simultaneamente às ações antioxidantes.[4]

O peróxido de hidrogênio é uma das espécies reativas de oxigênio capazes de atuar como mensageiras do ozônio, responsável pela indução de diversos efeitos biológicos e terapêuticos. Atuando como pró-droga, o ozônio é realmente capaz de provocar uma multiplicidade de respostas biológicas úteis e, possivelmente, reverter um estresse oxidativo crônico, como aqueles derivados de processos degenerativos.[5]

A terapia com ozônio modula o sistema imunológico por meio do equilíbrio de citocinas inflamatórias e anti-inflamatórias, estimula a entrega de mais oxigênio, melhora a reologia dos glóbulos vermelhos, aumenta as enzimas antioxidantes e aumenta a produção de glutationa. Os sistemas antioxidantes podem ser divididos em enzimáticos e não enzimáticos. Os enzimáticos incluem as ações das dismutases de superóxidos, das catalases, das peroxidases da glutationa, bem como o sistema de redox da glutationa. Os não enzimáticos podem ser hídricos ou hidrossolúveis, lipídicos ou lipossolúveis, ou ainda um subgrupo de proteínas queladoras.[4]

O ozônio é rapidamente inativado e, dependendo do sistema de tamponamento atuante, forma os denominados "ozonídeos", espécies reativas de oxigênio ou dos produtos de oxidação lipídica. As espécies reativas de oxigênio são potencialmente citotóxicas; no entanto, a meia-vida muito curta dessas substâncias, com exceção do radical semiquinona e do ácido hipocloroso, reduz o risco delas decorrente, desde que as aplicações obedeçam a criteriosa seleção de doentes e doses recomendadas para cada modo de aplicação dos protocolos das associações médicas de ozonioterapia.[4]

A terapia com oxigênio-ozônio na chamada "lesão química do núcleo pulposo" quebra os glicosaminoglicanos de proteoglicanos que mantêm a pressão osmótica do disco, desidratando o núcleo pulposo e reduzindo o volume do disco intervertebral. Há alívio da compressão da raiz do nervo e da dor da hérnia relacionada ao disco. Além disso, o ozônio parece interagir com citocinas intradiscais, gerando uma resposta anti-inflamatória que pode contribuir para a melhora dos sintomas.[6] Um estudo retrospectivo sugere que a terapia com ozônio produz disrupção do disco, com redução significativa no tamanho do material prolapsado extrudido para o canal espinhal.[7]

Propriedades analgésicas da ozonioterapia

A ozonioterapia é um método de tratamento minimamente invasivo, que se mostra capaz de oferecer analgesia a portadores de diversos tipos de dores refratárias, associando-se a poucos relatos de complicações.[1] Dores que acompanham quadros infecciosos, direta ou indiretamente, são aliviadas ou até mesmo prevenidas com o uso da ozonioterapia. Dores musculares de diversas etiologias, em especial as relacionadas ao acúmulo de ácido láctico e à redução subsequente do pH local, são aliviadas com o uso do ozônio.[4]

No tratamento de distúrbios dolorosos da articulação temporomandibular, o uso do ozônio tem se mostrado mais eficaz quando comparado ao de alguns anti-inflamatórios.[8] Quanto à eficácia da aplicação de ozônio no controle de dor, edema e trismo, associados à remoção cirúrgica de terceiros molares mandibulares impactados, não houve diferença entre os graus de abertura da boca ou de edema; já a intensidade da dor e o consumo de analgésico foram significativamente menores com a aplicação do ozônio. Os resultados demonstram que a terapia bio-oxidativa foi mais eficaz do que a farmacoterapia analgésica tradicional para o alívio da dor.[9]

Em ensaio clínico controlado, randomizado e cegado, concluiu-se que o ozônio pode ser considerado um agente tópico efetivo para o alívio da dor e eventual substituto para o uso de antibiótico sistêmico no pós-operatório.[10] No tratamento da espondilose cervical com dores locais em membro superior, a terapia combinada com ozônio e *laser* via agulha de punção foi considerada segura e eficaz.[10]

Ensaio clínico controlado e randomizado investigou o efeito imediato e em longo prazo do tratamento com ozônio em doentes com dentes hipersensíveis; concluiu-se que houve redução significativa da percepção da dor em comparação aos tratados com placebo.[11]

Estudo de observação de coorte controlado, duplo e não randomizado, com portadores de estomatite aftosa recorrente, revelou que o tratamento com a mistura O_2/O_3 reduziu a intensidade da dor (p ≤ 0,001) e o tamanho das úlceras (p ≤ 0,004) em períodos menores que os dos controles.[12]

Os efeitos analgésicos pós-operatórios do ozônio administrado em animais por insuflação retal foram comparados aos de meloxicam intramuscular. Os resultados não revelaram diferenças estatisticamente significativas nas escalas de dor entre os protocolos analgésicos. O ozônio não provocou efeitos adversos mensuráveis, podendo ser considerado uma alternativa para promover o alívio da dor pós-operatória.[13]

Os resultados de ensaios clínicos randomizados mostraram um efeito benéfico do ozônio na redução de complicações após cirurgia de terceiro molar mandibular impactado. A aplicação de ozônio adjuvante pode oferecer benefício para reduzir a dor, melhorar a qualidade de vida e diminuir a ingestão média de analgésicos após essa cirurgia, mas não é eficaz na redução de inchaço facial e trismo.[14]

Doentes com cefaleia intensa e persistente, refratária ao tratamento-padrão com medicamentos agonistas de triptano 5-HT1, foram tratados com ozonioterapia por auto-hemoterapia, com sangue venoso misturado a gás O_3/O_2 reinfundido lentamente nesses pacientes. Tanto a frequência de episódios de dor como a intensidade do desconforto sofreram redução, possibilitando aos autores concluírem que nessa série a terapia com ozônio foi eficaz.[15]

Estudo prospectivo em portadores de osteoartrite de extremidades tratados por injeção de ozônio e oxigênio mostrou diminuição significativa da dor e permitiu inferir mecanismo de ação associado a mudanças histológicas na articulação.[16] Na osteoartrite de joelho, a combinação de oxigênio/ozônio e tratamento com ácido hialurônico produziu desfecho significativamente melhor, especialmente no seguimento de dois meses, em comparação à administração dos métodos separadamente.[17]

Metanálise que incluiu 12 ensaios clínicos, com mais de 8 mil pacientes portadores de lombociatalgia ou lombalgia, não evidenciou diferença entre os operados e os tratados com ozonioterapia quanto ao desconforto doloroso e à função; porém, o grupo tratado com O_3/O_2 evoluiu com menor taxa de complicações e tempo de recuperação mais curto.[18]

Estudo aleatório e duplamente encoberto demonstrou que a combinação da ozonioterapia a tratamentos clássicos para alívio de lombociatalgia secundária à presença de herniação discal, como a infiltração com anestésico local e corticoide, apresentou melhor controle do desconforto doloroso.[19]

Estudo multicêntrico, aleatório e duplamente encoberto, em doentes com lombociatalgia por hérnia discal lombar tratada, mostrou que, entre os que receberam a ozonioterapia, o número dos que ficaram sem dor foi duas vezes maior e o dos que precisaram de tratamento cirúrgico foi três vezes menor em comparação ao grupo placebo.[20]

No tratamento de portadores de hérnia discal lombar, a ozonioterapia se mostrou segura quanto à evolução neurológica, reduzindo a indicação de cirurgias descompressivas e não se relacionando a taxas maiores de sequelas.[21] O método é considerado efetivo e muito seguro, mesmo em idosos.[22] Na prática, exames de imagens (tomografia e ressonância magnética) evidenciam a presença da mistura O_2/O_3 no peridural de doentes submetidos a injeção supralaminar, sugerindo que o risco da via epidural é evitável sem modificação do resultado.

Revisão sistemática e metanálise sobre o uso da ozonioterapia para o lumbago secundário a hérnia discal indicou grau de evidência: II, com base em pelo menos um trabalho bem desenhado, porém com baixa precisão diagnóstica para a administração intradiscal; e II-1, com base em pelo menos um trabalho científico bem desenhado e com bom tamanho amostral, para as administrações por via muscular paravertebral, supralaminar ou periforaminal.[23]

A quimonucleólise intradiscal de oxigênio-ozônio para hérnias de disco lombar de nível único que não responderam ao tratamento conservador atendeu aos critérios de não inferioridade para microdiscectomia na melhora média da dor apendicular em seguimento de seis meses; 71% dos submetidos a oxigênio-ozônio intradiscal melhoraram, evitando-se o procedimento considerado mais invasivo (cirúrgico).[24]

A ozonioterapia foi estudada para alívio das dores da osteoartrite de joelho e da hérnia de disco lombar e avaliada quanto à segurança e à eficácia, em revisões sistemáticas e metanálises, de acordo com a qualidade das evidências propostas pela Rede de Diretrizes Intercolegiais da Escócia (em inglês, Scottish Intercollegiate Guidelines Network – SIGN), as quais foram consideradas altas e permitiram um nível de recomendação B.[25] No entanto, para o restante das indicações potenciais, o nível de evidência é baixo e o ozônio deve ser usado apenas quando outros tratamentos convencionais falharam, de maneira compassiva ou ainda de modo experimental. A falta de padronização nos protocolos de tratamento é o calcanhar de Aquiles da ozonioterapia, provavelmente por sua grande tolerabilidade, que estimula os médicos a explorarem diferentes dosagens sem comparar a eficácia entre elas. Essa é a principal crítica presente nas conclusões das revisões sistemáticas.[25]

Complicações

São raras, mas podem ocorrer. O ozônio, como potente oxidante, é capaz de ser útil ou prejudicial, como a maioria das outras substâncias, dependendo da concentração, da localização e da duração da exposição. Os estudos da toxicidade do ozônio foram primeiramente realizados durante a Guerra Fria e a disputa espacial ocorrida no século passado. O conhecimento atual considera que os efeitos tóxicos decorrem de radicais livres e da oxidação; e, além de gerar radicais livres, o ozônio pode esgotar o tecido de antioxidantes como os tocoferóis e o ascorbato, com aumento de oxidação de lipídios e proteínas. A exposição mais longa aumenta as concentrações da ciclo-oxigenase do tipo 2, que é um marcador pró-inflamatório.[26]

Entre as complicações iatrogênicas, foi descrita cefaleia "em trovoadas", secundária a pneumoencéfalo após injeção peridural de mistura oxigênio-ozônio para hérnia do disco cervical no nível da vértebra cervical C6-C7[27] e por punção intratecal inadvertida durante a terapia de hérnia do disco lombar.[28]

Algumas manifestações isquêmicas visuais foram publicadas, com destaque para um caso de acidente vascular cerebral que evoluiu com síndrome de Anton-Babinski como resultado de hipoperfusão basilar secundária e lesão isquêmica dos lobos occipitais e que se caracterizou por agnosia visual.[29]

Apesar de serem reconhecidos os poderes antimicrobianos da mistura O_2/O_3, os cuidados de assepsia e antissepsia não podem ser negligenciados pelos terapeutas. Como exemplo de complicação infecciosa, pode-se citar um caso de septicemia que evoluiu para óbito após ozonioterapia para o tratamento de hérnia de disco lombar.[30]

O acompanhamento durante as sessões possibilita uma grande aproximação do enfermeiro junto ao doente. No seguimento, o aparecimento de efeitos adversos não valorizados e não relatados pode ser confidenciado pelos doentes. Não é incomum dados relevantes serem captados durante as sessões e proporcionarem aprimoramento da anamnese inicial. Também não é rara a interrupção do tratamento pela detecção de complicações ou efeitos adversos. A participação ativa na elaboração dos trabalhos científicos possibilita veracidade plena dos dados captados a serem publicados e redução de vieses de seleção, metodológicos e de interpretação.

Considerações finais

A ozonioterapia não é panaceia, porém pode proporcionar benefícios a uma parcela significativa de doentes. Seu uso ainda é considerado experimental na medicina humana e, destarte, apenas liberado em condições de pesquisa. O uso na medicina veterinária, na odontologia e na fisioterapia já é reconhecido e fica a critério dos profissionais habilitados que atuam nessas áreas. As publicações estão progressivamente mostrando melhor delineamento, maior amostra e maior qualidade e, consequentemente, proporcionam mais e melhores evidências para seu reconhecimento e indicação. Novas reavaliações do Conselho Federal de Medicina e suas regionais serão necessárias no futuro para manutenção ou revogação do caráter experimental do seu uso.

Referências bibliográficas

1. Silva LCH, Fonseca PRB, Oliveira Jr JO, Posso IP. Ozonioterapia no controle da dor. In: Posso IP, Fonseca PRB, Perissinotti DMN, Oliveira Jr JO, Souza JB, Serrano SC et al. Tratado de dor: publicação da Sociedade Brasileira para o Estudo da Dor. 2017;(175):2041-9.

2. Costa MFYB, Brasileiro F, Souza NF, Rocha NS. Aplicabilidade da ozonioterapia na oncologia veterinária: aspectos bioquímicos e imunológicos. Revista de Educação Continuada em Medicina Veterinária e Zootecnia do CRMV-SP. 2022;20(1).

3. Rowen RJ, Robins H. Ozone therapy for complex regional pain syndrome: review and case report. Curr Pain Headache Rep. 2019 May 6;23(6):41.

4. Oliveira Jr JO, Lages GV. Ozonioterapia em lombociatalgia. Rev Dor. 2012;13(3):261-70.

5. Bocci V, Borrelli E, Zanardi I, Travagli V. The usefulness of ozone treatment in spinal pain. Drug Des Devel Ther. 2015;15(9):2677-85.

6. Murphy K, Elias G, Steppan J, Boxley C, Balagurunathan K, Victor X et al. Percutaneous treatment of herniated lumbar discs with ozone: investigation of the mechanisms of action. J Vasc Interv Radiol. 2016;27(8):1242-50.e3.

7. Bonetti M, Zambello A, Leonardi M, Princiotta C. Herniated disks unchanged over time: size reduced after oxygen-ozone therapy. Interv Neuroradiol. 2016;22(4):466-72.

8. Al-Moraissi EA, Conti PCR, Alyahya A, Alkebsi K, Elsharkawy A, Christidis N. The hierarchy of different treatments for myogenous temporomandibular disorders: a systematic review and network meta-analysis of randomized clinical trials. Oral and Maxillofacial Surgery. 2021;1-15.

9. Doğan M, Ozdemir Doğan D, Düger C, Ozdemir Kol I, Akpınar A, Mutaf B et al. Effects of high-frequency bio-oxidative ozone therapy in temporomandibular disorder-related pain. Med Princ Pract. 2014;23(6):507-10.

10. Gu K, Yan Y, Wei W, Li Y, Liu W, Guo Y et al. Safety and efficacy study of an ozone laser combined therapy using puncture needle in the treatment of patients with cervical spondylosis. Clin Spine Surg. 2017;30(5):E505-9.

11. Lena K, Marianne K. Ozone treatment on dentin hypersensitivity surfaces: a pilot study. Open Dent J. 2017;31(11):65-70.

12. Al-Omiri MK, Alhijawi M, AlZarea BK, Abul Hassan RS, Lynch E. Ozone treatment of recurrent aphthous stomatitis: a double blinded study. Sci Rep. 2016;15(6):27772.

13. Teixeira LR, Luna SP, Taffarel MO, Lima AF, Sousa NR, Joaquim JG et al. Comparison of intra-rectal ozone, ozone administered in acupoints and meloxicam for postoperative analgesia in bitches undergoing ovariohysterectomy. Vet J. 2013;197(3):794-9.

14. Chaudhry K, Rustagi N, Bali R, Khatana S, Kumar S, Kaur A et al. Efficacy of adjuvant ozone therapy in reducing postsurgical complications following impacted mandibular third--molar surgery: a systematic review and meta-analysis. The Journal of the American Dental Association. 2021;152(10):842-54.

15. Clavo B, Santana-Rodriguez N, Gutierrez D, Lopez JC, Suarez G, Lopez L et al. Long-term improvement in refractory headache following ozone therapy. J Altern Complement Med. 2013;19(5):453-8.

16. Al-Jaziri AA, Mahmoodi SM. Painkilling effect of ozone-oxygen injection on spine and joint osteoarthritis. Saudi Med J. 2008;29(4):553-7.

17. Giombini A, Menotti F, Di Cesare A, Giovannangeli F, Rizzo M, Moffa S et al. Comparison between intrarticular injection of hyaluronic acid, oxygen ozone, and the combination of both in the treatment of knee osteoarthrosis. J Biol Regul Homeost Agents. 2016;30(2):621-5

18. Steppan J, Meaders T, Muto M et al. A meta-analysis of the effectiveness and safety of ozone treatments for herniated lumbar discs. J Vasc Interv Radiol. 2010;21(4):534-48.

19. Gallucci M, Limbucci N, Zugaro L et al. Sciatica: treatment with intradiscal and intraforaminal injections of steroid and oxygen-ozone versus steroid only. Radiology. 2007;242(3):907-13.

20. Bonetti M, Fontana A, Albertini F. CT-guided oxygen-ozone treatment for first degree spondylolisthesis and spondylolysis. Acta Neurochir Suppl. 2005;92:87-92.

21. Paoloni M, Sante L, Cacchio A et al. Intramuscular oxygen-ozone therapy in the treatment of acute back pain with lumbar disc herniation: a multicenter, randomized, double-blind, clinical trial of active and simulated lumbar paravertebral injection. Spine. 2009;34(13):1337-44.

22. Bonetti M, Fontana A, Martinelli F et al. Oxygen-ozone therapy for degenerative spine disease in the elderly: a prospective study. Acta Neurochir Suppl. 2011;108:137-42.

23. Magalhaes FN, Dotta L, Sasse A et al. Ozone therapy as a treatment for low back pain secondary to herniated disc: a systematic review and meta-analysis of randomized controlled trials. Pain Physician. 2012;15(2):E115-29.

24. Clavo B, Navarro M, Federico M, Borrelli E, Jorge IJ, Ribeiro I et al. Ozone therapy in refractory pelvic pain syndromes secondary to cancer treatment: a new approach warranting exploration. Journal of Palliative Medicine. 2021;24(1):97-102.

25. Hidalgo-Tallón FJ, Torres-Morera LM, Baeza-Noci J, Carrillo-Izquierd MD, Pinto-Bonilla R. Updated review on ozone therapy in pain medicine. Frontiers in Physiology. 2022;194.

26. Swanson T, Chapman J. Toxicity ozone. StatPearls. Treasure Island (FL): StatPearls Publishing; 2017.

27. Liu H, Wang Y, An JX, Williams JP, Cope DK. Thunderclap headache caused by an inadvertent epidural puncture during oxygen-ozone therapy for patient with cervical disc herniation. Chin Med J (Engl). 2016;129(4):498-9.

28. Devetag Chalaupka F, Caneve G, Mauri M, Zaiotti G. Thunderclap headache caused by minimally invasive medical procedures: description of 2 cases. Headache. 2007;47(2):293-5.

29. Corea F, Amici S, Murgia N, Tambasco N. A case of vertebrobasilar stroke during oxygen--ozone therapy. J Stroke Cerebrovasc Dis. 2004;13(6):259-61.

30. Bo W, Longyi C, Jian T et al. A pyogenic discitis at c3-c4 with associated ventral epidural abscess involving c1-c4 after intradiscal oxygen-ozone chemonucleolysis: a case report. Spine. 2009;34(8):E298-304.

Capítulo 17

Práticas Integrativas e Complementares em Saúde no Manejo da Dor em Animais

Maria Teresa de Mello Rego Souto
Ayne Murata Hayashi
Adriana Fernandes de Souza Garcia
Patrícia Bonifácio Flôr

Introdução

Neste capítulo, serão abordadas duas práticas integrativas e complementares em saúde animal (PICSA) que são muito empregadas na medicina veterinária em cães, gatos e cavalos. Apesar de várias outras PICSA serem praticadas nessas espécies, daremos atenção à acupuntura e à quiropraxia, que são as práticas mais observadas e utilizadas para o controle da dor em equinos, bem como em cães e em gatos.

Em animais, o uso das PICSA tem sido relatado em muitas espécies; e tem sido associado a uma variedade de estados e condições de doenças, incluindo distúrbios musculoesqueléticos, neurológicos, ortopédicos, cardiovasculares, dermatológicos, metabólicos, endócrinos e comportamentais.[1]

Na medicina humana, as denominadas "práticas integrativas e complementares em saúde" (PICS) são utilizadas em complementação à "medicina convencional", definida como "medicina cientificamente baseada em evidências" ou "experiência bem documentada". Um exemplo de PICS pode ser o modelo usado na Medicina Tradicional Chinesa (MTC), explicado pelo equilíbrio dos canais energéticos (meridianos) que se conectam entre si e aos sistemas em uma relação próxima aos nervos, vasos sanguíneos, articulações, entre outros, ativando-os através dos chamados "acupontos" existentes na pele, tendo como principal objetivo modular e restaurar o equilíbrio e a harmonia dos "canais meridianos" com a liberação de mediadores inflamatórios, analgésicos, imunológicos, estimulação em receptores *alfa* e *beta*, humorais e termorreguladores, exemplos diferentes de neuropeptídeos usados na acupuntura médica ocidental. Com base na literatura humana, existem certas terapias que não contam com suporte científico suficiente para determinar sua eficácia clínica, mas cujos mecanismos de ação podem ser explicados pelas ciências naturais.[2]

Os meios físicos utilizados para as PICSA podem ser por uso de material ou por ações empregadas no paciente com a finalidade de obter ou estimular uma resposta fisiológica do organismo e desencadeiam um efeito terapêutico, sendo considerados uma opção ao controle de dor medicamentoso e, na maioria das vezes, usados em combinação com a terapêutica farmacológica. Os agentes físicos utilizados na PICSA referem-se a aplicação de calor ou frio, massoterapia, acupuntura, hidroterapia, eletroterapia, magnetoterapia, quiropraxia, entre outros. Uma das maiores vantagens da utilização desses métodos são a ausência, na maioria das vezes, de contraindicações e efeitos colaterais, beneficiando pacientes jovens, idosos ou com alguma alteração sistêmica que impossibilite o uso de medicamentos.[3]

O uso de medicina veterinária alternativa e complementar (MVIC) continua a crescer dentro da comunidade veterinária. Até alguns anos atrás, apenas a Sociedade Internacional de Acupuntura Veterinária (IVAS) oferecia um curso básico para veterinários em acupuntura veterinária; hoje, a Universidade Estadual do Colorado, a Universidade Tufts e o Instituto Chi têm cursos básicos de acupuntura veterinária. Da mesma maneira, até bem recentemente apenas a Associação Americana de Quiropraxia Veterinária oferecia um curso de quiropraxia animal ou terapia manual veterinária; atualmente, também a Colorado State University e várias outras escolas veterinárias oferecem curso de terapia manual veterinária em todo o mundo.[4] A MVIC não deve ser vista como uma "alternativa" à medicina veterinária convencional, mas sim como uma terapia complementar ou adjuvante. Portanto, veterinários que utilizam a MVIC acrescentaram outras opções terapêuticas às suas práticas clínicas.[4]

Apesar de muitos avanços no manejo de doenças equinas, a capacidade de controlar a dor em condições agudas e crônicas ainda permanece limitada. A importância do tratamento da dor para o bem-estar do cavalo já está bem descrita, mas apresenta inúmeros desafios, incluindo efeitos colaterais de medicamentos analgésicos, custo e falta de evidências com relação à eficácia. Formulações de medicamentos mais recentes e vias alternativas de administração, juntamente com modalidades não farmacológicas, para o tratamento da dor, tornaram-se uma possibilidade na oferta de mais opções para o controle da dor nessas espécies.

Dores musculares, na região do pescoço e/ou lombares são muito comuns em animais, principalmente nos cavalos que são utilizados para esporte. As práticas de mobilização e manipulação são muito utilizadas em equinos, bem como em pequenos animais, porém a busca por evidências cientificamente comprovadas no que diz respeito à eficácia desses métodos não convencionais está em franco crescimento na Medicina Veterinária.[5,6]

Quiropraxia

A terapia manual é definida com aplicação das mãos ao corpo com finalidade diagnóstica ou terapêutica. Muitas são as técnicas empregadas nessa modalidade terapêutica, mas a massagem dos tecidos moles e a mobilização das articulações são as mais empregadas, principalmente no alívio de dor, rigidez ou hipertonicidade muscular. A mobilização de tecidos moles normalmente se concentra em restaurar o movimento fisiológico da pele e da fáscia subjacente, ligamentos e estruturas musculares e tendíneas, com o objetivo de reduzir a dor, aumentar a extensibilidade do tecido e melhorar a função; já a mobilização articular é caracterizada como movimentos articulares passivos, com a finalidade de restaurar o movimento articular normal e simétrico.[5]

A quiropraxia é uma técnica natural de manipulação da coluna vertebral e articulações, com o objetivo de propiciar a homeostase orgânica e atenuar os problemas mais comuns da coluna vertebral e de articulações, restabelecendo o equilíbrio entre a estrutura musculoesquelética e o sistema nervoso. Essa técnica se baseia no princípio de que a saúde da coluna vertebral é vital para a manutenção da saúde global do animal, visto que todos os sistemas do organismo estão inter-relacionados por meio do sistema nervoso. Para tanto, faz-se necessário um fluxo livre de impulsos nervosos do cérebro e da medula através da coluna e dos nervos periféricos, chegando a todas as células do corpo, para que haja a homeostasia.[7]

A quiropraxia envolve a manipulação manual da coluna vertebral e das articulações do organismo, como demonstrado nas Figuras 17.1 e 17.2, visando o alinhamento de articulações que estejam mal ajustadas; identifica e procura as causas mecânicas de doenças, quando há pinçamentos e compressões nervosas, causadas por vértebras rotadas ou bloqueadas ou mesmo por tensão muscular.

Muitos são os problemas que atingem os animais, principalmente os cavalos, como artrite, artrose e displasia coxofemoral, que respondem bem ao tratamento por meio da quiropraxia. Muitos problemas degenerativos dos locomotores podem ser tratados com sucesso pela quiropraxia isolada ou associada a outros métodos terapêuticos. Outros problemas que respondem bem ao tratamento com quiroprática incluem paralisia do nervo radial e também problemas crônicos do sistema gastrointestinal. A quiropraxia também é recomendada para animais que tenham sofrido qualquer traumatismo físico com comprometimento da mobilidade e da flexibilidade.[7]

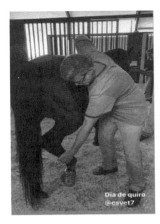 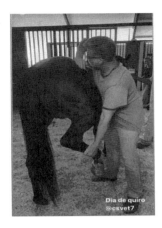

Figura 17.1 – Quiropraxia em um cavalo de esporte. Ajuste da articulação sacroilíaca, realizado pelo médico veterinário Christian Schlegel, 2022.
Fonte: Acervo da autoria do capítulo.

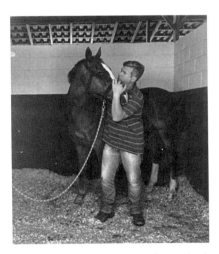

Figura 17.2 – Quiropraxia em cavalo de esporte. Ajuste das articulações cervicais, realizado pelo médico veterinário Christian Schlegel, 2022.
Fonte: Acervo da autoria do capítulo.

Artigos veterinários direcionados a PICSA, publicados entre 2018 e 2022, demonstram que as técnicas de quiropraxia, em equinos, são eficazes e proporcionam alívio nas dores agudas e crônicas.

Em 2016, Bergenstrahle e Nielsen realizaram pesquisa na qual demonstraram a atitude dos proprietários de cavalos e do médico veterinário frente aos problemas relacionados a dores musculoesqueléticas na região lombar e observaram que as técnicas de PIC eram bastante empregadas e que a quiropraxia foi a técnica mais utilizada, alcançando 71% das indicações terapêuticas.[8]

No artigo sobre fisioterapia e reabilitação em medicina veterinária escrito por Klos e colaboradores em 2020, observa-se que os ajustes realizados pela quiropraxia, de maneira adequada e precisa, executadas por médicos veterinários qualificados, manifestam alterações biomecânicas nas articulações dentro dos padrões fisiológicos, também oferecendo alívio nas dores em cavalos.[9]

De acordo com Acutte colaboradores, também com artigo publicado em 2019, no qual afirmam que o alívio doloroso em cavalos após a quiropraxia tem duração de pelo menos 72 horas, justifica-se mais uma vez a utilização dessa técnica para o auxílio do controle álgico nessa espécie.[10]

Acupuntura

A popularidade da acupuntura em pequenos animais tem crescido entre os proprietários e profissionais veterinários, com o objetivo de controlar a dor.[11,12] A MTC tem como conceito-base o equilíbrio (harmonia) entre corpo, espírito e fatores externos. A teoria *Yin* e *Yang* especifica que cada fenômeno poderia ser ele próprio ou seu oposto, os quais se inter-relacionam, são interdependentes e estão em mútua transformação. A doença é a manifestação de desequilíbrio no corpo, que é uma estrutura energética integrada, e o distúrbio do fluxo causa alteração no organismo como um todo.[7]

O termo "acupuntura" vem das palavras latinas *acus*, que significa "agulha", e *pungare*, que significa "perfurar". De fato, a prática da acupuntura consiste na inserção de um tipo especial de agulha em locais precisos, chamados de "pontos de acupuntura" ou "acupontos", que pertencem a meridianos que atravessam e se conectam no corpo todo. O objetivo da técnica é prevenir e tratar doenças pela restauração do equilíbrio energético.[7] Diversas abordagens da MTC podem ser utilizadas para o manejo da dor em equinos. Alguns exemplos são: inserção de "agulhas secas" (Figura 17.3), moxabustão (Figura 17.4), hemopuntura, eletroacupuntura, laserpuntura, entre outras. Para cada uma delas, existem indicações e técnicas específicas de acordo com o diagnóstico da MTC.[8]

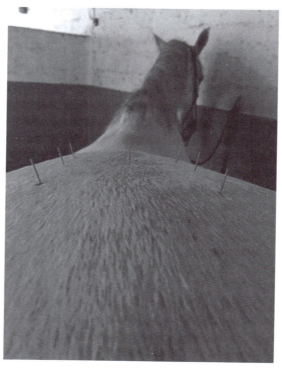

Figura 17.3 – Acupuntura em cavalo, utilizando a técnica de agulhamento a seco para tratamento da dor musculoesquelética.
Fonte: Acervo da autoria do capítulo.

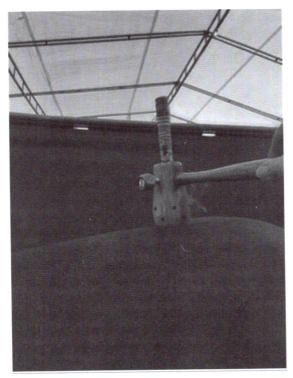

Figura 17.4 – Utilização de moxabustão em cavalo apresentando dor na região lombossacra.
Fonte: Acervo da autoria do capítulo.

Desde a década de 1990, os estudos em acupuntura têm crescido, principalmente para o controle da dor aguda ou crônica.[13] A acupuntura é um dos ramos da Medicina Veterinária Tradicional Chinesa, sendo método altamente efetivo para o controle da dor, sendo que o uso em veterinária tem se expandido como uma prática adjuvante ou alternativa quando os fármacos convencionais falham no controle da dor ou quando um cliente procura método sem uso de fármaco. É classificada como uma técnica não farmacológica para o tratamento da dor.[14]

Mecanismo de ação

O principal objetivo da estimulação nos pontos de acupuntura é restabelecer o equilíbrio de alterações funcionais por meio da influência sobre determinados processos fisiológicos do próprio indivíduo. Os efeitos fisiológicos não podem ser explicados por um único mecanismo, mas por uma série de interações entre os sistemas nervoso, endócrino e imune.[13]

O primeiro aspecto a ser considerado são os pontos de acupuntura, que são representados por uma área cutânea e pelos tecidos adjacentes e apresentam baixa resistência elétrica, altas concentrações de terminações nervosas sensoriais, plexos nervosos, mastócitos, vasos linfáticos, capilares e vênulas.[15,16] No entanto, podem ser maiores do que somente pontos e são descritos mais acuradamente como regiões receptivas ou campos na proximidade do ponto de acupuntura.[11]

A acupuntura é considerada uma terapia reflexa, pois o estímulo de uma região tem ação sobre outras áreas. A própria agulha tem propriedades biofísicas que geram um potencial elétrico na ponta (de 1.800μV).[17] Ao ser inserida no ponto de acupuntura, ocorre o estímulo nociceptivo, pelas terminações nervosas livres das fibras aferentes A, delta e C, chegando à medula espinhal, através dos nervos periféricos aferentes. Dessa maneira, ocorre a transformação do estímulo mecânico, térmico e químico em impulso nervoso. Através das fibras de transmissão rápida, é provocada a inibição pré-sináptica do estímulo doloroso, além de efeitos locais, ascendendo até o tronco encefálico e o tálamo-córtex pelo trato espinotalâmico contralateral, com a produção dos opioides endógenos. Ocorre, então, o estímulo descendente inibitório da dor.[18-20] Portanto, a acupuntura científica é considerada um método de estimulação neural periférica, cuja ativação repetida estimula sistemas fisiológicos de inibição da dor e regulação autonômica, treinando o organismo a continuar com essa atividade e promover efeitos em longo prazo. O número de estímulos necessários é adaptado em cada caso, sendo os indicadores a evolução clínica e exames complementares.[21]

Alguns estudos relacionam a eletroacupuntura à ativação do sistema endocanabinoide através do receptor CB1 pré-sináptico, provocando a inibição de neurônios simpáticos cardiovasculares e respostas reflexas simpaticoexcitatórias.[19] Esses dados têm relevância clínica em controle de hipertensão arterial,[21] neuroproteção em isquemia cerebral e controle de inflamação cutânea via analgesia por ativação de receptores CB2.[22] Além disso, a ativação desse sistema endocanabinoide pela acupuntura explica muitos dos efeitos modulatórios da acupuntura.[23]

Os modelos experimentais confirmam os efeitos inibitórios da eletroacupuntura em inflamação, dor neuropática, dor oncológica e visceral.[24]

A aplicação de calor aos pontos de acupuntura por meio da queima de material vegetal em lã seca ou bastão da erva comprimida, denominada "moxabustão", é usada classicamente e na rotina do profissional de acupuntura com certa frequência, de acordo com o diagnóstico da MTC.[25,26] Estudo demonstra que a técnica induz a expressão da proteína de choque térmico 70 (HSP70), cuja temperatura crítica para indução é de 42 °C.[26] É indicada principalmente em afecções desencadeadas pela exposição ao frio e à umidade.[27]

Técnicas de estimulação nos pontos de acupuntura mais utilizados em pequenos animais

A técnica de acupuntura simples, ou agulhamento seco, consiste na inserção de finas agulhas de aço inoxidável nos pontos de acupuntura. Os efeitos dependem da escolha dos pontos e do tipo de estimulação realizada.

A eletroacupuntura, usada em quadros de dor ou distúrbios neurológicos,[28-30] trabalha com a escolha de frequências elétricas já conhecidas em estudos experimentais.[31] Recomenda-se o uso de frequências mistas, denso-dispersas, por exemplo 2/15 Hz ou 2/100 Hz, durante o período de 20 minutos, com a liberação dos opioides endógenos.[32] A eletroacupuntura é considerada o tipo de dispositivo de acupuntura mais efetivo, permitindo um alívio de dor mais potente e de mais longa duração do que outros métodos, como agulhamento seco.[11]

A aquapuntura, ou farmacoacupuntura, consiste no estímulo do ponto de acupuntura por meio da distorção espacial da substância injetada e seus efeitos farmacológicos.[11]

A moxabustão consiste na aplicação de calor como estímulo no ponto de acupuntura, pela queima de material vegetal (Artemisia vulgaris) em pó comprimido ou lã. É aplicada principalmente nas afecções provocadas pela exposição ao frio e à umidade. Várias modalidades de técnicas são descritas, incluindo o método direto ou indireto, aliadas a diferentes apresentações de dispositivos para aplicação.[27]

Principais pontos de acupuntura utilizados no controle da dor

Os pontos de acupuntura são geralmente localizados fisicamente em áreas de depressões superficiais e fisiologicamente em regiões cutâneas representadas por baixa impedância elétrica e alta condutividade elétrica.[11,12]

Estudos em ratos e humanos citam vários pontos de acupuntura para controle da dor (Quadro 17.1 e Figura 17.5).

Quadro 17.1 – Principais pontos de acupuntura citados em artigos com analgesia.

Ponto de acupuntura	Localização anatômica	Indicação clínica para quadros dolorosos
IG4	Na superfície medial na depressão entre o segundo e terceiro ossos metacarpos do MT	Dor de cabeça, cervical, de pescoço, ombro e membro anterior, imunoestimulação, dermatite pruriginosa, fraqueza, paralisia ou atrofia do membro anterior, dor abdominal
ID3	Proximal à articulação metacarpofalangeana, na face lateral do quinto metacarpo	Dor de cabeça, cervical, de ombro, toracolombar, faringite
VB34	Em um aprofundamento craniodistal da cabeça da fíbula, no espaço interósseo	Desordens musculares e tendíneas, miopatias, patologias do joelho, paraplegias e paraparesias
E36	No aspecto craniolateral do membro pélvico, lateral ao aspecto distal do bordo cranial da crista da tíbia	Afecções de joelho, paralisia do nervo tibial e fibular, imunomodulação
VB30	A meia-distância do trocânter maior, fêmur e tuberosidade isquiática	Paralisias e parestesias dos membros posteriores; displasia coxofemoral, ciatalgia, artrose da articulação coxofemoral, hemiplegia, dor de joelhos e canela Fortalecimento da região lombar e das extremidades inferiores; relaxamento dos tendões e músculos
B60	A meia-distância da ponta do maléolo lateral e inserção do tendão calcâneo	Relaxa tendões, fortalece coluna caudal e calcanhar, alivia inchaço e dor pelo corpo; epistaxe, discopatia, dor cervical e TL, calcanhar

Fonte: Adaptado de Zhang et al., 2014.[24]

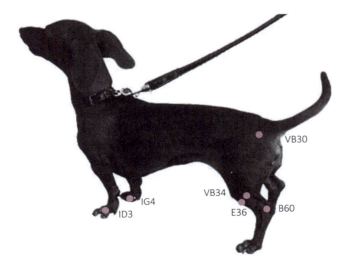

Figura 17.5 – Foto ilustrativa dos pontos descritos no Quadro 17.1.
Fonte: Acervo da autoria do capítulo.

Principais indicações da acupuntura em pequenos animais

Dentre os objetivos terapêuticos da acupuntura, citam-se: promoção de analgesia; recuperação motora; regulação das funções orgânicas; modulação da imunidade, das funções endócrinas, autonômicas e mentais; e ativação de processos regenerativos.[21] Diversos relatos e estudos clínicos a indicam nas desordens neurológicas e musculoesqueléticas, como paralisias e paresias por discopatia intervertebral,[28,29,33] osteoartrose,[34,35] ruptura de ligamento cruzado cranial, consolidação óssea,[30,37] outras condições gastrointestinais e dermatológicas[15] e desordens imunomediadas.[38]

Emprego da acupuntura em equinos

A acupuntura tem sido usada com sucesso no tratamento de inúmeras afecções equinas, como problemas na coluna vertebral; também é excelente para auxiliar no tratamento de condições crônicas nos membros, como laminite e doença do navicular, bem como várias lesões de tecidos moles. Além disso, mostra-se benéfica no tratamento de condições gastrointestinais não cirúrgicas, pós-operatório, condições reprodutivas, neurológicas e respiratórias.[8] As afecções neurológicas que podem responder à acupuntura são diversas, mas vale relatar as condições que causam dor ou paralisia do nervo facial, nervo ciático (comum em alterações ortopédicas) e nervo radial.[8]

Como mencionado anteriormente, os distúrbios musculoesqueléticos são as causas mais comuns de queda de desempenho equino, considerando-se que a principal utilização do cavalo na atualidade é para o esporte. O principal desafio é promover o alívio da dor e a recuperação muscular pós-atividade. Essas desordens são responsivas ao tratamento com acupuntura e interpretadas, quando dolorosas, como rigidez e bloqueio da circulação, resultando em invasão de fator patogênico. A estratégia de tratamento consiste em reestabelecer o fluxo de energia, eliminar o fator patogênico e recuperar o equilíbrio por meio da tonificação ou da sedação de elementos. Os músculos paravertebrais do pescoço, área toracolombar e garupa são os mais afetados. A maior parte dos cavalos pode não apresentar claudicação, mas desenvolve tensões compensatórias ao tentar aliviar a pressão das áreas dolorosas originais, causando dificuldades para o cavaleiro e redução do desempenho. O exame requer uma palpação criteriosa da musculatura do animal (bem como palpação dos meridianos, avaliação do pulso e língua), para identificar as áreas afetadas. Uma vez identificadas, a acupuntura em pontos relevantes pode liberar a dor e os espasmos muito rapidamente. No entanto, em apenas uma sessão, o efeito pode ser de curto prazo. É necessário que se faça um tratamento mais longo e, principalmente, uma avaliação para encontrar eventuais fatores externos que contribuam para o problema, além de exercícios direcionados para a resolução da deficiência muscular.[9]

Com relação à medicina ocidental, estudos comprovam que a técnica de puntura com agulhas promove uma estimulação sensorial periférica, manifestando-se na modulação da dor e na regulação das funções autônomas viscerais e neuroendócrinas.[10] Estudos relatam estímulo da glândula pituitária, secretando hormônio adrenocorticotrófico (ACTH), o que resulta na liberação de cortisol pela adrenal. Ainda quanto à analgesia, a estimulação de pontos de acupuntura específicos pode bloquear as sensações de dor antes de chegarem ao sistema nervoso central.

Evidências no cavalo sugerem que a acupuntura causa aumento da liberação espinhal de beta-endorfina, incitando o mesencéfalo para liberar opiáceos naturais, incluindo 13-endorfina, no líquido espinhal e na corrente sanguínea. Esses opiáceos interceptarão os impulsos dolorosos. Observa-se que o efeito de alívio da dor produzido pela acupuntura é bloqueado pela naloxona e aumentado pela 6-endorfina.[39]

Com relação à promoção da recuperação muscular, sabe-se que a acupuntura promove a liberação local do peptídeo relacionado ao gene da calcitonina (CGRP), que tem efeito vasodilatador local e ação trófica sobre as células endoteliais, contribuindo para a angiogênese, por atuar como um fator de crescimento.[10]

Em 2006, em estudo cego, controlado e randomizado, os pesquisadores concluíram que houve resultado estatisticamente significativo de melhora na dor lombar e glútea no grupo tratado com acupuntura em comparação ao grupo-controle.[1] Promovendo metodologia semelhante, resultados de estudo feito em 2021 sugerem que a acupuntura em cavalos pode melhorar a curvatura lateral e pode ser um tratamento eficaz também para a rigidez cervical. Entretanto, não houve diferença significativa na massa muscular entre os grupos de sujeitos, sugerindo apenas a influência da analgesia.[2]

A acupuntura, em todas as suas formas, demonstrou resultados satisfatórios em manejo da dor em animais com laminite crônica,[3] reduzindo o grau de claudicação desses animais; e é técnica frequentemente citada nos trabalhos relacionados a claudicações, dores musculares e distúrbios gastrointestinais, como coadjuvante às técnicas clínicas convencionais e estratégias de reabilitação do animal atleta.

Além dos benefícios da acupuntura brevemente relatados (e muitos outros que não foram abordados neste texto), deve-se considerar que, em diversas atividades esportivas equinas, principalmente as de alto desempenho (como as regidas pela Fédération Équestre Internationale – FEI),[40] os animais são submetidos a exames *antidoping*, o que diminui a disponibilidade de medicamentos permitidos durante o período que antecede a competição e no decorrer dela. Contudo, o uso da acupuntura, desde que em técnica de agulha seca, é permitido,[41] sendo um importante auxílio para manter a saúde e o bem-estar do animal atleta.

Considerações finais

Embora a acupuntura tenha sido desenvolvida como parte do sistema médico da China antiga, as pesquisas científicas dos seus efeitos se expandem rapidamente. Pode-se concluir que a acupuntura é muito efetiva para analgesia, em nível tanto local como segmentar e suprassegmentar.[14]

Diversas técnicas de acupuntura podem ser aplicadas, de modo independente ou como parte de um manejo multimodal para controle de dor aguda ou crônica.

Referências bibliográficas

1. Lana SE, Kogan LR, Crump KA, Graham JT, Robinson NG. The use of complementary and alternative therapies in dogs and cats with cancer. J Am Anim Hosp Assoc. 2006;42(5):361-5.

2. Bergh A, Lund I, Boström A, Hyytiäinen H, Asplund K. A systematic review of complementary and alternative veterinary medicine: "miscellaneous therapies". Animals. 2021;11(12):1-27.

3. Santos FB. Neuroestimulação elétrica transcutânea no controle da dor pós-operatória de cães submetidos a procedimentos cirúrgicos ortopédicos de membros pélvicos. Viçosa: Universidade Federal de Viçosa; 2018.

4. Boldt E. Use of complementary veterinary medicine in the geriatric horse. Vet Clin North Am: Equine Pract. 2002;18(3):631-6.

5. Haussler KK. Review of manual therapy techniques in equine practice. J Equine Vet Sci. 2009;29(12):849-69.

6. Haussler KK. The role of manual therapies in equine pain management. Vet Clin North Am: Equine Pract. 2010;26(3):579-601.

7. Silva DT, Alves GC, Filadelpho AL. Medicina alternativa: acupuntura e quiropraxia aplicadas em medicina veterinária: revisão. Revisão Rev Científica Eletrônica Med Veterinária. 2008;6(11).

8. Bergenstrahle A, Nielsen BD. Attitude and behavior of veterinarians surrounding the use of complementary and alternative veterinary medicine in the treatment of equine musculoskeletal pain. J Equine Vet Sci. 2016;45:87-97.

9. Klos TB, Coldebella F, Jandrey FC. Fisioterapia e reabilitação animal na medicina veterinária. Pubvet. 2020;14(10):1-17.

10. Acutt EV, le Jeune SS, Pypendop BH. Evaluation of the effects of chiropractic on static and dynamic muscle variables in sport horses. J Equine Vet Sci. 2019,73:84-90.

11. Dewey CW, Xie H. The scientific basis of acupuncture for veterinary pain management: a review based on relevant literature from the last two decades. Open Veterinary Journal. 2021;11(2):203-9.

12. Fry LM, Neary SM, Sharrock J, Rychel JK. Acupuncture for analgesia in veterinary medicine. Topics in Companion Animal Medicine. 2014;29:35-42.

13. Hayashi AM, Matera JM. Princípios gerais e aplicações da acupuntura em pequenos animais: revisão de literatura. Rev Educ Continuada CRMV-SP. 2005;8:109-22.

14. Huntingford JL, Petty MC. Evidenced-based application of acupuncture for pain management in companion animal medicine. Veterinary Science. 2022;9:252.

15. Altman S. Acupuncture therapy in small animal practice. Compendium on Continuing Education for the Practicing Veterinarian. 1997;19:1238-44.

16. Draehmpaehl D, Zohmann A. Acupuntura no cão e gato: princípios básicos e prática científica. São Paulo: Roca; 1994.

17. Yamamura Y et al. Aspectos elétricos das agulhas de acupuntura. Revista Paulista de Acupuntura. 1996;2:2-6.

18. Cassu RN. Avaliação dos efeitos cardiorrespiratórios, endócrino e analgésico da eletroacupuntura em cães. [Tese. Doutorado em Anestesiologia]. Botucatu: Faculdade de Medicina da Universidade Estadual Paulista; 2002.

19. Zhou W, Lognhurst JC. Neuroendocrine mechanisms of acupuncture in the treatment of hypertension. Evidence Based Complementary and Alternative Medicine. 2012:878673.

20. *Scognamillo-Szabó MVR, Bechara GH. Acupuntura: bases científicas e aplicações. Ciência Rural. 2001;31:1091-9.*

21. Carneiro NM. Fundamentos da acupuntura médica. Florianópolis: Sistema; 2001.

22. Chan WW, Chen KY, Liu H, Wu LS, Lin JH. Acupuncture for general veterinary practice. Journal of Veterinary Medical Science. 2001;63(10):1057-62.

23. Hu B, Bai F, Xiong L, Wang Q. The endocanabinoid system, a novel and key participant in acupuncture's multiple beneficial effects. Neuroscience and Behavioral Reviews. 2017.

24. Zhang R, Lao L, Ren K, Berman BM. Mechanisms of acupuncture-electroacupuncture on persistent pain. Anesthesiology. 2014;120:482-503.

25. Marigo J, Sumida JM, Shirakawa RK, Hayashi AM. Síndrome bi óssea em cadela: tratamento com medicina tradicional chinesa: estudo de caso. Revista Brasileira de Terapia e Saúde. 2021;12(2):18-22.

26. Chiu JH. How does moxibustion possibly work? Evidence-based Complementary and Alternative Medicine. 2013;2013:198584.

27. Silva FFTR, Hayashi AM. Moxabustão na medicina veterinária: técnicas e apresentações. Revista Brasileira de Terapia e Saúde. 2021;12(2):5-12.

28. Hayashi AM, Matera JM, Silva TS, Fonseca Pinto ACBC, Cortopassi SRG. Electro-acupuncture and Chinese herbs for treatment of cervical intervertebral disk disease in a dog. Journal of Veterinary Science. 2007;8(1):95-8.

29. Hayashi AM, Matera JM, Fonseca Pinto ACBC. Evaluation of electroacupuncture treatment for thoracolumbar intervertebral disk disease in dogs. Journal of American Veterinary Medical Association. 2007;231(6):913-8.

30. Hayashi AM, Matera JM, Sterman FA, Muramoto C, Cortopassi SRG. Evaluation of electroacupuncture in boné healing of radius-ulna fracture in dogs. Brazilian Journal of Veterinary Research and Animal Science. 2008;45(5):339-47.

31. Han JS. Acupuncture: neuropeptide release produced by electrical stimulation of different frequencies. Trends Neurosci. 2003;26:17-22.

32. *Xie H, Preast V. In: Xie's Veterinary Acupuncture. Ames: Wiley-Blackwell; 2007.*

33. Liu CM, Chang FC, Lin CT. Retrospective study of the clinical effects of acupuncture on cervical neurological diseases in dogs. Journal of Veterinary Science. 2016;17(3):337-45.

34. Chomsiriwat P, Ma A. Comparison of the effects of electro-acupuncture and laser acupuncture on pain relief and joint range of motion in dogs with coxofemoral degenerative joint disease. Am. J. Tradit Chin Vet Med. 2019;14:11-20.

35. Jaeger GT, Larsen S, Søli N, Moe L. Double blind, placebo-controlled trial of the pain-relieving effects of the implantation of gold beads into dogs with hip dysplasia. Vet Rec. 2006;158:722-6.

36. Marx C, Silveira MD, Selbach I, Silva AS, Braga LM, Camassola M et al. Acupoint injection of autologous stromal vascular fraction and allogeneic adipose-derived stem cells to treat hip dysplasia in dogs. Stem Cells Int. 2014;2014:391274.

37. Shen M et al. Effects of acupuncture on the pituitary-thyroid axis in rabbits with fracture. Journal of Traditional Chinese Medicine. 1999;19:300-3.

38. Rogers PAM, Schoen AM, Limehouse J. Acupuncture for immune-mediated disorders. Problems in Veterinary Medicine. 1992;4:162-93.

39. Haltrecht H. Alternative veterinary medicine. Can Vet J. 1999;40:401-3.

40. Schoen AM. Equine acupuncture: incorporation into lameness diagnosis and treatment. Proc Am Assoc Equine Pract. 2000;46:80-3.

41. Xie H, Asquith RL, Kivipelto J. A review of the use of acupuncture for treatment of equine back pain. J Equine Vet Sci. 1996;16(7):285-90.

Capítulo 18

Reflexologia no Cenário da Dor

Rosemeire Sartori de Albuquerque

Reflexologia

A Reflexologia é definida pelo Ministério da Saúde como prática terapêutica que utiliza os microssistemas e pontos reflexos do corpo, existentes nos pés, nas mãos e nas orelhas, para auxiliar na eliminação de toxinas, na sedação da dor e no relaxamento.[1] A prática baseia-se na existência de áreas reflexas que correspondem às glândulas, aos órgãos e às partes do corpo.[2] É cada vez mais difundida em países como Europa, Estados Unidos, Inglaterra, Brasil, entre outros, sendo destacados na literatura seus efeitos benéficos no alívio das dores.

A partir da publicação da Portaria Ministerial GM n. 849, de 27 de março de 2017, a Reflexologia passou a integrar o rol de novas práticas institucionalizadas na Política Nacional de Práticas Integrativas e Complementares no Sistema Único de Saúde (PNPIC-SUS) e pôde ser inserida no Cadastro Nacional de Estabelecimentos de Saúde (CNES) de acordo com o Código Brasileiro de Ocupação (CBO) como Práticas Corporais e Mentais n. 004.[1]

No Brasil, o uso da Reflexologia se expandiu nos anos 1990, porém há relatos de que o documento mais antigo sobre a prática foi encontrado no Egito, na tumba de um médico egípcio chamado Ankmahor, datando de cerca de 2500 a.C. Dentro do túmulo, foram encontradas pinturas relacionadas à prática da medicina; em uma delas (uma pictografia que, acredita-se, retrata a Reflexologia), dois pacientes recebem tratamento nas mãos e nos pés (Figura 18.1). Na descrição do paciente, consta: "Não me machuque!"; e na do praticante: "Devo merecer sua gratidão".[3]

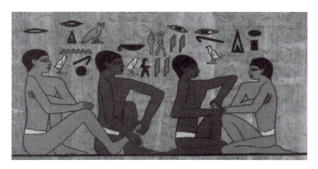

Figura 18.1 – Hieróglifo egípcio de 2330 a.C.
Fonte: Byers, 2008.

Capítulo 18

Fica evidente, nas descrições obtidas na literatura disponível sobre a evolução da Reflexologia, embora não muito bem documentada, que a maioria dos profissionais envolvidos com o tema era médico.

O Dr. William Fitzgerald, laringologista americano, foi um dos pioneiros na Reflexologia moderna. Observou que os indígenas de seu país usavam técnicas de pressionar pontos nos pés para aliviar a dor. Ao mesmo tempo, pesquisas foram divulgadas na Europa sobre o funcionamento do sistema nervoso e os efeitos da estimulação dos percursos sensoriais no corpo. Com base nesses achados, Fitzgerald resolveu averiguar se a técnica aliviaria a dor em seus pacientes submetidos a pequenas cirurgias; o resultado foi positivo, e ele descobriu a "terapia zonal", que pressupõe linhas de energia ramificando-se pelo corpo.[3]

Na Ásia, outro método, o "Rwo Shur", foi desenvolvido pelo padre missionário Josef Eugster, que enfatiza mais a revitalização do que o relaxamento, com o uso de um pequeno bastão.

No entanto, a Reflexologia geralmente praticada em todo o mundo é a desenvolvida nos anos 1930 pela fisioterapeuta da Flórida Eunice Ingham, que implementou as técnicas relacionadas aos pontos reflexos e divulgou a relação de outros pontos que, até então, não haviam sido descobertos. Reconhecida como a "Mãe da Reflexologia", Ingham percebeu que os pés deveriam ser alvos específicos da prática em razão de sua natureza altamente sensível, de modo que os mapeou em relação às zonas com seus efeitos sobre o restante do organismo, até chegar a produzir nos próprios pés um "mapa" com a representação de todo o corpo.[3]

Os estudos de Ingham tiveram continuidade com a então presidente da Associação Internacional de Reflexologia da África do Sul, Elizabeth Graham, que veio ao Brasil em 1996 para ministrar o primeiro Curso de Especialização Internacional em Reflexologia da Faculdade de Enfermagem do Hospital Israelita Albert Einstein, formando a primeira turma de especialistas em Reflexologia pelo método Graham no Brasil,[4] da qual a autora deste capítulo fez parte.

As técnicas, na prática da Reflexologia, não devem ser confundidas com massagem corporal ou nos pés. São estimulados nos pés pontos específicos, partindo da premissa de que neles existem áreas reflexas que representam um microssoma de todo o corpo humano.[5]

Assim, embora pareça simples, a aplicação da Reflexologia exige compreensão minuciosa do mapa da anatomia humana representado na planta dos pés e de sua correlação com as diferentes partes e órgãos do corpo, bem como da fisiologia e da fisiopatologia humana, para propiciar o estímulo adequado e, consequentemente, a resposta desejada.[5]

Para o desenvolvimento do conhecimento, Graham[2] indica o estudo do mapa de delineamento das partes do organismo representadas nos pés, descrito por Byers[6] em 1995 e que pode ser verificado na Figura 18.2 a seguir.

Da mesma maneira, é essencial adquirir conhecimentos e destreza com relação às técnicas específicas para o estímulo de cada parte do corpo, a fim de alcançar o equilíbrio do organismo, propósito da Reflexologia.

Não há uma sequência ordenada para a aplicação das técnicas, porém é importante iniciar a sessão com relaxamento e, depois, prosseguir conforme a necessidade evidenciada nos pés, não se esquecendo de nenhuma parte do corpo neles mapeada que represente desequilíbrio, verificado por meio de manchas, calosidades, descamações, rugosidades, cristais, pintas e/ou edemas.

É importante sempre trabalhar os pés como um todo, já que correspondem às partes e aos órgãos do corpo, com vistas à integralidade do cuidado.

A técnica consiste em executar pressões por meio dos polegares e dedos indicadores (Figura 18.3) do terapeuta nas áreas correspondentes às partes do corpo representadas na planta dos pés, para alcançar o efeito de equilíbrio e bem-estar às pessoas que se submetem ao tratamento.

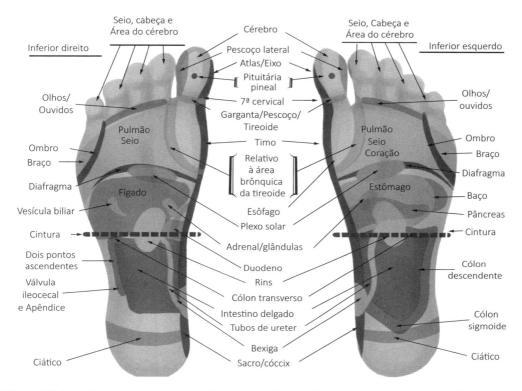

Figura 18.2 – Mapa de delineamento das partes do organismo representadas nos pés, descrito por Byers em 1995.
Fonte: Adaptado e traduzido de BYERS, C, Dwight. Better Health with Foot Reflexology. The Ingham method. Inghem Publishing, INC. Florida-U.S.A, 4. ed. 2008

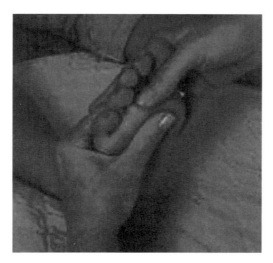

Figura 18.3 – Pressões nas plantas dos pés, por meio dos polegares e dedos indicadores.
Fonte: Acervo da autora do capítulo.

Destaca-se que o tálamo é o principal centro receptor e associativo dos nervos sensitivos, ao qual se atribuem sensações descritas como sentimentos de prazer, desconforto e dor, responsável pela direção de todos os estímulos sensitivos aos seus diversos destinos, incluindo o córtex cerebral, que os recebe e os transforma, automaticamente, em respostas adequadas.[7]

As sensações somáticas exteroceptoras provêm da superfície do corpo (tácteis, em sua maioria). Já as proprioceptivas se relacionam ao estado físico, compreendendo as sensações cinestésicas, as tendinosas, as musculares e as de pressão advindas da região plantar. As viscerais provêm das vísceras do corpo, que em geral partem dos órgãos internos; e as profundas advêm dos tecidos profundos, como ossos, fáscia, pressão e dor.[7-8]

Dessa maneira, ao aplicar-se a pressão reflexológica sobre a região plantar, dorsal e lateral dos pés do paciente, sinais dolorosos deslocam-se ao longo da medula espinhal, de onde o impulso é retransmitido para o tálamo, no qual as sensações de calor, frio, dor e tato são reconhecidas e o qual envia impulso para o córtex cerebral, em que a intensidade e a localização da dor são distinguidas. O cérebro, por sua vez, envia um sinal de controle; no entanto, o sistema nervoso só pode responder a uma quantidade limitada de informações sensoriais de cada vez. Assim, quando o sistema fica sobrecarregado, reduz-se a quantidade de informação sensorial disponível para o processamento. Para que ocorra o processamento, as fibras nervosas levam impulsos entre a parte do sistema nervoso central e outras regiões do corpo e, quando há algum problema com determinado órgão, ocorre uma pressão nos nervos e uma diminuição da irrigação sanguínea, o que faz essa parte do corpo adoecer.[9]

Diversas mudanças ocorrem no corpo durante o tratamento pela Reflexologia. Uma delas diz respeito à sedação da dor, na qual, por meio de estímulos, o corpo produz os seus próprios analgésicos, conhecidos como endorfinas. O fato de haver excesso de acidez no sangue aumenta os depósitos de cálcio nas terminações nervosas de qualquer órgão do corpo, e esses depósitos se transformam em cristais ácidos que podem impedir a circulação normal do sangue;[10] assim, no deslizamento dos dedos nas áreas reflexas dos pés, pode-se sentir perfeitamente os chamados "cristais" que, quando presentes, são indicadores de desequilíbrio do órgão ou da parte do corpo correspondente.

O fato pode ser percebido nos pés durante o tratamento ao serem identificadas protuberâncias sensíveis. Após o estímulo, ocorre diminuição da pressão sobre os nervos e os vasos relaxam, melhorando o fluxo de sangue e de seus nutrientes ricos em oxigênio a todas as partes do corpo, resultando em equilíbrio e melhora da condição clínica do paciente.

Os pés são o principal alvo das congestões referidas por apresentarem grande número de terminações nervosas e por serem geralmente comprimidos pelos calçados, os quais restringem o seu movimento natural, o que resulta na redução da quantidade de sangue e impulsos nervosos que chegam aos pés.[11]

Durante a sessão de Reflexologia, no início da aplicação, alguns indivíduos referem desconfortos, que são minimizados no transcorrer da sessão, sendo substituídos pelo bem-estar.

Os estudos sobre efeitos da Reflexologia estão cada vez mais fortalecidos. O Consórcio Acadêmico Brasileiro de Saúde Integrativa (CABSIN) e o Centro Latino-Americano e do Caribe de Informação em Ciências da Saúde (BIREME), que faz parte da Organização Pan-Americana da Saúde (OPAS) e da Organização Mundial da Saúde (OMS), com o objetivo de facilitar o acesso às evidências disponíveis, bem como a identificação de lacunas no conhecimento, uniram esforços para sistematizar as evidências científicas em Medicinas Tradicionais, Complementares e Integrativas (MTCI) em mapas de evidência.[11]

Sobre a efetividade clínica da Reflexologia, a partir de uma ampla busca bibliográfica de estudos publicados e não publicados entre 2000 e 2019, foram incluídas no Mapa de Evidências

18 revisões sistemáticas, que foram avaliadas, caracterizadas e categorizadas pelo Grupo de Pesquisa em Promoção da Saúde e Práticas Integrativas e Complementares da Universidade Federal de São Paulo (GPPIC/UNIFESP). Foi encontrado que a maior parte dos estudos com nível alto e médio de confiança relacionaram-se ao alívio da dor (Figura 18.4) e foram desenvolvidos na China, Coreia, Reino Unido e Estados Unidos.[11]

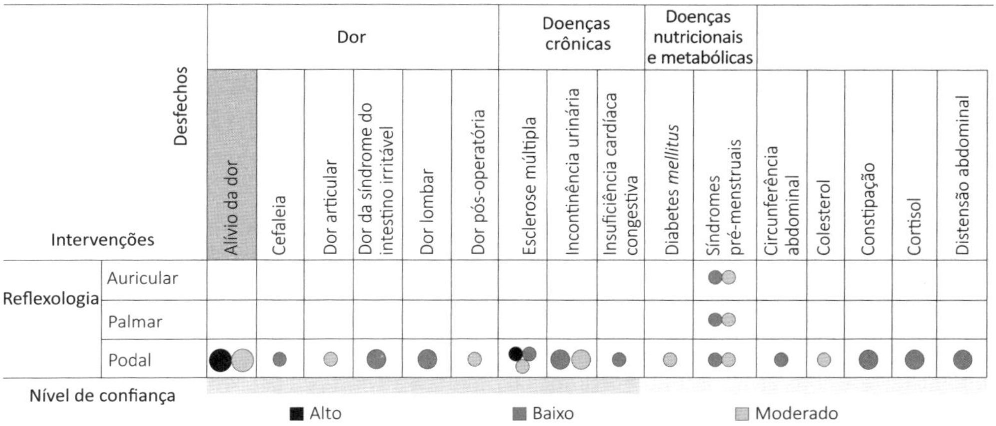

Intervenções / Desfechos		Dor						Doenças crônicas			Doenças nutricionais e metabólicas						
		Alívio da dor	Cefaleia	Dor articular	Dor da síndrome do intestino irritável	Dor lombar	Dor pós-operatória	Esclerose múltipla	Incontinência urinária	Insuficiência cardíaca congestiva	Diabetes mellitus	Síndromes pré-menstruais	Circunferência abdominal	Colesterol	Constipação	Cortisol	Distensão abdominal
Reflexologia	Auricular											●●					
	Palmar											●●					
	Podal	●●	●	○	●	●	○	●●	●	●●	○	●●	●	●	○	●	●

Nível de confiança — ■ Alto   ■ Baixo   ▥ Moderado

Figura 18.4 – Mapa de evidências.
Fonte: BIREME/OPAS/OMS, 2020.

Em 2021, uma revisão sistemática sobre a eficácia das terapias integrativas e complementares disponibilizadas no SUS no alívio da dor oncológica constatou que as práticas complementares mais pesquisadas para o alívio desse tipo de dor se relacionam à Medicina Tradicional Chinesa – acupuntura (n = 5); seguida de intervenções da mente – hipnose (n = 1) e musicoterapia (n = 1); utilização de plantas medicinais – Fitoterapia (n = 1); e intervenção corporal – Reflexologia (n = 1). Todos os resultados foram derivados de estudos em curto prazo (≤ 6 meses).[12]

Ensaio clínico randomizado objetivou examinar o papel da Reflexologia para além do tratamento analgésico padrão para a dor pós-operatória. Os achados apontaram que a diferença média para a dor mostrou melhora significativa no grupo de intervenção com a Reflexologia em comparação com o grupo de tratamento padrão (p< 0,0001).[13]

Embora não tenha pesquisado dor, vale destacar, pela importância do achado, o primeiro estudo experimental no Brasil sobre os efeitos da Reflexologia em gestantes com pré-eclâmpsia, realizado em 2003. Foi evidenciado que a prática desenvolvida com as gestantes com diagnóstico de pré-eclâmpsia se mostrou eficiente ao provar diminuição dos níveis de pressão arterial sistólica (p = 0,001) e pressão arterial diastólica (p = 0,01), assim como do grau de edema (p = 0,00004), entretanto não interferiu nos níveis de proteinúria, favorecendo o prognóstico tanto materno como fetal.[14]

Em 2018, estudo quase-experimental, com 154 mulheres, analisou o efeito da Reflexologia nos níveis de ansiedade durante o trabalho de parto. Foi encontrado que os escores médios do teste aplicado foram maiores no grupo experimental do que no grupo-controle, mostrando-se a técnica eficiente para a redução da ansiedade na parturiente.[15]

Revisão sistemática realizada em 2021 identificou que a Reflexologia Podal em condições dolorosas se mostrou promissora para o alívio da dor, como terapia isolada, em casos de dor neuromusculoesquelética em ambiente hospitalar e ambulatorial, porém indicou que estudos de melhor qualidade metodológica devem ser realizados para comprovar sua importância nesses casos.[17]

É recente a atuação dos enfermeiros brasileiros na Reflexologia, iniciada em 1997, após a formação do primeiro grupo pelo Curso de Especialização Internacional em Reflexologia pelo Método Graham.

Para sedimentar as terapias complementares, o Conselho Federal de Enfermagem (COFEN) apoiou, por meio do Parecer Normativo n. 4/95, o reconhecimento das práticas alternativas (Acupuntura, Iridologia, Fitoterapia, Reflexologia, Quiropraxia, Massoterapia, entre outras), como atividades profissionais vinculadas à saúde, podendo ser exercidas por qualquer categoria profissional. A Resolução COFEN n. 197/97 "estabelece e reconhece as Terapias Alternativas como especialidade e/ou qualificação do profissional de Enfermagem, desde que o profissional de Enfermagem conclua e tenha sido aprovado em curso reconhecido por instituição de ensino ou entidade congênere, com uma carga horária mínima de 360 horas".[16]

Defende-se a ideia de que a Reflexologia é uma terapia complementar, portanto não dispensa o tratamento convencional, nem interfere nele, sendo realizada paralelamente às demais medidas implementadas pela equipe de saúde.

É necessário que os novos profissionais tenham compreensão da importância de um olhar humanista, que consiga transcender a prática biomédica advinda de currículos em disciplinas tradicionais, que na atualidade parecem insuficientes para atender o indivíduo na sua integralidade.

Percebe-se aumento da procura por uma medicina mais natural, menos agressiva, com menos interferência nos processos fisiológicos, que considere o ser humano como um todo e que ainda possibilite maior comunicação, empatia e contato com o profissional, um atendimento personalizado.

Esse avanço pode ser entendido como expressão de um movimento que se identifica com novos modos de aprender e praticar a saúde, uma vez que as práticas integrativas se caracterizam pela interdisciplinaridade e pela interprofissionalidade, permeadas por linguagens singulares, próprias, que se contrapõem à visão altamente tecnológica de saúde que impera na sociedade.

Nesse sentido, as Práticas Integrativas e Complementares em Saúde (PICS) progressivamente se tornaram uma realidade na rede de atenção à saúde pública em todo o País.

Documento publicado em 2021 no Brasil estabelece que os procedimentos relativos às PICS passem a compor o conjunto de procedimentos utilizados na avaliação do cumprimento de metas descritas nos contratos de gestão e convênios firmados com as Organizações Sociais e Instituições parceiras.

A Reflexologia, além dos benefícios citados, favorece o caminho para o bem-estar da população e está em consonância com os Objetivos do Desenvolvimento Saudável (ODS) 3.0, que destaca assegurar uma vida saudável e a promoção do bem-estar para todos, em todas as idades.[18]

Vivências e experiências, ao longo dos tempos, na atuação como enfermeira obstetra, docente e reflexoterapeuta, têm me convencido de que a aplicação de terapias complementares no cuidado oferecido aos clientes/pacientes qualifica e favorece a individualização do cuidado. Essa percepção permite defender que seja estimulada a inclusão da Reflexologia por centros formadores, assim como de outras terapias, como instrumento do cuidado centrado nas necessidades dos pacientes.

Referências bibliográficas

1. Brasil. Ministério da Saúde. Secretaria de Atenção à Saúde. Departamento de Atenção Básica. Manual de implantação de serviços de práticas integrativas e complementares no SUS. Brasília: Ministério da Saúde; 2018.

2. Graham L. Reflexologia. In: I curso de reflexologia. São Paulo: Faculdade de Enfermagem do Hospital Albert Einstein; 1996. p. 20.

3. Keet L. A bíblia da reflexologia: o guia definitivo da massagem nos pés e nas mãos. São Paulo: Pensamento; 2022.

4. Albuquerque RS. Efeitos da reflexologia na pré-eclâmpsia: estudo experimental. [Tese]. São Paulo: Universidade Federal de São Paulo (UNIFESP); 2003.

5. Albuquerque RS, organizadora. Reflexologia: para quem cuida e quer ser cuidado. São Paulo: Martinari; 2004.

6. Guyton AC, Hall JE. Fundamentos de Guyton: tratado de fisiologia médica. 12. ed. Rio de Janeiro: Guanabara Koogan; 2011.

7. Hinkle JL, Cheever KH. Brunner & Suddarth: manual de enfermagem médico-cirúrgica. 14. ed. Rio de Janeiro: Guanabara Koogan; 2020.

8. Gillanders A. Reflexologia: um guia passo a passo. Barueri: Manole; 1999.

9. Kunz B, Kunz K. Reflexologia: como restabelecer o equilíbrio energético. São Paulo: Pensamento; 1997.

10. Albuquerque RS. Reflexologia e enfermagem. In: Salles F, Silva MJP. Enfermagem e as práticas complementares em saúde. São Caetano do Sul: Yendis; 2011.

11. Centro Latino-Americano e do Caribe de Informação em Ciências da Saúde (BIREME)/ Organização Pan-Americana da Saúde (OPAS)/Organização Mundial da Saúde (OMS). Efetividade clínica da reflexologia: BVS mapa de evidências. São Paulo: BIREME/OPAS/OMS; 2020.

12. Souza MC et al. A eficácia das terapias integrativas e complementares disponibilizadas pelo sistema único de saúde no alívio da dor oncológica: uma revisão sistemática. Research, Society and Development. 2021;10(13):e537101321580.

13. Attias S et al. Analgesic effects of reflexology in patients undergoing surgical procedures: a randomized controlled trial. The Journal of Alternative and Complementary Medicine. 2018;24(8):809-15.

14. Attias S et al. Analgesic effects of reflexology in patients undergoing surgical procedures: a randomized controlled trial. The Journal of Alternative and Complementary Medicine. 2018;24(8):809-15.

15. Yilar Erek Z, Aktas S. The effect of foot reflexology on the anxiety levels of women in labor. The Journal of Alternative and Complementary Medicine. 2018;24(4):352-60.

16. Conselho Regional de Enfermagem de São Paulo (COREN-SP). Documentos básicos de enfermagem: principais leis e resoluções que regulamentam o exercício profissional de enfermeiros, técnicos e auxiliares de enfermagem. São Paulo: Escrituras; 2001.

17. Artioli DP, Tavares ALF, Bertolini GRF. Foot reflexology in painful conditions: systematic review. BrJP. 2021;4(2):145-51.

18. Organização das Nações Unidas (ONU). Programa das Nações Unidas para o Desenvolvimento (PNUD) Brasil. Objetivos de desenvolvimento sustentável (ODS). 2018. [acesso em 27 out 2022]. Disponível em: https://brasil.un.org/.

19. Byers DC. Better health with foot reflexology: the Ingham method. 4. ed. Flórida, Estados Unidos: Ingham Publishing; 2008.

20. Bayers DC. Better health with foot reflexology: the original Ingham method including hand reflexology. Flórida, Estados Unidos: Igham Publishing; 1995.

Capítulo 19

Reiki – uma Terapia Antálgica

Glaucia Cerioni
Marcia Fernandes

Reiki, uma prática integrativa e complementar em saúde

Segundo o Ministério da Saúde, as Práticas Integrativas e Complementares em Saúde (PICS) são tratamentos que utilizam recursos terapêuticos com base em conhecimentos tradicionais, voltados para prevenir diversas doenças, como depressão e hipertensão. Em alguns casos, também podem ser usadas como tratamentos paliativos em algumas doenças crônicas. As PICS são um adicional, um complemento ao tratamento tradicional e indicadas por profissionais específicos, conforme as necessidades de cada paciente.

No Brasil, o debate sobre as práticas integrativas e complementares começou a despontar no final de década de 1970, após a Declaração de Alma-Ata, sendo validadas, principalmente, em meados dos anos 1980, com a 8ª Conferência Nacional de Saúde (CNS),[1] um espaço legítimo de visibilidade das demandas e necessidades da população por uma nova cultura de saúde que questionasse o ainda latente modelo hegemônico de ofertar cuidado, o qual excluía outras maneiras de produzir e legitimar saberes e práticas.

Assim, sob um olhar atento e respaldado pelas diretrizes da Organização Mundial de Saúde (OMS), o Ministério da Saúde aprovou, por meio da Portaria GM/MS n. 971, de 3 de maio de 2006, a Política Nacional de Práticas Integrativas e Complementares em Saúde (PNPIC).[2] Essa portaria se amplificou, até que, a partir de 2018, a PNPIC passou a considerar 29 procedimentos de PICS para a população. Entre elas, está o Reiki, incluído na "Tabela de Procedimentos" oferecidos pelo Sistema Único de Saúde (SUS), na categoria de "ações de promoção e prevenção em saúde" e definido de maneira simplificada como: "Prática terapêutica que utiliza a imposição das mãos para canalização da energia vital, visando promover o equilíbrio energético, necessário ao bem-estar físico e mental".

Evidências científicas têm mostrado os benefícios do tratamento integrado entre medicina convencional e práticas integrativas e complementares. Além disso, há crescente número de profissionais capacitados e habilitados e mais valorização dos conhecimentos tradicionais dos quais se originam grande parte dessas práticas.

O que é o Reiki

O Reiki é uma técnica oriunda de antigas práticas tibetanas; entretanto, suas bases modernas foram criadas no Japão, no século XX, por Mikao Usui (1865-1926). Sua difusão foi marcada pelo trabalho de Chujiro Hayashi (1880-1940), médico aposentado da marinha que fazia uso do

Reiki em sua clínica na cidade de Tóquio, e de Hawayo Takata (1900-1980), residente no Havaí, responsável por difundir a prática nos Estados Unidos da América (EUA). No Brasil, chegou em 1982/1983, trazido pelo Dr. Egídio Vecchio, PHD em educação, organizador da vinda do americano Stephen Cord Saiki para ministrar os primeiros cursos de Reiki no Rio de Janeiro.[4]

"Reiki" vem da composição das palavras "Rei", que significa "energia universal", e ki, a "energia sutil", "vital" (similar ao chi chinês).[3] Dessa maneira, a terapêutica Reiki, como energia universal da vida, utiliza a imposição das mãos para a canalização da energia universal, visando promover o equilíbrio energético, necessário ao bem-estar físico, emocional, mental e espiritual. Busca fortalecer os locais onde se encontram bloqueios ("nós energéticos"), eliminando as toxinas, equilibrando o pleno funcionamento celular e restabelecendo o fluxo de energia vital (chi). Podendo ser aplicado de modo presencial e a distância, o Reiki é reconhecido pela OMS como uma prática complementar aos tratamentos de saúde, desvinculado de filosofia ou religião.[4]

A prática do Reiki responde perfeitamente aos novos paradigmas de atenção em saúde, os quais incluem dimensões da consciência, do corpo e das emoções. A experiência desta autora como terapeuta e professora de Reiki, tem mostrado que a maior parte dos desequilíbrios de energia encontrados nos pacientes tem sua origem já no útero materno, na infância e na adolescência. Por motivos de padrões arraigados e valores distorcidos, a sociedade acaba colaborando para gerar no indivíduo traumas, padrões limitantes, preconceitos, causando desequilíbrios psicofísicos, emocionais e mentais. A terapia Reiki é de excelente ação complementar, tanto agindo na causa quanto amenizando o efeito desses padrões. Ao atuar em paralelo com a medicina tradicional, favorece um tratamento multidisciplinar, mais integral. Vários estudos têm comprovado a eficácia do Reiki no cuidado de diferentes distúrbios do organismo, enquadrando-o, assim, como uma alternativa viável para a busca pela saúde integral e autocuidado também de profissionais de saúde.[5-10]

Metodologia

A terapêutica Reiki se dá pelo toque suave em 12 pontos específicos da cabeça e do dorso, somando joelhos e finalizando nos pés, podendo ser aplicada também diretamente no local de alguma lesão; é isenta de contraindicações, podendo ser administrada em crianças, adultos, animais e até mesmo em gestantes, de modo que a energia é transmitida para o bebê sem qualquer prejuízo para mãe ou filho. Somente pessoas que passaram por treinamento com um mestre professor Reiki e que estejam capacitadas e qualificadas podem aplicar Reiki. As aulas frequentemente abordam o conhecimento dos chakras e sua importância durante a aplicação da terapia.

A prática do Reiki é, preferencialmente, realizada em um ambiente relaxante, onde o paciente esteja deitado ou sentado; porém, o toque efetivo não é necessário e, muitas vezes, pode ser realizado a distância. Tradicionalmente, o Reiki atua por meio da passagem da energia vital através do praticante, como uma via da energia universal, para equilíbrio e fortalecimento da energia do paciente.[3] O tempo médio de uma sessão de Reiki é de 45 minutos e a maioria dos reikianos realiza a aplicação do Reiki nos centros energéticos do corpo chamados chakras (Figura 19.1), que apresentam uma ligação às glândulas, órgãos, vísceras e ao sistema nervoso autônomo (SNA) (Figura 19.2).

Os chakras, palavra que significa "roda" em sânscrito, são parecidos com vórtices. Existem sete chakras principais, que são alinhados verticalmente, da base do tronco ao topo da cabeça; cada um deles tem uma cor, com a manutenção de funções físicas e emocionais específicas, e está ligado a uma glândula endócrina e a um plexo nervoso principal. Eles absorvem energia universal primária (Ki, prana etc.), decompõem-na e enviam-na, ao longo de canais de energia chamados nadis, para o sistema nervoso, glândulas endócrinas e sangue, a fim de alimentar o corpo.[11-13] Existem grandes e pequenos chakras espalhados pelo corpo, entre eles os que estão nas mãos e nos pés e aqueles denominados "principais".

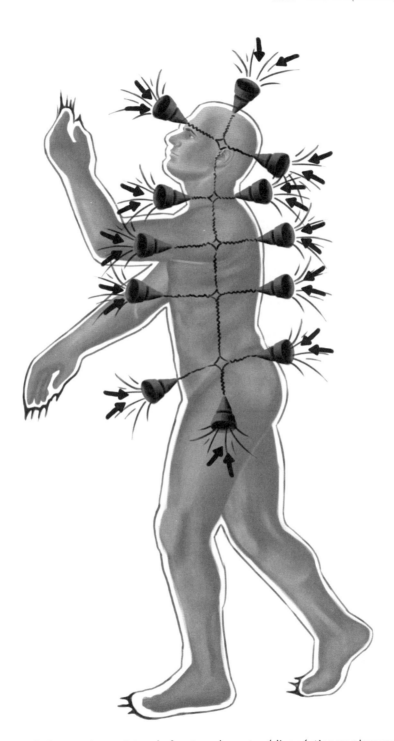

Os sete *chakras* maiores vistos de frente e de costas (diagnóstico por imagem).
Figura 19.1 – Os sete *chakras* principais.
Fonte: Adaptado de Brennan, 2006.

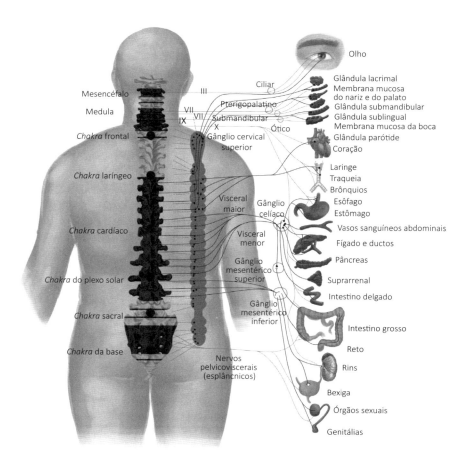

Figura 19.2 – **Associação dos *chakras* com o sistema nervoso autônomo.**
Fonte: Adaptado de Cross, 2006.

O primeiro e mais baixo *chakra*, chamado "*chakra* da raiz", fica perto do cóccix e relaciona-se às gônadas (testículos e ovários). O segundo *chakra*, denominado "*chakra* umbilical, sacral ou esplênico", situa-se logo abaixo do umbigo ou próximo ao baço e relaciona-se às glândulas suprarrenais. O terceiro, o "*chakra* do plexo solar", situa-se na metade superior do abdome, acima do umbigo, abaixo da ponta do esterno, e relaciona-se ao pâncreas. O quarto, também conhecido como "*chakra* cardíaco", pode ser encontrado na parte média do esterno, diretamente sobre o coração, e tem relação com a glândula do timo. O quinto, o "*chakra* laríngeo", localiza-se no pescoço, próximo ao pomo-de-adão, e está relacionado às glândulas da tireoide e paratireoide. O sexto, o "*chakra* da testa", chamado de "terceiro olho" ou "frontal", situa-se na parte média da fronte e associa-se à glândula pituitária, hipófise. O sétimo, localizado no alto da cabeça, é chamado de "*chakra* coronário", relacionando-se à glândula pineal.[14]

O sistema de *chakras* representa uma importante fonte de alimento energético para o corpo, e sua perfeita organização representa vitalidade, o equilíbrio mental e emocional, a ligação com a espiritualidade e a terra. A energia é muito importante para a atividade saudável do biocampo e do corpo físico. Se um *chakra* deixar de funcionar de modo apropriado, a absorção de energia será perturbada, significando que células e órgãos do corpo servidos por esse *chakra* não receberão o suprimento energético necessário. Se essa disfunção do *chakra* persistir, o funcionamento normal dos órgãos e de outras partes do corpo será prejudicado.[14,15] Por esse motivo, o reikiano energiza esses centros energéticos durante o tratamento com Reiki, uma vez que reequilibrar o funcionamento de cada *chakra* e seu fluxo energético é um importante caminho para promover a saúde, considerando-se sua interligação com células, órgãos, vísceras e o sistema nervoso.

Quando a energia se desloca através de áreas que oferecem resistência, são produzidos luz e calor. Os bloqueios no nível dos *chakras* são áreas que oferecem mais resistência ao fluxo da energia e que precisam ser purificadas para liberar o percurso da corrente no circuito e alcançar o *chakra* da coroa.[14]

O Reiki é uma possibilidade de terapia quando o paciente está com a dor exacerbada, pois há toques sutis ou ausência de toque, apenas a imposição de mãos.

A dor é atualmente definida, pela Associação Internacional para Estudos da Dor (IASP), como uma experiência sensitiva e emocional desagradável, associada, ou semelhante àquela associada, a uma lesão tecidual real ou potencial.[42] A dor crônica é definida pela IASP como uma dor que persiste ou recorre por mais de três meses,[26,31] afetando a saúde física e mental, bem como os fatores sociais,[39] o que consequentemente altera a qualidade de vida.[40,41]

A ciência investigando o Reiki

A literatura tem indicado efeitos positivos da terapêutica Reiki, incluindo diminuição de ansiedade em pessoas saudáveis,[27] pessoas com várias condições de dor crônica,[28] pessoas com histerectomia abdominal,[29] mulheres com biópsia de mama,[30] pessoas com câncer estágio I a IV,[22] condições depressivas[33] e idosos residentes em asilos ou casa de idosos.[32,34] Entretanto, dois estudos não indicaram efeitos em pacientes pós-AVC[35] e pacientes com câncer de próstata tratados por radiação.[36] Particularmente, foi relatada uma notável eficácia da terapêutica Reiki em 29 pacientes identificados como depressivos (de 19 a 78 anos) que receberam sessões de Reiki, em comparação com aqueles que receberam tratamento placebo.[33] Além disso, duas revisões recentes apoiaram a argumentação de que o Reiki é valioso como terapia complementar para controlar a ansiedade e sintomas de depressão,[24,25] enquanto outra revisão enfatizou informações insuficientes para delinear o efeito exato dessa terapêutica no sofrimento psicológico.[37] Em outro estudo, constatou-se que antes do tratamento com Reiki os pacientes usaram principalmente as palavras: "ansioso", "com medo", "irritado", "inquieto", "estressado" e "dor". Após a intervenção, usaram principalmente a palavra "tranquilidade".[38]

No que concerne a estudos que conseguiram demonstrar benefícios dessa terapia, verifica-se que a intervenção com Reiki em participantes estressados, ansiosos, fatigados, sedados ou inconscientes, durante ou após procedimentos médicos dolorosos, promove melhora.[16] Há comprovação da eficácia do Reiki no cuidado de vários distúrbios do organismo, em pacientes oncológicos,[6] a fim de testar a redução de estresse e relaxamento, na dor, ansiedade e fadiga, pressão arterial, bem como no autocuidado em profissionais de saúde,[7] assim como em idosos na diminuição da ansiedade e da dor crônica[8] e na melhora de parâmetros de qualidade de vida e promoção de saúde.[9] Também sua ação vem sendo observada na cura de feridas: melhora do sistema imune; dor: produção de endorfinas; mudança de correlações biológicas: atuação no sistema nervoso autonômico, favorecendo o parassimpático em relação ao simpático.[3,23]

O estudo de Midilli e Eser (2015)[17] identificou os efeitos do Reiki no nível da dor, ansiedade e parâmetros hemodinâmicos no pós-operatório de cesarianas, sendo um estudo clínico aleatório e controlado. Os resultados dessa investigação demonstraram que a aplicação de Reiki reduziu a intensidade da dor, a ansiedade e os valores relativos à frequência respiratória, assim como a necessidade de analgésicos, recomendando a aplicação de Reiki para reduzir a dor e a ansiedade nas mulheres sujeitas a uma intervenção por cesariana.

O estudo de Birocco e colaboradores (2012),[18] sobre os efeitos na dor e na ansiedade de doentes que frequentam uma unidade oncológica, revelou que as sessões de Reiki, aplicadas em 118 doentes, foram úteis para melhorar o bem-estar, proporcionar relaxamento, alívio da dor, melhorar a qualidade do sono e reduzir a ansiedade. Como conclusão desse estudo, os autores referiram que disponibilizar essa terapia em hospitais pode dar resposta às necessidades físicas e emocionais dos doentes.

Em estudo realizado por Freitag e colaboradores (2014),[19] os autores concluíram que utilizar o Reiki como prática terapêutica melhora de maneira significativa as queixas de dor crônica, além de contribuir para o equilíbrio das necessidades física, mental, emocional e espiritual dos idosos.

Tsang e colaboradores (2007)[22] estudaram os efeitos do Reiki sobre fadiga, dor, ansiedade e qualidade de vida, em pacientes com câncer que tinham recentemente completado a quimioterapia e que apresentavam escore de fadiga superior a 3 pelo Edmonton Symptom Assessment System (ESAS). Nesse estudo-piloto cruzado, indivíduos passaram por sessões de Reiki (intervenção), de aproximadamente 45 minutos, por 5 dias consecutivos e por um período de descanso (controle) de mesma duração. Foram divididos, aleatoriamente, naqueles que receberam as sessões de Reiki antes dos períodos de descanso e aqueles que receberam a intervenção após o descanso. Os pacientes foram avaliados conforme os escores Functional Assessment of Cancer Therapy Fatigue Subscale (FATC-F), indicador do estado de fadiga, dor e ansiedade, e Functional Assessment of Cancer Therapy, General Version (FATC-G), indicador de qualidade de vida. Observou-se que o Reiki foi capaz de reduzir os níveis de fadiga, dor e cansaço; entretanto, estatisticamente essa redução não foi diferente da obtida pelo grupo-controle. Na qualidade de vida, houve uma melhoria significante pelo Reiki, estatisticamente maior do que a obtida pelo grupo-controle.

Com relação à abordagem da dor oncológica, revisão integrativa de literatura, publicada em 2021, aponta nas últimas décadas a procura dos pacientes com câncer por cuidados paliativos e de suporte, tendo aumentado a demanda para o olhar de uma oncologia integrativa, a qual fomenta a junção de tratamento medicamentoso com as PICS. A Society for Integrative Oncology define oncologia integrativa como um cuidado centrado no paciente e com base em evidências, para otimizar a saúde, a qualidade de vida, os resultados clínicos e reduzir o sofrimento. Nesse cenário, surge a terapêutica Reiki, não invasiva e segura, mostrando-se uma intervenção ideal para pacientes fragilizados; ressaltam-se alguns de seus benefícios para pacientes com neoplasias: redução da dor, depressão, fadiga, angústia e ansiedade no gerenciamento do atendimento; e fomenta-se o alívio de outros efeitos colaterais da quimioterapia, assim como a qualidade do sono.[43]

Pesquisas conduzidas junto a pacientes com fibromialgia apontam melhora na qualidade de vida, escore de dor, fadiga e impacto da fibromialgia na vida. Uma revisão de literatura aponta resultados positivos na aplicação da terapêutica Reiki no manejo de dores crônicas,[10] principalmente no tratamento adjuvante da fibromialgia, no alívio de estresse e cansaço físico. A terapia possibilita reequilibrar o *biofeedback*, reforça o sistema imunológico do organismo, aumenta a capacidade de resistência ao estresse crônico e provoca também o aumento da produção de endorfina.

Segundo Freitag e colaboradores (2014),[19] Demir e colaboradores (2013)[16] e Diaz-Rodrigues e colaboradores (2011),[20] o Reiki é capaz de ativar as glândulas, os órgãos, o sistema nervoso e imunológico, auxiliando no tratamento do estresse, da depressão e da ansiedade. O cuidado em saúde com a imposição das mãos é capaz de restabelecer o equilíbrio físico, mental e espiritual, trazendo benefícios que vão além do corpo físico. Ocorre uma energização do corpo e, em determinadas posições, as mãos abrangem todo o sistema de glândulas endócrinas, além de todos os órgãos internos.[2,1] O ser humano recebe energia em vários níveis ao mesmo tempo: no nível físico, pelo calor do toque; no nível mental, pelos pensamentos; no nível emocional, pelo amor que flui através das mãos; no nível energético, pela presença do terapeuta e pela própria energia Reiki. A utilização de uma terapia como o Reiki na assistência a participantes com ansiedade pode tanto auxiliar no complemento aos tratamentos alopáticos como restabelecer o bem-estar com a potencialização da energia do receptor.

Que juntos possamos alçar voos prósperos e evolucionários, de nossos potenciais infinitos do desenvolvimento humano, nas asas do Saber!

Referências bibliográficas

1. Gadelha PE, Martins R. A política nacional de saúde e a 8ª CNS. Saúde Debate. 1988;(20):79-83.

2. Brasil. Ministério da Saúde. Portaria n. 971, de 3 de maio de 2006. Aprova a Política Nacional de Práticas Integrativas e Complementares (PNPIC) no Sistema Único de Saúde. Brasil: Ministério da Saúde; 2006. [acesso em 11 fev 2016]. Disponível em: http://bvsms.saude.gov.br/bvs/saudelegis/gm/2006/prt0971_03_05_2006.html.

3. Miles P, True G. Reiki: review of a biofield therapy history, theory, practice, and research. Altern Ther Health Med. 2003;9:62-72.

4. Escola Reikilibrar. Manual de Reiki Nível IV: Mestre Professor. 2012. [acesso em 11 fev 2016]. Disponível em: https://www.REIKilibrar.com.br.

5. Bukowski EL. The use of self-reiki for stress reduction and relaxation. J Integr Med. 2015;13(5):336-40.

6. Kirshbaum MN et al. Exploratory study of reiki experiences in women who have cancer. Intl Journal of Palliative Nursing. 2016;22(4):166-72.

7. vanderVaart S, Gijsen VM, Wildt SN, Koren G. A systematic review of the therapeutic effects of Reiki. J Altern Complement Med. 2009;15(11):1157-69. [Acesso em 10 maio 2021]. Disponível em: http://www.ncbi.nlm.nih.gov/pubmed/19922247.

8. Freitag VL et al. Benefícios do reiki em população idosa com dor crônica. Texto & Contexto Enfermagem. 2014;23(4):1032-40.

9. Monezi R. Reiki, qualidade de vida e estresse. Disponível em: https://pt.slideshare.net/robertwagner1401/doutorado-reikiqualidadedevidaeestresse.

10. Oliveira PM, Rodrigues BB, Cardoso RRJ, Araújo GF, Severino IGCK, Marques FF. Reiki and mindfullness meditation in the management of patients with chronic pain: a literature review. Braz J Hea Rev. 2020;3(1):1155-67.

11. McKenzie E. A bíblia do reiki: o guia definitivo para a arte do reiki. 2. ed.; São Paulo: Pensamento, 2010.

12. Brennan BA. Mãos de luz. 21. ed. São Paulo: Pensamento; 2006.

13. Myss C. Anatomia do espírito: os sete estágios do poder e da cura. Rio de Janeiro: Rocco; 2000.

14. Gerber R. Medicina vibracional: uma medicina para o futuro. 9. ed. São Paulo: Cultrix; 2007.

15. Brennan BA. Luz emergente: a jornada da cura pessoal. 9. ed. São Paulo: Cultrix; 2006a.

16. Demir M et al. Effect of reiki on symptom management in oncology. Asian Pac J Cancer Prev. 2013;14(8):4931-3. [Acesso em 2 jan 2015]. Disponível em: https://www.researchgate.net/.../257299904_Effect_of_Reiki_on_Symptom_Manage.

17. Midilli TS, Eser I. Effects of reiki on post-cesarean delivery pain, anxiety, and hemodynamic parameters: a randomized, controlled clinical trial. Official Journal of the American Society for Pain Management Nursing. 2015;16(3):388-99.

18. Birocco N, Guillame C, Storto S, Ritorto G, Catino C, Gir N et al. The effects of reiki therapy on pain and anxiety in patients attending a day oncology and infusion services unit. Am J Hosp Palliat Care. 2012 Jun;29(4):290-4.

19. Freitag VL, Dalmdin IS, Badke MR, Andrade A. Benefits of reiki in older individuals with chronic pain. Text Context Nursin. 2014;23(4):1032-40.

20. Díaz-Rodríguez L et al. Uma sessão de reiki em enfermeiras diagnosticadas com síndrome de Burnout tem efeitos benéficos sobre a concentração de IgA salivar e a pressão arterial. Rev Latino-Am Enfermagem. 2011;19(5):1132-8. [Acesso em 2 fev 2015]. Disponível em: https://www.scielo.br/scielo.php?pid=S010411692011000500010&script=sci_abstract&tlng=pt.

21. Usui M, Petter FA. Manual de reiki do Dr. Mikao Usui. 6. ed. São Paulo: Pensamento; 2014.

22. Tsang KL, Carlson LE, Olson K. Pilot crossover trial of reiki versus rest for treating cancer-related fatigue. Integr Cancer Ther. 2007;6:25-35.

23. Rindfleisch JA. Biofield therapies: energy medicine and primary care. Prim Care. 2010;37:165-79.

24. Thrane S, Cohen SM. Effect of reiki therapy on pain and anxiety in adults: an in-depth literature review of randomized trials with effect size calculations. Pain Manag Nurs. 2014;15:897-908.

25. McManus DE. Reiki is better than placebo and has broad potential as a complementary health therapy. J Evid Brased Integr Med. 2017;22:1051-7.

26. Meskey H, Bogduk N; Task Force on Taxonomy. Classification of chronic pain: descriptions of chronic pain syndromes and definitions of pain terms. Seathe, WA, USA: IASP Press; 1994.

27. Wardell DW, Engebretson J. Biological correlates of reiki touch(sm) healing. J Adv Nurs. 2021;22:439-45.

28. Dressen LJ, Singg S. Effects of reiki on pain and selected affective and personality variables of chronically ill patients. Subtle Energ Med. 1998;9:1.

29. Vitale AT, O'Connor PC. The effect of reiki on pain and anxiety in women with abdominal hysterectomies: a quasi-experimental pilot study. Holist Nurs Pr. 2006;20:273-4.

30. Potter PJ. Brest biopsy and distress: feasibility of testing a reiki intervention. J Holist Nurs. 2007;25:238-48.

31. Treede R-D, Rief W, Barke A, Aziz Q, Bennett MI, Benoliel R et al. Chronic pain as a symptom or a disease: the IASP classification of chronic pain for the international classification of diseases (ICD-11). Pain. 2019;160:19-27.

32. Risheson NE, Spross JA, Lutz K, Peng C. Effects of reiki on anxiety, depression, pain, and physiological factors in community-dwelling older adults. Res Gerontol Nurs. 2010;3:187-99.

33. Shore AG. Long-term effects of energetic healing on symptoms of psychological depression and self-perceived stress. Altern Ther Health Med. 2004;10:42-8.

34. Erdogan Z, Cinar S. The effect of reiki on depression in elderly people living in nursing home. New Delhi, India: NISCAIR-CSIR; 2016. v. 15, p. 35-40.

35. Shiflett SC, Nayak S, Bid C, Miles P, Agostinelli S. Effect of reiki treatments on functional recovery in patients in poststroke rehabilitation: a pilot study. J Altern Complement Med. 2002;8:755-63.

36. Beard C, Stason WB, Wang Q, Manola J, Dean-Clower E, Dusek J et al. Effects of complementary therapies on clinical outcomes in patients being treated with radiation therapy for prostate cancer. Cancer. 2010;117:96-102.

37. Joyce J, Herbison GP. Reiki for depression and anxiety. Cochrane Database Syst Rev. 2015 Apr 3;(4):CD006833.

38. Berger L, Tavares M, Berger B. A Canadian experience of integrating complementary therapy in a hospital palliative care unit. J Palliat Med. 2013;16:1294-8.

39. Naiditch N, Billot M, Moens M, Goudman L, Cornet P, Le Breton D et al. Persistent spinal pain syndrome type 2 (PSPS-T2), a social pain? Advocacy for a social gradient of health approach to chronic pain. J Clin Med. 2021;10:2817.

40. Blyth FM, Noguchi N. Chronic musculoskeletal pain and its impact on older people. Best Pr Res Clin Rheumatol. 2017;31:160-8.

41. Jensen MP, Chodroff MJ, Dworkin RH. The impact of neuropathic pain on health-related quality of life: review and implications. Neurology. 2007;68:1178-82.

42. Raja SN, Carr DB, Cohen M, Finnerup NB, Flor H et al.; Autores da Força Tarefa da Associação Internacional para o Estudo da Dor (IASP). Revisão de narrativa: definição revisada de dor pela Associação Internacional para o Estudo da Dor: conceitos, desafios e compromissos. Tradução da Diretoria da Sociedade Brasileira para o Estudo da Dor (SBED) – Gestão 2020-2021. 2020. [Acesso em jul 2021]. Disponível em: https://sbed.org.br/wp-content/uploads/2020/08/Definição-revisada-de-dor_3.pdf.

43. Fonseca OME. Reiki como forma terapêutica complementar no cuidado à saúde do paciente com câncer: uma revisão integrativa da literatura. [Monografia]. Ouro Preto: Universidade Federal de Ouro Preto (UFOP), Escola de Nutrição (ENUT). 2021. [acesso em ago 2022]. Disponível em: https://monografias.ufop.br/bitstream/35400000/3491/2/MONOGRAFIA_ReikiFormaTerapeutica.pdf.

44. Cross JR. Healing with the chakra energy system: acupressure, bodywork, and reflexology for total health. Berkeley, Califórnia: North Atlantic Books; 2006.

Terapia Floral e Dor

Capítulo 20

Denise Giarelli Alario
Márcia Zotti Justo Ferreira

Dor emocional, a dor da alma

A dor é intrínseca ao ser humano, tendo assim um caráter universal. É caracterizada como uma experiência sensorial e emocional, fazendo parte de todos os ciclos da vida. É afetada por fatores culturais, sociais e espirituais e, dessa maneira, entendida como um fenômeno multidimensional, como também cercada de grande subjetividade, pois cada indivíduo apresenta sua percepção e seu entendimento sobre ela.[1-3]

A dor não deve ser entendida somente como uma expressão fisiológica, mas também como uma mensagem emocional. Ela pode ainda existir como um símbolo da percepção de sofrimento, aflição, rejeição, mágoa, ou qualquer outro tipo de dor "da alma". Existe uma lacuna para a elucidação entre encéfalo e psiquismo, na qual os acontecimentos do mundo físico geralmente não explicam de maneira adequada as experiências da consciência. Encontra-se, assim, a necessidade de uma ciência cognitiva que traga novos modelos, técnicas experimentais e conceitos, procurando uma associação entre neurobiologia, psicologia, filosofia e espiritualidade, com base na experiência humana subjetiva, enfocando o ser total, com o objetivo de sair dessa leitura fragmentada.[4,5]

Atualmente, o entendimento das bases teóricas das doenças não é suficiente para avaliar o doente, sabendo-se que "doente" não é o mesmo que "doença". Essa abordagem deve seguir um modelo biopsicossocial e espiritual, compreendendo-se que "dor" e "sofrimento" também não são a mesma coisa. Foi nesse espaço que a Terapia Floral surgiu na Inglaterra em 1936, pelas mãos do Dr. Edward Bach, médico bacteriologista, patologista e homeopata que, desse modo, criou as **essências florais,** extratos líquidos sutis, usados para tratar as questões do bem-estar emocional, do desenvolvimento da Alma e da saúde do corpo, da mente e do espírito. São preparadas a partir da flor, a parte mais nobre e característica de uma planta.[6-8]

Uma essência floral, quando integrada ao corpo, apresenta a propriedade de atuar como harmonizador de frequências. A frequência da energia da planta vibra, interagindo com as frequências do corpo e trazendo desequilíbrio para a harmonia, restaurando assim o equilíbrio energético. A frequência desarmonizada é modificada e retorna ao seu estado natural de vibração, removendo-se, assim, os sintomas causados pelo estado enfermo do ser. Trata-se do princípio da ressonância, em que frequências vibram em conjunto harmoniosamente.[9,10]

Especialmente nos quadros crônicos, é comum o aparecimento de problemas de ordem psicossocial, pois toda condição de adoecimento humano envolve aspectos psicossomáticos. Por isso, as possibilidades de tratamento para dores envolvem terapias multiprofissionais, com vistas ao cuidado de maneira holística e, nesse contexto, destaca-se a Terapia Floral, uma abordagem terapêutica inserida no Sistema Único de Saúde (SUS). No Brasil, ela foi incorporada à Política Nacional de Práticas Integrativas e Complementares (PNPIC) no ano de 2018, por meio da Portaria n. 702 do Ministério da Saúde. Nela, o foco está nos desequilíbrios emocionais, melhorando a qualidade de vida dos indivíduos, visando tratar questões voltadas ao bem-estar emocional e, consequentemente, da saúde corpo-mente, indo ao encontro dos preceitos estabelecidos pelo SUS.[11,12]

O que são os florais

O Dr. Bach admirava enormemente a filosofia alquímica, com isso a terapia com Essências Florais é na realidade a revitalização de muitos métodos alquímicos, tanto na preparação da planta quanto no processo de equilíbrio das emoções e na conservação da essência. Isso se fundamenta na compreensão de que as estruturas e processos físicos das plantas expressam os mesmos princípios universais que se manifestam nas formas e nos processos do ser humano, na qual o organismo não é visto como uma entidade separada e estática, e sim como uma entidade dinâmica, um microcosmo dentro de um macrocosmo em total correspondência e correlação.[7,13]

Procurando propriedades curativas diferentes da fitoterapia e da homeopatia, em seu estudo alquímico, o Dr. Bach desenvolveu essa nova forma para a preparação dos "remédios" e, em 1928, criou a sua primeira Essência Floral, *Mimulus*, uma essência para o medo. A partir de então, começou a construir o seu sistema, composto por 38 essências e uma fórmula (*Rescue Remedy* – para emergências), indicando também o uso em cremes e a aplicação tópica das essências. Estas são também divididas em sete grupos: grupo do medo; da falta de interesse pelas circunstâncias atuais; da indecisão e da insegurança; da solidão; da hipersensibilidade às influências e opiniões; do desalento e do desespero; e da preocupação excessiva.[14,15]

Também classificou pela sequência em que foram descobertos, utilizando 12 iniciais, conhecidas como os Doze Curadores, que se destinam aos tipos de personalidade da alma humana; os Sete Auxiliares vêm na sequência, auxiliando nas questões emocionais que se cronificaram ao longo do tempo; e os Dezenove Complementares relacionam-se às questões cotidianas com as quais se deve lidar para que a alma alcance a evolução. Nota-se, por essas divisões, que ele já tentou formar grupos conforme o sofrimento emocional enfrentado.[16-18]

Como médico bacteriologista, o Dr. Bach recebeu uma educação convencional na área da saúde; também foi praticante da homeopatia. No entanto, sua postura, alinhando corpo/mente/emoção/espírito, foi pouco convencional. Deu relevância às questões emocionais e comportamentais, desenvolvendo, a partir daí, pesquisas na natureza e correlacionando cada essência produzida a um estado emocional específico do ser humano. Com isso, observam-se transformações na alma, oriundas desses tratamentos com substâncias florais ligadas aos corpos eletromagnéticos, com ação subsequente no corpo emocional. Sua contribuição foi incomensurável, cabendo aos pesquisadores e produtores que trabalham com diferentes ecossistemas dar continuidade à sua pesquisa, possibilitando novos *insights* e formas de tratamento adequados a cada época da história.[9,19]

Assim, a essência floral ou vibracional é uma frequência de onda que contém a força vital de determinada planta, podendo ser preservada numa solução à base de água e conservante alcoólico. O Dr. Bach indica o conhaque tipo *brandy*, que atua como conservante, sendo utilizado na proporção de 30%. Essa solução de uso serve para que a energia inerente a uma flor seja conduzida a um organismo, transmitindo e infundindo as propriedades da planta em níveis que vão além do físico. Assim como podem ser produzidas essências de flores, também podem ser produzidas essências de plantas, fungos, líquens, minerais, ambientes e criaturas marinhas. O próprio Dr. Bach criou a essência *Rock Water*, que é feita com água pura de fonte natural, podendo ser considerada ambiental. As essências atuam basicamente no corpo emocional e, a partir daí, trabalham o corpo mental e, consequentemente, produzem efeito sobre o corpo físico, que é o ancoradouro das funções orgânicas e metafísicas do indivíduo.[7,9,10]

O padrão é preparar a solução de uso em um frasco de vidro escuro (âmbar) de 30 mL, com conta-gotas. A dose normalmente indicada é de 4 gotas desse preparado, pingadas diretamente na boca, 4 vezes ao dia, podendo-se tomar mais se necessário. Nos casos agudos ou urgentes, pode-se ministrar as doses a intervalos curtos, como de 10 em 10 minutos, mantendo-se esse critério até que o paciente melhore. Para as dores, inflamações, contusões etc., também é possível aplicar localmente os remédios florais, pingando-se cerca de 6 gotas da essência concentrada num recipiente com 2 copos de água pura e utilizando-se essa solução em compressas no local afetado.[20,21]

Sistemas além do Dr. Bach e algumas indicações de essências

No universo terapêutico dos florais, o Dr. Bach estabeleceu uma conexão médica entre os sentimentos e a enfermidade física real; o que ele pregava há quase um século já é aceito pela medicina atual, entendendo-se que muitas doenças partem de um estresse psicológico e hoje são chamadas de "psicossomáticas". A partir das pesquisas e dos estudos dele, outros pesquisadores, conhecidos como sintonizadores, iniciaram seus trabalhos em outras localidades do planeta, em busca de biomas que pudessem auxiliar o ser humano em seu anseio pelo autoconhecimento. Essas pesquisas resultaram na criação de outros sistemas de essências vibracionais para aliviar a dor humana, tanto emocional quanto física. Desde os anos 1970, começaram a surgir vários sistemas. Os escolhidos aqui apresentam em seu repertório essências destinadas ao atendimento da dor.[12]

Elencamos os sistemas escolhidos na ordem em que foram desenvolvidos: Florais da Califórnia, do Pacífico, da Austrália, Healing Herbs® da Inglaterra e, do Brasil, Filhas de Gaia e Ararêtama.

Florais da Califórnia

No final da década de 1970, surgiram as essências extraídas por Patrícia Kaminski e Richard Katz, que também criaram a Flower Essence Society®, com a mensagem das flores nativas e solares californianas, iluminando estados da alma do homem contemporâneo. Da Califórnia, veio a contribuição de essências como:

- *Dandelion:* libera a tensão emocional, sendo excelente coadjuvante nos processos de terapia corporal; em um nível mais profundo, essa essência ensina a ouvir atentamente as mensagens emocionais e as necessidades corporais, sem gerar tensão ou dor.

- *Arnica:* auxilia no resgate do trauma, especialmente oriundo de um ferimento físico, atuando no choque profundo que dissocia o corpo das suas próprias forças espirituais de recuperação, ajudando a integrar as experiências dolorosas e a superá-las.

- *Lavender:* alivia a tendência a dores de cabeça e problemas nervosos decorrentes da hiperestimulação de pensamentos e emoções.

- *Self heal:* estimula o despertar dos poderes recuperativos do corpo, integrando corpo e mente no processo de cura.

- *Love lies bleeding:* tipo de Amaranto que habilita a alma a enfrentar e transmutar a dor e o sofrimento. Essa dor pode ser sentida de maneira intensa (seja física ou emocionalmente). Love Lies Bleeding não é um analgésico promovendo o alívio direto do sofrimento, no entanto ajuda a mover a consciência para fora do estado de tormento, ensinando a capacidade de compreender que a própria dor é parte de uma experiência maior e mais profunda da condição humana, sendo uma das chaves para o desenvolvimento da compaixão.[6]

Florais do Pacífico

Em 1985, foram lançadas as essências do Pacífico, ou Pacific Essences®, preparadas por Sabina Pettitt na costa leste do Canadá. A empresa Pacific Essences® é pioneira na utilização das frequências vibracionais dos seres marinhos e desenvolve estudos e pesquisas embasados na Medicina Tradicional Chinesa, que resgata esse saber ancestral, relacionando-o às vibrações de plantas, seres marinhos, árvores e flores. Isso permite correlacionar sintomas físicos e emocionais com mais clareza.

- *Anemone:* lida com a capacidade de não resistir às responsabilidades e à realidade. Resistir leva à dor, e essa essência também atua como coadjuvante nos espasmos de músculos e tendões, aliviando as tensões corporais e, consequentemente, a dor corporal.

- *Chiton:* dissolve bloqueios e resistências. Atua em nível emocional na região cervical e foi amplamente usado nas dores de síndrome de chicote, trazendo conforto, proteção para a região cervical e alívio.

- *Mussel:* ajuda a liberar os fardos de raiva, mágoa e frustração, que normalmente se depositam nos ligamentos e tendões, gerando dores e lesões. A transformação da raiva em impulso positivo traz liberdade de ser e viver. Essa essência traz a lição de alma do "salto de fé", que desencadeia mudanças na percepção que conduz à clareza, e esse movimento promove a liberação do medo e, por consequência, das dores dele advindas. É especialmente indicada como coadjuvante nos casos de dores nas costas, principalmente as ligadas ao fluxo central da coluna.[22]

Florais da Austrália

Em 1987, surgiram os Florais da Austrália, essências extraídas por Ian White (Australian Bush®), trazendo o vigor da tradição e do conhecimento aborígene. Nas Bush Essences, as mais indicadas para os quadros de dor são:

- *Bluebell:* abre o coração quando nos afastamos de nossos sentimentos e não expressamos nossas verdades. Esse bloqueio causa medo e cria uma barreira ao redor do coração, e essa cisão de sentimentos, esse bloqueio, em longo prazo pode trazer sintomas físicos, sendo a dor um deles. Resgata a confiança na abundância e o compartilhar da vida com alegria. O medo e suas diversas manifestações são grandes causadores de dor. Nos estudos de psicossomática e padrões transpessoais, o medo gera inúmeros distúrbios mentais e emocionais, que desencadeiam consequências físicas, entre elas a dor.

- *Dog Rose of the wild forces:* estimula o controle sobre as emoções para que a intensidade emocional não cause distorções energéticas e desequilíbrio homeostático, aliviando a dor física. **Dog Rose** atua na suavização da dor sem causa aparente, oferecendo calma e sanidade em períodos de turbilhão.

- *Five corners:* lida com a dor de alma do "não merecimento" em seus múltiplos aspectos. Traz a celebração, a aceitação e o amor por si próprio, em todos os níveis, quando o corpo físico causa desgosto e baixa autoestima. A "dor da não aceitação" é ressignificada pela essência, que desperta o olhar para o belo e o respeito por si mesmo e pelas próprias habilidades.

- *Crowea:* floral de grande poder calmante e centralizador, indicado quando se está em preocupação continua e com a vaga sensação de que alguma coisa não está bem. Na prática de atuação terapêutica, apresenta ação benéfica sobre os músculos e os tendões, é um excelente coadjuvante nas questões álgicas e musculares e pode ser usado externamente com excelentes resultados.

- *Tall yellow top:* ajuda no cuidado do não pertencimento. Essa "dor de alma" de não pertencer conduz ao isolamento, à alienação e à solidão, que em longo prazo acarretam dores físicas, além das emocionais; essa essência também foi usada como coadjuvante nos casos de dor crônica de pescoço, ligada às vertebras cervicais com resultados efetivos no alívio da dor.[23]

Florais da Inglaterra

Em 1988, foram criados os Florais da Inglaterra, essências extraídas por Julian Barnard (Healing Herbs®), com a estrutura da alma humana representada nas essências do Dr. Edward Bach, que já havia descrito o uso de **Impatiens** para estados de irritabilidade, impaciência e explosões de raiva, para situações e queixas de dor tensional, cefaleia e dores provenientes de contraturas musculares ocasionadas por tensão. Em todos os estudos envolvendo os florais de Bach e os quadros dolorosos, as essências mais utilizadas e que se mostraram mais eficazes foram:

- *Elm:* para o alívio da dor.
- *Star of Bethlehem:* para a recuperação de trauma.
- *Vervain:* para redução de inflamação.
- *Clematis:* para reduzir a dormência e o formigamento.
- *Hornbeam:* para a recuperação da força.
- *Impatiens:* para redução da contratura muscular e da dor tensional.

Essas essências foram utilizadas em pacientes com síndrome do túnel do carpo e demonstraram melhorias significativas na gravidade dos sintomas autorrelatados e na intensidade da dor. O creme Bach (Crab Apple e Rescue) pode ser uma intervenção eficaz no tratamento da síndrome do túnel do carpo leve e moderada, reduzindo a gravidade dos sintomas e proporcionando o alívio da dor.[17,24]

Florais Filhas de Gaia

Surgido a partir de 1988, por meio da pesquisa de Maria Grillo, o sistema atualmente está a cargo de Tarsila Domene. As essências são pesquisadas e preparadas em parques estaduais e áreas de preservação ambiental nos estados de São Paulo, Rio de Janeiro, Rio Grande do Norte, Paraíba e Alagoas. A principal característica do sistema é o cuidado da ferida da criança interior e de todos os desdobramentos dele decorrentes.

- A essência símbolo do sistema é a **paineira**, cuja principal indicação terapêutica é a reconexão com a energia da Terra (Gaia), trazendo nutrição emocional, aconchego e pertencimento. Essas sensações são coadjuvantes importantes na recuperação de quadros dolorosos, pois estimulam e fortalecem o autocuidado.
- **Pluma japonesa** também é sugerida para os quadros álgicos, por ter como indicação terapêutica o resgate do poder de regeneração, dissolvendo memórias de dor, tristeza e pesar relacionadas a vivências (antigas ou recentes) de dores emocionais. Estas se refletem em cristalizações e bloqueios energéticos que se refletem, por sua vez, em dores físicas. Pluma japonesa resgata o fluxo de amor em nosso sistema, favorecendo a retomada da vitalidade e da capacidade de autorregeneração em todos os níveis.[25]

Sistema Ararêtama

Em 1990, surgiu o sistema ararêtama (palavra tupi-guarani que significa "lugar de onde se origina a luz"), criado por Sandra Epstein, a partir das espécies contidas na biodiversidade da Mata Atlântica). Seus pilares são a sabedoria da natureza, manifestada nas relações de cooperação entre as espécies, e os processos educacionais desenvolvidos (Fitness Emocional®), que propiciam o desenvolvimento de um novo homem de maneira leve, consciente e criativa e atendem às necessidades prementes da atual fase da humanidade, incluindo o cuidado com a dor e o uso tópico de essências, aromas e cores unidos em sinergia num composto também de uso tópico.

- Egel: gel tópico, preparado numa composição sinérgica entre Ybá, Assá e Pyatã, com aroma de Rosa-Branca. É conhecido como um gel emergencial e tem como principais benefícios o revigoramento e a promoção de sensação de bem-estar. Para uso tópico, Ararêtama conta ainda com a Linha Acqua Ígnea (cosméticos vivos compostos: óleo corporal vegetal, óleos essenciais, gel refrescante e essências florais), a qual propicia, além do bem-estar físico, a conexão e o alinhamento corpo/mente.

- Acqua azul: (Imbe, Soberania, Suri e óleo de Lavanda) traz tranquilidade, capacidade de centramento e clareza, dissipando as tensões e a ansiedade, que podem causar dor.

- Acqua rosa: (Bromélia 2, Imbe e Moara, unidos ao óleo de Rosa-Branca) traz gratidão, amor, leveza e harmonia, condições que despertam autoamor e autocuidado, vital para o enfrentamento de processos dolorosos.

- Acqua amarelo: (Celebração, Renascer e Seiva com aroma de Gerânio) oferece o despertamento para o poder pessoal e a capacidade de nutrir-se, entrando num fluxo positivo de abundância emocional.

- Thini-á: essência de planta aérea, promove a capacidade de entregar-se ao fluxo, reconhecendo e relaxando conflitos e tensões internas, trazendo suave sensação de leveza e bem-estar.

- Bromélia 1: conduz a um profundo relaxamento físico e emocional, tem o poder de dissolver a resistência mais profundamente arraigada na alma e proporciona flexibilidade e profunda calma.

- Rudá: considerado o floral emergencial do sistema, por sua capacidade de harmonizar experiências metabolizando os acontecimentos e os sentimentos deles advindos, para o melhor aproveitamento de cada aspecto.

- Pyatã: uma grande árvore da mata, ajuda a liberar bloqueios energéticos, fornecendo força vital e capacidade de recuperar-se de longos processos que afetam a saúde física, mental e emocional, como os quadros de dor crônica, que causam exaustão, fadiga e perda da vitalidade, promovendo a capacidade de suportar desafios físicos e emocionais.[9]

Referências bibliográficas

1. Figueiredo IP. Estratégias não farmacológicas ao cuidar da criança com dor. [Dissertação]. Portugal: Instituto Politécnico da Guarda, Escola Superior de Saúde; 2016.

2. Sousa FA, Silva TC, Siqueira HB, Saltareli S, Gomez RR, Hortense P. Pain from the life cycle perspective: evaluation and measurement through psychophysical methods of category estimation and magnitude estimation. Rev Lat Am Enfermagem. 2016 Aug 18;24:e2769.

3. Silva TCR. Adaptação transcultural da escala multidimensional de avaliação de dor. [Tese]. São Paulo: Universidade de São Paulo; 2017.

4. Marquez JO. A dor e os seus aspectos multidimensionais. Ciência e Cultura. 2011;63(2):28-32.

5. Albuquerque LMNF, Turrini RNT. Effects of flower essences on nursing students' stress symptoms: a randomized clinical trial. Rev Esc Enferm USP. 2022;56:e20210307.

6. Kaminski P, Katz R. Repertório das essências florais: um guia abrangente das essências florais norte-americanas e inglesas, para o bem-estar emocional e espiritual. São Paulo: Triom; 2008.

7. Ferreira MZJ. Essências florais: medidas da sua influência na vitalidade em seres vivos. [Dissertação]. São Paulo: Universidade de São Paulo; 2007.

8. Monari C. Participando da vida com os florais de Bach. São Paulo: Acallanto; 2018.

9. Epstein S. Ararêtama: essências vibracionais da mata atlântica. São Paulo: Êxito; 2019.

10. Martell RMF et al. Clinical evolution and cost of treatment in patients treated with Bach flower essences. Revista Cubana de Medicina General Integral. 2021;37(1):1-9.

11. Brasil. Ministério da Saúde. Portaria n. 702, de 21 de março de 2018. Altera a Portaria de Consolidação n. 2/GM/MS, de 28 de setembro de 2017, para incluir novas práticas na Política Nacional de Práticas Integrativas e Complementares (PNPIC). Brasília: Ministério da Saúde; 2018.

12. Alencar Ribeiro J et al. Uso da terapia floral na ansiedade e estresse. Brazilian Journal of Health Review. 2020;3(3):4404-12.

13. Guerrini IA, Domene TG. Como as conexões quânticas auxiliam na busca da saúde integral: as bases científicas da terapia floral e de outras terapias sutis. Curitiba: Appris; 2020.

14. Gimenes OMP, Silva MJP, Benko MA. Essências florais: intervenção vibracional de possibilidades diagnósticas e terapêuticas. Revista da Escola de Enfermagem da USP. 2004;38:386-95.

15. Bach E. Os remédios florais do Dr. Bach. São Paulo: Pensamento; 2013.

16. Bach E. A terapia floral: escritos selecionados de Edward Bach. São Paulo: Ground; 1981.

17. Barnard J. Remédios florais de Bach: forma e função. São Paulo: Healing; 2012.

18. Lara SRG et al. Experience of women in labor with the use of flowers essences/Vivência de mulheres em trabalho de parto com o uso de essências florais. Revista de Pesquisa Cuidado é Fundamental. 2020;12:162-8.

19. Nogueira EM et al. Bases científicas sobre ação dos florais quânticos. Revista Fitos. 2020;14(3):410-3.

20. Jesus EC, Nascimento MJP. Florais de Bach: uma medicina natural na prática. Rev Enferm UNISA. 2005;6(1):32-7.

21. Silva Barros M et al. O uso de florais de Bach em crianças com TDAH. Semioses. 2019;13(4):148-57.

22. Pettitt S. Essências florais marinhas. São Paulo: Ground; 1993.

23. White I. A cura através das essências florais do bush australiano. São Paulo: Triom; 2000.

24. Rivas Suárez S, Valido Díaz A, Blanco Machado F. Estudo pré-clínico do efeito das essências florais de Bach na inflamação aguda. Revista Cubana de Investigaciones Biomédicas. 2013;32(1):65-73.

25. Grillo M. Repertório das essências florais Filhas de Gaia. Petrópolis: Grillo; 2001.

26. Howard J. Os remédios florais do Dr. Bach passo a passo. São Paulo: Pensamento; 2006.

27. Silva JA, Ribeiro-Filho NP. A dor como um problema psicofísico. Rev Dor. 2011;12(2):138-51.

Capítulo 21

Termalismo e Crenoterapia como Ações Analgésicas

Juliane de Macedo Antunes
Maria Fernanda Muniz Ferrari

Introdução

A dor é um sintoma, de caráter subjetivo, universal e, ao mesmo tempo, individual, dinâmico, singular, único, multidimensional, de curta ou longa duração, cuja expressividade sofre a influência de aspectos sociodemográficos, culturais, socioeconômicos, de nível de escolaridade, entorno social, experiências anteriores, afetando o meio interno e externo do indivíduo. Portanto, é imperativa a realização de consulta e anamnese minuciosas pela equipe multiprofissional e interprofissional, para com efetividade controlar e aliviar a dor, visando manter o bem-estar e a boa qualidade de vida da pessoa.

No entanto, é lícito afirmar que a dor "é um sintoma frequente e exige avaliação física, psicossocial e psicoemocional determinando o agente de seu sofrimento pela equipe multiprofissional",[1] sendo um dos principais motivos da procura por unidades de saúde.

Entendendo-se a singularidade e a complexidade da dor, faz-se necessário o tratamento multiprofissional e interprofissional, multimodal, o qual possa atender às necessidades de cada paciente, disponibilizando os procedimentos farmacológicos e não farmacológicos.

Essas características da dor ensejaram à International Association for the Study of Pain (IASP), após diversos estudos remotos recentes, redefini-la como "uma experiência sensitiva e emocional desagradável associada, ou semelhante àquela associada, a uma lesão tecidual real ou potencial".[2] Um estudo mostra que a dor crônica acomete 30% da população mundial e, no Brasil, de 45% a 59%, sendo inserida na Classificação Internacional de Doenças e Problemas Relacionados com a Saúde como 11 (CID-11).[3]

A Organização Mundial da Saúde (OMS):

> já em 2002, estabelecia o Protocolo Analgésico para o alívio da dor, e no texto documental "Estratégia da OMS sobre Medicina Tradicional 2002-2005" reconhecia a importância, eficácia e qualidade da Medicina Complementar, incentivando a integração de seus conhecimentos aos da Medicina Ocidental nos sistemas de saúde. Continua o texto dessa Estratégia com o incentivo do uso das Práticas Integrativas e Complementares (PICS) pelo desenvolvimento de políticas de acesso, pela prática racional, responsável, segura e, ao mesmo tempo, recomendando o desenvolvimento de estudos que as validem.[1,4]

Autores[4-6] reconhecem que as PICS melhoram a qualidade de vida, atuando como coadjuvantes no tratamento farmacológico da dor e abrandando a ansiedade, a angústia e o sofrimento causados por ela, hoje considerada um problema de saúde pública.

Com relação à temática deste capítulo, as PICS foram institucionalizadas e normalizadas, no Sistema Único de Saúde (SUS), pela Política Nacional de Práticas Integrativas e Complementares (PNPIC), aprovadas pela Portaria GM/MS n. 971 em 3 de maio de 2006.[7] Desde então, foram inseridas novas práticas à PNPIC, sendo que em 2018, última atualização,[8] totalizaram-se 29 PICS, entre as quais se encontram o Termalismo e a Crenoterapia.

O uso terapêutico da água abrange: termalismo social, balneoterapia, talassoterapia, crenoterapia e hidroterapia, muitas vezes usados como sinônimos.[7] Este capítulo abordará o termalismo social e a crenoterapia como PICS no controle da dor.

Termalismo e crenoterapia

O uso terapêutico da água é mencionado pela Medicina Tradicional Ayurveda, na Índia, desde mais de 4000 a.C. No Japão, o uso milenar de águas termais para o tratamento de doenças e dores mantém-se até os dias atuais, sendo a água considerada um elemento de energia vital. Da mesma maneira, os chineses acreditam não apenas na suma importância da ingestão da água para a manutenção da vida, mas também no seu uso externo para o alívio de dores e como terapêutica de enfermidades diversas.[10,11] Os antigos romanos, grandes guerreiros, davam importante destaque à água, essencial para eles e seus cavalos, principalmente por causa das batalhas; além disso, criaram aquedutos, cisternas e termas (fontes naturais de água quente destinadas a banhos públicos) nas cidades conquistadas, que faziam parte do Império. São exemplo as termas de Caracala, famosas como balneário e ponto de encontro de políticos da época e de convívio social do público em geral, excluindo-se os escravos. Na Grécia Antiga, a água era o elemento favorito, responsável pela saúde da população, e já em 600 a.C. dizia o filósofo grego Thales de Mileto que "a água é o princípio de tudo", ficando evidente tratar-se de um elemento de fonte de vida, além de exercer um papel de agrupamento social em todas as civilizações primitivas, que se assentavam próximo às redes fluviais e buscavam nascentes que apresentassem propriedades medicinais.[10-12] Hipócrates, no século V a.C., indicava o tratamento utilizando a água para diversas patologias, dando mais ênfase à utilização da água do mar, o que fez surgir a Talassoterapia.[11]

A água como uso terapêutico desponta após as grandes guerras com indicação médica, como mostram anais literários do século XV expondo o primeiro Hospital Termal de Portugal;[11] esse país adotou a balneoterapia/termalismo de modo constante, atingindo "seu apogeu nos séculos XIX e XX".[11]

Quando da colonização do Brasil, Dom João VI, rei de Portugal e de suas Colônias no século XVIII/XIX, implementava nelas as mesmas regras/leis portuguesas; e assim legalizou o uso das águas termais brasileiras, nascendo, então, o termalismo como uma prática terapêutica no Brasil.[13] No entanto, a formação das estâncias hidrominerais do país só se intensificaram no início do século XX, concentradas nos estados de São Paulo, Minas Gerais (Figura 21.1), Rio de Janeiro, Santa Catarina e Goiás (Figura 21.2). Por volta de 1950, esses espaços passaram a ter caráter mais turístico e menos terapêutico, contribuindo com o consequente desinteresse e declínio do Termalismo.[14,15]

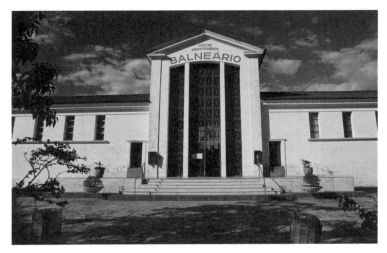

Figura 21.1 – Parque das águas em São Lourenço, Minas Gerais.
Fonte: Acervo da autoria do capítulo.

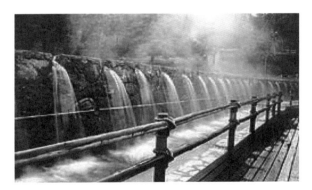

Figura 21.2 – Sequência de duchas quentes no Parque das fontes, em Caldas Novas, Goiás.
Fonte: Acervo da autoria do capítulo.

Apesar de o Brasil ser rico em águas minerais com muita importância no uso terapêutico, inclusive para o alívio da dor, ainda hoje essas águas carecem de estudos científicos robustos, que evidenciem suas ações na melhoria do bem-estar e da saúde, com ampla divulgação, para estimular sua aplicação clínica.[14-16]

O termalismo e a crenoterapia foram implementadas no País pela Política Nacional de Práticas Integrativas e Complementares (PNPIC), por meio da Portaria GM/MS n. 971, em 3 de maio de 2006.[7] As Portarias MS ns. 633 e 145 atualizaram o serviço especializado das PICS na tabela de serviços do Sistema de Cadastro Nacional de Estabelecimentos de Saúde (SCNES); já a Portaria n. 702/2018[8] inclui novas práticas, e o termalismo passou à terminologia das PICS como Termalismo Social.[8] A PNPIC objetiva a "restauração, harmonização, o equilíbrio e a manutenção da integralidade do corpo, mente, emoção e espírito, pela mobilização de suas energias",[7,8] estimulando a necessidade de se conhecer, apoiar e incorporar experiências que já vêm sendo desenvolvidas na rede pública de muitos municípios e estados.[15] Ainda assim, são embrionárias a capacitação e a qualificação de profissionais da saúde em Termalismo Social e Crenoterapia e, portanto, são restritos os inscritos no Cadastro Nacional de Estabelecimentos de Assistência à Saúde (CNES) que possam ser oferecidos pelo SUS, o que dificulta seu resgate terapêutico.[14,15]

A balneoterapia (ou termalismo) é mais difundida nos sistemas de saúde europeus, em países como Espanha, França, Itália e Portugal, com acesso, cobertura, financiamento, força de trabalho, insumos e técnicas, organização, regulação, rede e prestação de serviços.[13] No Brasil, o uso clínico da água, como mencionado anteriormente, foi introduzido no Brasil pelo império português, similarmente ao utilizado em Portugal como terapêutica complementar de diversas doenças.[11,13,14]

A Crenologia é a "ciência que estuda os efeitos medicamentosos das águas minerais" e a Crenoterapia "diz respeito aos tratamentos que podem ser preventivos ou até curativos, fazendo uso das águas minerais com comprovação medicamentosa".[17,18]

De acordo com sua composição química, a água mineral pode ser classificada como sulfurosa, sulfurada, nitratada radioativa, bicarbonatada, ferruginosa, entre outras, para prevenção, tratamento e reabilitação de várias patologias.[17] O Quadro 21.1 apresenta diferentes tipos de água mineral e suas respectivas indicações terapêuticas:[11]

Quadro 21.1 – Exemplos de indicações terapêuticas das diferentes águas minerais naturais.

Tipo de água mineral natural	Indicação terapêutica
Arsênica ferruginosa	Anemia, hipertireoidismo, ansiedade, hipersensibilidade, problemas cutâneos e respiratórios
Bicarbonatada	Hipertensão arterial, osteoporose, patologia gastrointestinal, doenças metabólico-endócrinas (diabetes, hiperuricemia), litíase úrica, doenças respiratórias
Carbonatada	Patologia venosa, hipotensão
Cloretada sódica	Patologia gastrointestinal, dermatológica, respiratória, osteoarticular (situações pós-traumáticas, edematosas e álgicas), ginecológica
Sulfatada	Patologia geniturinária, metabólico-endócrina (hiperuricemia) e gastrointestinal
Sulfúrea	ORL, dermatológicas, musculoesqueléticas, respiratória superior e inferior
Radioativa	Cicatrização, processos inflamatórios, patologias vasculares, dermatologia

Fonte: Adaptado de Cordeiro, 2019, p. 17.

O uso das águas minerais foi regulamentado em 5 de março de 1941. O governo federal, liderado pelo então presidente Getúlio Vargas, nomeou a Comissão de Hidrologia, com o objetivo de preparar legislação para padronizar e classificar as águas minerais. O anteprojeto, "publicado no *Diário Oficial da União* de 19 de maio de 1943 para críticas, determinou a criação da Comissão Permanente de Crenologia, bem como do Código de Águas Minerais (Decreto-Lei n. 7.841, de 8 de agosto de 1945, baseado na legislação francesa e na lei bromatológica de 1923)",[17] dispondo ainda sobre a terapêutica preventiva e curativa do "uso das águas minerais com temperaturas constantes na surgência espontânea ou nas captações por poços".[17,18] Esse Código, criado pela Companhia de Recursos Minerais (CPRM), hoje subordinada à Agência Nacional de Mineração (ANM),[19] *salienta que as águas minerais* são classificadas, *in loco*: por sua composição química e suas características medicamentosas; e por outras características que normalmente não se mantêm até a casa do consumidor final, como os gases e a temperatura.[17]

De acordo com o Código de Águas Minerais,[17,18] estas são classificadas *como termais quando apresentam as seguintes temperaturas*:

- Fontes frias: temperatura inferior a 25 °C.
- Fontes hipotermais: temperatura entre 25 e 33 °C.
- Fontes mesotermais: temperatura entre 33 e 36 °C.
- Fontes isotermais: temperatura entre 36 e 38 °C.
- Fontes hipertermais: temperatura acima de 38 °C.

Há que se considerar que no Brasil a temperatura da água aumenta, dependendo das características geológicas do subsolo, da influência climática, entre outras, "independente de qualquer relação com atividades vulcânicas gerando aumento de 1 °C a cada 30 metros de profundidade, assim a cada quilômetro de profundidade, a temperatura do subsolo aumenta de 10 a 100 °C".[17-19]

As águas minerais são também classificadas quanto a suas características crenoquimioterápicas, de acordo com a dominância de ânions nelas presentes, em quatro tipos:[17-19]

- Medicação oligomineral.
- Medicação alcalina: carbonatos, CO_{32}.
- Medicação sulfetada: hidrogenossulfeto, SH.
- Medicação cloretada.

Cada tipo apresenta ações benéficas em diferentes sinais e sintomas: as **oligominerais** parecem normalizar o diabetes, pelo estímulo pancreático, e são indicadas também para problemas de hipercloridria e outras alterações gastrointestinais; as **alcalinas** têm efeito benéfico nas úlceras gastroduodenais, nas litíases renais e na alteração do ácido úrico, nas hepáticas e osteoarticulares; as **sulfetadas** agem com assertividade nas alterações hepáticas, nos distúrbios osteoarticulares, nos estados inflamatórios, neuropsíquicos e dermatológicos alterados; as **cloretadas** agem na digestão lenta, nos problemas reumáticos, melhoram a eliminação do ácido úrico e a viscosidade sanguínea, estimulam o sistema endócrino e sexual, agem nas alterações hipotensivas e diuréticas e estimulam o peristaltismo intestinal,[17-19] para citar alguns exemplos.

O SUS tem autorização pelo Ministério de Minas e Energia, por meio da Comissão Permanente de Crenologia, para o seguimento do uso das ações benéficas das águas minerais naturais pelos usuários, seja por ingestão e/ou imersão.[20]

Um estudo publicado em 2019[1] traz o uso dessa terapêutica para o alívio da dor, por meio de uma revisão integrativa que concluiu que existem poucos subsídios para fundamentar cientificamente a eficácia da Crenoterapia nesse sintoma, porém não relatou eventos adversos quando do seu uso.

Nesse estudo,[1] é possível visualizar vários outros,[21-24] com bons resultados da crenoterapia no tratamento da dor, da rigidez e melhora na função física em pacientes com osteoartrite, bem como o efeito das águas termais com ervas chinesas na dor de doenças musculoesqueléticas.[22] Uma revisão sistemática[23] evidenciou que tratamentos com hidroterapia e crenoterapia realizados em centros de SPA da Europa e do Oriente Médio sugerem melhoras na dor e na função cinestésica de pacientes com osteoartrite (OA) de joelho.

Um ensaio controlado registrado na Cochrane em 2018[25] avaliou os efeitos da terapia de SPA (utilizando tratamento termal) na percepção da dor e na qualidade de vida em idosos com osteoartrite e concluiu que o tratamento termal (cinesioterapia, modalidades de agentes físicos, massagem, terapia peloide, hidroterapia com águas minerais e crenoterapia) reduziu o nível de dor na maioria dos pacientes em acompanhamento de curto e longo prazo e contribuiu para melhorar a qualidade de vida no domínio das relações sociais e meio ambiente.

Outro estudo[26] objetivou comparar a efetividade do termalismo/balneoterapia e exercícios aquáticos em 43 pacientes pós-cirúrgicos de hérnia de disco, apresentando 6 meses de lombalgia crônica, tendo sido randomizados dois grupos. Um deles recebeu 20 minutos de exercícios aquáticos durante 5 dias, por 2 semanas, em piscina aquecida (33 °C) de hidromassagem; e o outro, apenas imersão na piscina aquecida de hidromassagem pelo mesmo tempo em minutos e semanas. Após o tratamento, ambos os grupos foram submetidos a um programa consistindo em sair da piscina e fazer exercícios de fortalecimento e alongamento para os músculos do quadril, abdominais, costas e cintura, distribuído em 5 dias por semana durante 2 semanas, com duração total de 20 minutos, sendo avaliados antes do tratamento e no 1º e no 6º mês após o tratamento. Vale salientar que foram avaliados pelos seguintes instrumentos: Escala Visual Analógica (em inglês, Visual Analogic Scale – VAS), Teste de Schober Modificado, Distância Dedo ao Piso, Teste de Sorensen (que utiliza o peso corporal dos próprios indivíduos para criar resistência postural), Avaliação de Elevação Isoinercial Progressiva, Índice de Incapacidade de Rolland Morris, Escala de Incapacidade de Leeds, Inventário de Depressão de Beck, Perfil de Saúde de Nottingham (em inglês, Nottingham Health Profile – NHP; mede e avalia o estado de saúde e qualidade de vida de populações e indivíduos, com ou sem doença) e Parâmetros Short Form 36 Health Survey (SF36; avalia a qualidade de vida). Houve melhora significativa em todos os parâmetros avaliados, com exceção do teste de Sorensen, em ambos os grupos. O grupo de exercícios aquáticos apresentou significativamente melhores resultados do que o grupo de exercícios não aquáticos nos testes VAS, Sorensen, NHP e SF36.

Uma pesquisa comparou em situação real a reabilitação do humor e da qualidade de vida (QoL) e os efeitos na dor em 123 pacientes com distúrbios musculo-esqueléticos (DME) degenerativos (64,3%) ou pós-operatórios (35,8%) em seis instalações de SPA localizadas no nordeste e no centro da Itália, por meio de um questionário aplicado por ocasião da consulta e outro após o tratamento, bem como pelo método observacional. Esse pacientes foram submetidos a 12 sessões de exercícios aquáticos articulares, fortalecimento muscular, treino de marcha, técnicas proprioceptivas e de equilíbrio, realizadas em piscinas termais ou de água morna, 6 dias por semana, durante 2 semanas, por 7 meses, no ano de 2019. Vale destacar que as fontes das águas termais dos SPAs estudados variaram em sua composição físico-químicas em: salso-bromo--iódicas, sulfurosa-arsenical-ferruginosas, alcalina-bicarbonato de sódio-fluoreto bicarbonato--sulfato-cálcicas, com temperaturas entre 8,7 e 9,7 °C. Os pacientes foram avaliados antes e após o tratamento pelas escalas: Numérica de Avaliação (NRS), com a qual a ansiedade e o humor também foram avaliados (NRSa e NRSm, respectivamente); Short Form Health Survey (SF-12); e EuroQol-5D (EQ-5D). Foram divididos aleatoriamente em dois grupos: os 78 pacientes do grupo A realizaram protocolos de exercícios aquáticos sozinhos; e os 45 do grupo B, além dos exercícios aquáticos, receberam 12 sessões de geoterapia (terapia de lama) e 12 banhos termais, 6 vezes por semana, durante 2 semanas. Os resultados não mostraram diferenças estatisticamente significantes em NRSp, NRSa, NRSm, SF-12 PCS, SF-12, variações MCS e EQ-5D; com exceção do valor de NRSa, em que a redução foi menor no grupo B. Os resultados desse estudo indicam efeitos favoráveis da reabilitação em SPA na dor, no humor e na qualidade de vida (QV) para pacientes com pós-cirurgia ou DMEs degenerativos. Sugerem que termalismo em SPA pode ser um recurso complementar extra-hospitalar de reabilitação para pacientes pós-cirúrgicos e para os que sofrem de desordens musculoesqueléticas (em inglês, *musculoskeletal disorders* – MSD) degenerativas, recomendando ainda que mais estudos sejam feitos, com uma amostra maior.[27]

A maior parte dos estudos sobre o tema sugere o aprofundamento das pesquisas para confirmar os resultados obtidos nos tratamentos, como a realização de estudos controlados randomizados, por exemplo.

Esse tipo de prática integrativa é complementar no alívio da dor, entendendo-se a importância do tratamento multimodal para atender às necessidades do paciente. A dor tem interferência de aspectos biopsicossociais, e quem a sente precisa ser assistido de maneira complexa, individual e única.

Referências bibliográficas

1. Antunes JM, Daher DV, Giaretta VMA, Ferrari MFM, Posso MBS. Hydrotherapy and crenotherapy in the treatment of pain: integrative review. Brazilian Journal of Pain. 2019;2(2).

2. Santana JM, Perissinotti DMN, Oliveira Junior JO, Correia LMF, Oliveira CM, Fonseca PRB. Definition of pain revised after four decades. Brazilian Journal of Pain. 2020;3(3). [acesso em 11 jun 2021]. Disponível em: https://www.scielo.br/j/brjp/a/GXc3ZBDRc78PGktrfs3jgFR/?lang=pt.

3. Aguiar DP, Souza CPQ, Barbosa WJM, Santos-Júnior FFU, Oliveira AS. Prevalence of chronic pain in Brazil: systematic review. Brazilian Journal of Pain. 2021.

4. World Health Organization (WHO). Traditional medicine strategy 2002-2005. Geneva: WHO; 2002.

5. Araujo LC, Romero B. Dor: avaliação do 5º sinal vital. Uma reflexão teórica. Rev Dor. 2015;16(4): 291-6.

6. Amaral HAM, Cantista APP. Evidências científicas da medicina termal: crenoterapia. [Dissertação]. Portugal: Universidade do Porto; 2010.

7. Brasil. Ministério da Saúde. Secretaria de Atenção à Saúde. Departamento de Atenção Básica. Política nacional de práticas integrativas e complementares no SUS (PNPIC-SUS). Brasília: Ministério da Saúde; 2006. [acesso em 16 ago 2022]. Disponível em: https://bvsms.saude. gov.br/bvs/publicacoes/pnpic.pdf.

8. Brasil. Ministério da Saúde. Secretaria de Atenção à Saúde. Portaria n. 702, de 21 de março de 2018. Altera a Portaria de Consolidação n. 2/GM/MS, de 28 de setembro de 2017, para incluir novas práticas na Política Nacional de Práticas Integrativas e Complementares (PNPIC). Brasília: Ministério da Saúde; 2018. [acesso em 18 out 2022]. Disponível em: http://portalms.saude.gov.br/noticias/ agencia-saude/42737-ministerio-da-saude-inclui-10-novas-praticas-integrativas-no-sus.

9. Oliveira N. Análise comparada do termalismo social nos sistemas de saúde europeus: contribuições para o SUS. [Dissertação]. Santa Catarina: Universidade Federal de Santa Catarina (UFSC); 2021. p. 90. [acesso em 16 ago 2022]. Disponível em: https://repositorio.ufsc.br/ handle/123456789/222075.

10. Donahue MP. Nursing, the finest art: an illustrated history. St. Louis: Mosby; 1985. p. 2-87.

11. Cordeiro M. Benefícios da crenoterapia no tratamento de doenças reumáticas. [Dissertação]. Portugal: Universidade do Porto]; 2019. [acesso em 15 ago 2022]. Disponível em: https:// repositorio-aberto.up.pt/bitstream/10216/121421/2/343944.pdf.

12. Bolzani Filho R. Os gregos e a água: breve apanhado. Revista USP. 2006;(70):98-107.

13. Quintela MM. Saberes e práticas termais: uma perspectiva comparada em Portugal (Termas de S. Pedro do Sul) e no Brasil (Caldas da Imperatriz). História Ciências Saúde. 2004;11(suppl 1):239-60.

14. Franco AC. Os primeiros registros do uso de águas termais e a formação das estâncias hidrominerais no brasil. Cadernos de Naturologia e Terapias Complementares. 2014;3(5):29.

15. Hellmann F, Rodrigues DMO. Termalismo e crenoterapia no brasil e no mundo. Florianópolis: Ed. UNISUL; 2017. p. 14-285. [acesso em 18 ago 2022]. Disponível em: https://www.udesc. br/arquivos/ceo/id_cpmenu/1887/Livro_Termalismo_e_Crenoterapia_Editora_Unisul_ cgdo_1_15440240070452_1887.pdf.

16. Hellmann F, Rodrigues DMO, Drago LC. Termalismo e crenoterapia: potencialidades e desafios para a saúde coletiva no Brasil. J Manag Prim Heal Care. 2017;8(2):309-21.

17. Brasil. Decreto-Lei n. 7.841, de 8 de agosto de 1945. Código de Águas Minerais. [acesso em 16 ago 2022]. Disponível em http://www.planalto.gov.br/ccivil_03/decreto-lei/1937-1946/Del7841.htm.

18. Silva Júnior LO, Caetano LC; Serviço geológico do Brasil (CPRM). Crenologia: a água como auxiliar terapêutico. [data desconhecida]. [acesso em 29 ago 2022]. Disponível em: http://www.cprm.gov.br/publique/SGB-Divulga/Canal-Escola/Crenologia%3A-a-agua-como-auxiliar-terapeutico-1405.html.

19. Brasil. Ministério de Minas e Energia. Agência Nacional de Mineração (ANM). Secretaria de Geologia, Mineração e Transformação Mineral. Geologia e produção mineral. [data desconhecida]. Acesso em 16 ago 2022. Disponível em: http://antigo.mme.gov.br/web/guest/secretarias/geologia-mineracao-e-transformacao-mineral/acoes-e-programas/programas/geologia-e-producao-mineral.

20. Vaitsman DS, Vaitsman MS. Medicina alternativa: a crenoterapia e o termalismo. Revista Souza Marques. 2018;18(37):109-20. [acesso em 26 ago 2022]. Disponível em: https://revista.souzamarques.br/index.php/REVISTA_SOUZA_MARQUES/article/view/451.

21. Matsumoto H, Hagino H, Hayashi K, Ideno Y, Wada T, Ogata T et al. The effect of balneotherapy on pain relief, stiffness, and physical function in patients with osteoarthritis of the knee: a meta-analysis. Clinical Rheumatology. 2017 Mar 16;36(8):1839-47.

22. Chen B, Zhan H, Chung M, Lin X, Zhang M, Pang J et al. Chinese herbal bath therapy for the treatment of knee osteoarthritis: meta-analysis of randomized controlled trials. Evidence-Based Complementary and Alternative Medicine. 2015;2015:1-12.

23. Forestier R, Erol Forestier FB, Francon A. SPA therapy and knee osteoarthritis: a systematic review. Annals of Physical and Rehabilitation Medicine. 2016 Jun;59(3):216-26.

24. Ezheltha SSD, Sharmila JRSS. Effectiveness of hot foot bath versus exercises on reducing pain among patients with osteoarthritis. International Journal of Nursing Education. 2015;7(3):70.

25. Zwolińska J, Weres A, Wyszyńska J. One-year follow-up of SPA treatment in older patients with osteoarthritis: a prospective, single group study. BioMed Research International. 2018 Jul 2;2018:1-7.

26. Yolgösteren E, Külekçioğlu S. The effectiveness of balneotherapy and thermal aquatic exercise in postoperative persistent lumbar pain syndrome. Int J Biometeorol. 2021 Dec;65(12):2137-45.

27. Maccarone MC, Magro G, Albertin C, Barbetta G, Barone S, Castaldelli C et al. Short-time effects of SPA rehabilitation on pain, mood and quality of life among patients with degenerative or post-surgery musculoskeletal disorders. Int J Biometeorol. 2022 Oct 8:1-8.

Capítulo 22

Yoga Atuando na Dor

Marina de Góes Salvetti
Ruan Nilton Rodrigues Melo

Introdução

A medicina ocidental e o modelo biomédico são dominantes no cuidado e no modo de pensar em saúde atuais. No entanto, a falta de atenção aos aspectos psíquicos, espirituais e sociais da saúde muitas vezes resulta em falhas nesses modelos assistenciais. Em razão dessas limitações, outras filosofias de cuidado começaram a ser introduzidas, valorizando a integralidade e a conexão indissociável entre mente, corpo, espírito e sociedade, aspectos que influenciam diretamente a saúde dos indivíduos e da coletividade.[1]

O *Yoga* é uma prática que existe há mais de 5.000 anos. Surgiu na Índia e foi aprimorada e expandida por diversos mestres e filósofos, com forte ligação à filosofia da medicina indiana. O termo *"yoga"* significa "união" e foi escolhido por remeter à união *prana*, que representa a força vital que liga corpo e mente, com o *self*, que representa a nossa identidade física, a subjetividade individual e a essência natural da alma.[2]

A procura pela união das diferentes esferas que compõem o ser humano visa anular as vibrações negativas da mente, por meio da disciplina e de práticas que cortam a conexão com tudo o que causa sofrimento. O *Yoga* é um conjunto de práticas que oferecem relaxamento, reorganização da energia vital, fortalecimento do corpo e da *psique,* com objetivo de obter a autoconsciência e a ressignificação das condições de sofrimento.[3]

Além do conceito geral da filosofia que fundamenta o *Yoga*, há diferentes vertentes de práticas. Atualmente, a mais difundida é o *Hatha Yoga*, que inclui diversos tipos de práticas, descritas a seguir:

- Asanas: práticas de posturas físicas realizadas a partir da movimentação do corpo.
- Pranayama: exercícios que envolvem o controle e a modulação da respiração.
- Trataka: prática realizada com os olhos, com o objetivo de promover a concentração.
- Yoga nidra: prática que objetiva o relaxamento profundo por meio da visualização, da respiração e da consciência corporal.
- Kriya yoga: prática voltada para as correntes de energia da coluna vertebral como prática de limpeza.

Todas essas práticas podem ser realizadas de maneira integrada entre si ou de modo individualizado, a depender do objetivo que se pretende alcançar.[2]

A literatura aponta diferentes benefícios da prática do *yoga*. Estudos realizados em diversos países demonstram que pode trazer benefícios em condições crônicas de saúde, como hipertensão arterial sistêmica, diabetes tipo 2, asma, depressão, ansiedade, insônia e dor crônica de diferentes etiologias.[4]

Para além dos benefícios do *Yoga*, observados em condições crônicas de saúde, a prática pode trazer impactos positivos nos hábitos de vida. Estudos realizados em vários países apontam que os praticantes de *Yoga* mostram propensão maior para abandonar hábitos prejudiciais à saúde, como o sedentarismo e o tabagismo, e melhorar os hábitos alimentares, levando muitos praticantes a adotarem até mesmo dietas vegetarianas e livre de embutidos.[5,6]

Diversos efeitos fisiológicos explicam os benefícios observados com a prática regular do *Yoga*; dentre eles, destacam-se a liberação de endorfinas e a regulação do eixo hipotálamo-hipófise-adrenal, que resultam em sensação de bem-estar, relaxamento e satisfação íntima. A prática do *Yoga* favorece a autopercepção e amplia o autoconhecimento, contribuindo para o manejo de diversos problemas de saúde. É importante mencionar também a redução das citocinas inflamatórias, como interleucina-6 (IL-6), fator de necrose tumoral (TNF-α) e proteína c-reativa (PCR), observada em praticantes de *Yoga* e associada à melhora de condições agudas e crônicas.[7]

Além desses efeitos, o *Yoga* promove alongamento das fibras musculares, o que resulta em aumento da flexibilidade, propiciando o alívio de tensões musculares e a melhora da microcirculação nos músculos e órgãos envolvidos. Assim, em conjunto com a prática do *pranayama*, o *Yoga* contribui para a regulação da respiração, que aumenta a tonicidade do sistema nervoso parassimpático e diminui a excitação do sistema nervoso central.[3]

Efeitos do *Yoga* no tratamento da dor crônica

Os efeitos do *Yoga* no manejo da dor crônica têm sido explorados em pesquisas desenvolvidas com diferentes metodologias; mas, antes de detalhar seus achados, vale lembrar que, assim como outras Práticas Integrativas e Complementares, o *Yoga* deve ser sempre acompanhados pelo tratamento convencional, de modo complementar, e não substitutivo. Apesar de diversos estudos demonstrarem que a prática regular de *Yoga* diminui o uso de analgésicos, esse seguimento e o ajuste das medicações devem ser supervisionados pela equipe médica responsável.

Como mencionado anteriormente, a prática do *Yoga* afeta canais energéticos e estimula diferentes vias do sistema nervoso, com impacto direto no controle de diversos sintomas e condições de saúde.

Metanálise publicada em 2019 mostrou que pacientes com dor cervical crônica inespecífica que praticavam *Yoga* regularmente apresentavam melhor controle da dor em comparação a pacientes que praticavam outros tipos de exercícios convencionais, mostrando também melhora na amplitude de movimentos cervicais. Estudos com elevado nível de evidência permitem que os profissionais de saúde tenham mais segurança para recomendar essa prática a pacientes que tenham potencial para se beneficiar dela.[8]

Assim como a dor cervical, a dor lombar crônica também se beneficia da prática do *Yoga*. Os efeitos na dor lombar podem ser explicados pelo alongamento e pelo fortalecimento muscular proporcionados pelo *Yoga*, que também sensibiliza o Sistema Nervoso Central, por meio de neurotransmissores, provocando a desinibição das vias de transmissão envolvidas na manutenção da dor crônica.[9]

Outra condição explorada em estudos que avaliam os benefícios do *Yoga* para a dor crônica é a fibromialgia, caracterizada por outros sintomas além da dor, como distúrbios do sono, ansiedade e depressão, os quais atuam como agravantes na experiência da dor.[10]

Pesquisa recente avaliou um programa de *Yoga* direcionado a mulheres com fibromialgia e mostrou redução da dor, melhora no humor e na qualidade de sono, fatores que afetam a percepção de dor. As mudanças positivas ampliam a autoconfiança do participante e ampliam a funcionalidade, pois o praticante passa a reconhecer as posturas que amenizam a experiência de dor.[11]

Estudo-piloto com desenho quase-experimental acompanhou 22 mulheres com fibromialgia que praticaram 75 minutos de *Yoga*, 2 vezes por semana, ao longo de 8 semanas. Os resultados mostraram efeitos significativos nas variáveis psicológicas e relacionadas à dor, com destaque para a redução da dor e da catastrofização, melhora na aceitação da dor e nos níveis de atenção plena, demonstrando o conjunto de dimensões que o *Yoga* pode beneficiar.[12]

Outro estudo-piloto, do tipo ensaio clínico randomizado, incluiu mulheres com fibromialgia randomizadas para um Programa de *Yoga* e meditação, com exercícios de respiração, estratégias de *coping* e discussões em grupo, ao longo de 8 semanas, em comparação com lista de espera. Os resultados do grupo experimental mostraram melhora no enfrentamento da dor e da funcionalidade, com redução da dor, melhora na percepção de fadiga e no humor, sugerindo benefícios significativos para esse grupo de pacientes.[13]

É importante salientar a característica multidimensional da dor e considerar os diversos fatores envolvidos em sua manifestação, incluindo os emocionais. A prática de *Yoga* tem efeitos positivos na dimensão emocional relacionada à dor. Em pessoas com dor crônica, sintomas de ansiedade e depressão podem intensificar a experiência de dor. Estudos que avaliaram a dimensão emocional da dor concluíram que os pacientes que praticaram *Yoga* conseguiam, além dos benefícios físicos, ressignificar as experiências com a dor. A capacidade de ressignificar estaria relacionada ao fato de os praticantes de *Yoga* apresentarem mais consciência corporal e dos fatores que intensificam a dor nas atividades do dia a dia, favorecendo mudanças cognitivas e comportamentais relacionadas à dor.[14]

Diversos ensaios clínicos randomizados testaram os efeitos da prática de *Yoga* em pacientes com dor crônica, com sessões regulares de 60 a 90 minutos realizadas de 1 a 2 vezes por semana, no período de 8 a 12 semanas.[15] Os participantes relataram benefícios em curto e longo prazo. Além disso, quando indagados sobre a possibilidade de continuar a prática, respondiam que estariam muito propensos a continuar realizando os exercícios de modo regular.[16] Um dos estudos também mostrou benefícios do *Yoga* realizado no formato *on-line*, o que pode ser considerado um grande ganho, visto que essa abordagem amplia o acesso a essa prática.[17]

Os principais desafios no desenvolvimento de pesquisas relacionadas ao *Yoga* são o delineamento metodológico, cegamento de pacientes e pesquisadores e a inclusão de grupos-placebo nos estudos. Essas estratégias são difíceis de se aplicar nesse tipo de intervenção. Não é possível cegar os pacientes ou interventores quanto ao tratamento que está sendo aplicado, ou mesmo incluir uma prática não verdadeira de *Yoga*.

Além disso, é importante mencionar que, em alguns estudos que avaliaram a prática de *Yoga* em grupos, alguns pacientes relataram dificuldades em acompanhar as atividades, em decorrência da dor em algumas sessões, sentindo falta de uma atenção mais individualizada do tutor, com relatos de sentimento de inferiorização em relação aos colegas.[18]

A análise das características dos praticantes do *Yoga* também deve ser considerada quando se trata de acesso à prática. Os estudos mostram que a maioria das pessoas que praticam *Yoga* são brancas ou asiáticas, com idade até 64 anos e elevada escolaridade. Esses dados indicam que essa prática ainda é restrita e poderia ser expandida para outras populações, com escolaridade baixa, idosos, pessoas negras e de outras etnias, que também são acometidos pela dor crônica e poderiam se beneficiar.[19]

O Quadro 22.1, a seguir, sintetiza os principais achados de estudos que exploraram a prática de *Yoga* em populações com dor crônica.

Quadro 22.1 – Síntese de estudos que avaliaram os benefícios do *Yoga* no tratamento de pacientes com dor crônica.

Autor/ano	Objetivo	
Oliveira e Winiawer, 2015[21]	Descrever os efeitos do *Yoga* como terapia integrativa de saúde	
Miller e colaboradores, 2017[17]	Descrever os efeitos do *Yoga* no manejo da dor crônica em militares	
Lie colaboradores, 2019[8]	Investigar a eficácia do *Yoga* no tratamento de dor cervical crônica inespecífica	
Uhlig, 2021[27]	Mapear as evidências dos diferentes tipos de exercícios físicos utilizados no tratamento de dor lombar crônica e os desfechos relacionados a essa condição	
Uebelacker e colaboradores, 2019[22]	Avaliar a viabilidade e a aceitabilidade de um programa de *Hatha Yoga* desenvolvido para manejo da dor crônica em pessoas que recebiam terapia com agonistas opioides (para distúrbios do uso de opioides)	
Ribeiro e colaboradores, 2019[28]	Avaliar as evidências científicas da eficácia/efetividade e segurança do *Yoga* para tratamento da dor aguda ou crônica em população adulta	

Método	Resultados/conclusões
Revisão integrativa, composta por 13 estudos que avaliaram os efeitos do *Yoga* em sintomas como dor crônica, ansiedade e depressão	Os autores destacam que as pessoas procuram *Yoga* com o objetivo de melhorar a qualidade de vida. As condições mais encontradas nos estudos foram: dor musculoesquelética, artrite, depressão e fadiga. Os estudos mostraram que a prática de *Yoga* diminuiu o impacto negativo dos sintomas e o consumo de analgésicos
Revisão integrativa que analisou 6 estudos sobre os efeitos do *Yoga* no manejo da dor em populações de militares	5 estudos mostraram melhora da dor e de outras condições, como estresse pós-traumático, raiva, ansiedade e depressão. Um estudo apontou também benefícios do *Yoga* realizado de modo *on-line*. Apenas um estudo não obteve diferença significativa nos níveis de dor e outros sintomas. Apesar dos resultados positivos, a maior parte dos estudos tinha baixo nível de evidência
Revisão sistemática com metanálise composta por 10 ensaios clínicos randomizados comparando *Yoga* com outras intervenções em pessoas com dor cervical crônica inespecífica	A comparação entre *Yoga*, exercícios convencionais e outras práticas integrativas para a dor cervical crônica mostrou que o *Yoga* foi mais eficaz no controle da dor cervical inespecífica. Já na comparação de *Yoga* e Pilates, não se observou diferença significativa. Além disso, o *Yoga* se mostrou eficaz na melhora da amplitude do movimento cervical, qualidade de vida e humor
Revisão integrativa que analisou 31 revisões sistemáticas sobre a eficácia de diferentes exercícios físicos no alívio da dor lombar crônica A população dos estudos era composta de adultos entre 18 e 80 anos, com dor crônica e que realizavam algum exercício para alívio de dor crônica	A grande maioria das revisões se concentrou em exercícios de coordenação/estabilização, cardiorrespiratórios e *Yoga*. Apenas 2 revisões foram classificadas com alto nível de evidência, 3 de nível baixo e os demais de nível criticamente baixo. Os estudos que avaliaram *Yoga* para manejo de dor lombar, incapacidade e qualidade de vida apresentaram nível alto de evidência, com desfechos favoráveis para a melhora dos sintomas avaliados
Estudo clínico randomizado do tipo piloto, incluindo 40 pessoas, que realizaram um programa de 12 sessões de *Yoga* por 3 meses; o grupo-controle recebeu Educação em Saúde Tristeza, ansiedade, irritabilidade, fadiga e dor foram avaliadas em escala numérica de 0 a 10	O grupo experimental, que praticou *Yoga*, apresentou redução significativa da intensidade da dor e ansiedade em relação ao grupo-controle. Melhora no humor também foi observada no grupo experimental
Revisão de literatura que incluiu apenas revisões sistemáticas e metanálises que avaliavam o *Yoga* como tratamento da dor crônica em adultos Foram incluídas 10 revisões, sendo 8 delas com metanálise	O *Yoga*, quando comparado com outras intervenções de cuidado habitual, mostrou-se eficaz na redução da intensidade da dor crônica em curto, médio e longo prazo. Poucos estudos compararam os efeitos do *Yoga* com outros exercícios físicos no manejo da dor lombar, gerando resultados sem diferença estatística entre os grupos intervenção (*Yoga*) e controle (outros exercícios físicos). Com relação à dor cervical crônica, o *Yoga* se mostrou mais eficaz que cuidados habituais ou outros exercícios físicos. Outros estudos avaliaram pacientes com osteoartrite e artrite reumatoide, fibromialgia, síndromes do túnel do carpo e do intestino irritável e, embora tenham observado benefícios do *Yoga*, estes foram menos consistentes

(Continua)

Quadro 22.1 – Síntese de estudos que avaliaram os benefícios do *Yoga* no tratamento de pacientes com dor crônica. *(Continuação)*

Boehnke e colaboradores, 2022[16]	Avaliar a viabilidade de um programa de *Yoga* para idosos com dor crônica
Schmid e colaboradores, 2019[23]	Avaliar os benefícios de 8 semanas de *Yoga* em pessoas com dor crônica
Tul e colaboradores, 2010[14]	Explorar as percepções dos pacientes sobre sua dor durante a participação em um programa semanal de *Yoga*
Chopin e colaboradores, 2020[15]	Examinar a efetividade de um programa de *Yoga* para veteranos militares com dor crônica e transtorno de estresse pós-traumático (TEPT)
Sorosky e colaboradores, 2008[24]	Descrição de estudos sobre os benefícios do *Yoga* e do Pilates no manejo da dor lombar crônica

Estudo clínico quase-experimental, com análise pré-intervenção e pós-intervenção Participaram 26 adultos, maiores de 65 anos, com dor crônica A intervenção foi composta por 10 aulas de *Yoga* de 60 minutos cada, realizadas 1 vez por semana A dor foi avaliada por meio do Brief Pain Inventory (BPI)	20 participantes completaram a intervenção; 9 deles experimentaram eventos adversos, como dor muscular transitória que não afetou a participação no estudo. Não se observou redução significativa na intensidade da dor, mas os sintomas de ansiedade apresentaram redução significativa. Os participantes relataram que seriam bastante propensos a realizar *Yoga* novamente, mas pouco propensos a recomendar para amigos
Estudo clínico randomizado do tipo piloto incluiu 67 pacientes com dor crônica sem restrições para o exercício, distribuídos para o grupo experimental e controle O programa de *Yoga* foi composto por 2 sessões semanais de 60 minutos, durante 8 semanas Os instrumentos utilizados foram: Brief Pain Inventory (BPI) para dor, Rand 36 para Qualidade de Vida e Chronic Pain Self-Efficacy Scale (CPSS) para autoeficácia	Os participantes do grupo experimental apresentaram melhora significativa na autoeficácia para manejo da dor e responsividade corporal
Estudo observacional qualitativo que acompanhou 7 participantes que realizaram um programa de *Yoga* semanal durante 8 semanas	Os participantes relataram que tomar consciência do corpo e de como a dor o afeta foi uma maneira de ressignificar o que é viver com dor crônica. Alguns participantes relataram que não houve alteração nos aspectos sensoriais da dor, porém a dor se tornou menos incômoda, pois eles se sentiram capazes de controlar a interferência dela em sua vida diária. Os resultados sugerem que os pacientes que se beneficiam do *Yoga* podem fazê-lo em parte porque o *Yoga* permite mudanças nas cognições e comportamentos em relação à dor
Estudo de coorte retrospectiva, com 4 anos de duração Participaram 49 veteranos com idade média de 51 anos A intervenção consistia em sessões semanais de 90 minutos de duração, durante 12 semanas Foram utilizados instrumentos para avaliar os sintomas de TEPT (PCL-5) e saúde física, mental e social (PROMIS), incluindo sintomas de ansiedade, depressão, raiva, intensidade da dor e interferência da dor nas atividades e função física O instrumento Escala Tampa de Cinesiofobia TSK-17 foi utilizado para avaliar o medo relacionado à dor	Os participantes apresentaram, ao final do estudo, tendência de redução dos sintomas relacionados ao TEPT, melhora na socialização, melhora dos níveis de cinesiofobia, ansiedade e depressão. O estudo concluiu que o programa de *Yoga* é viável para a população de veteranos e pode melhorar tanto aspectos comportamentais relacionados ao TEPT quanto o medo e a evitação da dor
Revisão narrativa de literatura que explorou estudos teóricos e de intervenção do uso do pilates e do *Yoga* no manejo da dor lombar crônica	Os autores concluíram que o Pilates e o *Yoga* são intervenções capazes não apenas de afetar os aspectos físicos relacionados à dor, mas também de promover fortalecimento muscular, alongamento, relaxamento e melhora dos aspectos emocionais relacionados à percepção da dor. Ambos os tipos de exercício resultam em ressignificação da dor e de como ela pode ser enfrentada no dia a dia

(Continua)

Quadro 22.1 – Síntese de estudos que avaliaram os benefícios do *Yoga* no tratamento de pacientes com dor crônica. *(Continuação)*

Donaldson e colaboradores, 2020[18]	Examinar as diferenças na prática de *Yoga* entre pessoas com e sem dor crônica
Curtis e colaboradores, 2011[12]	Avaliar a dor, variáveis psicológicas, atenção plena e níveis de cortisol em mulheres com fibromialgia, antes e após uma intervenção de *Yoga*
Carson e colaboradores, 2010[13]	Avaliar os efeitos de um programa de *Yoga* e meditação nos sintomas e enfrentamento da fibromialgia

Fonte: Desenvolvido pela autoria do capítulo.

Considerações finais

O *Yoga* é uma prática milenar consolidada e está ganhando espaço na área da saúde, com evidências crescentes sobre seus benefícios para diversos problemas de saúde, incluindo a dor crônica, mesmo quando comparado a estratégias convencionais, como analgésicos e/ou outros exercícios físicos.

A integralidade de cuidado que a prática de *Yoga* proporciona contribui na redução da dor e dos sintomas associados, além de oferecer ao praticante uma experiência que altera sua maneira de lidar com a condição de saúde, promovendo ressignificação da dor, sensação de bem-estar e conforto.

Os efeitos do *Yoga* estão relacionados a processos fisiológicos de transmissão nervosa, relaxamento muscular, autoconhecimento e maior consciência corporal, favorecendo a realização das atividades diárias, com mais autonomia e independência.

Entre os principais desafios da prática, está a preparação de instrutores que conheçam as limitações dos alunos e consigam dar atenção individualizada, motivando os pacientes a

Estudo de métodos mistos que avaliou os benefícios da prática de *Yoga* em uma amostra de 174 veteranos militares, com e sem dor crônica O programa de *Yoga* foi composto de 2 sessões semanais, durante 8 semanas, totalizando 16 sessões Foi utilizada como instrumento de medida a escala Pain Severity, Interference with Enjoyment of Life, and Interference with General Activity (PEG)	Os resultados mostraram que os veteranos militares com dor crônica realizavam *Yoga* de maneira menos intensa e mais independente e os veteranos sem dor crônica realizavam exercícios mais intensos e de maneira supervisionada. Isso evidencia que a prática de *Yoga* em pacientes com dor crônica precisa ser revista para que possa ser realizada de maneira supervisionada, de modo a trazer benefícios nos aspectos físicos, além de se promover a prática em grupo. Os pacientes com dor relataram melhora nos aspectos relacionados à dor e ao modo como lidavam com a dor nas atividades diárias. Entretanto, alguns se sentiam inferiorizados nas práticas em grupo, pois muitas vezes não acompanhavam a turma, nem recebiam a atenção esperada do tutor
Estudo quase-experimental que incluiu 22 mulheres com fibromialgia submetidas a 2 sessões semanais de *Yoga* durante 8 semanas Os instrumentos utilizados foram MPQ-SF, Escala Numérica de Dor, Sum of Local Areas of Pain (SLAP), Pain Disability Index (PDI), Hospital Anxiety and Depression Scale (HADS)	Os resultados mostraram efeitos significativos nas variáveis psicológicas e relacionadas à dor, com destaque para a redução da dor e da catastrofização, melhora na aceitação da dor e nos níveis de atenção plena. Os autores também identificaram aumento nos níveis de cortisol
Ensaio clínico randomizado com 53 mulheres com fibromialgia, que realizaram *Yoga* durante 8 semanas Os instrumentos utilizados foram Fibromyalgia Impact Questionnaire Revised (FIQR) e Patient Global Impression of Change (PGIC)	Os resultados do grupo experimental mostraram melhora no enfrentamento da dor e da funcionalidade, com redução da dor, melhora na percepção de fadiga e no humor, sugerindo benefícios significativos para esse grupo de pacientes

continuarem, sempre se respeitando os limites de cada um. A realização de programas adaptados para pessoas idosas e a ampliação do acesso a populações vulneráveis e com baixo nível educacional podem garantir a equidade no acesso à prática.

Apesar dos benefícios do Yoga, observados em pesquisas desenvolvidas em diferentes contextos e populações, a maior parte dos estudos ainda apresenta limitações e baixo nível de evidência. Recomenda-se, portanto, a ampliação dos estudos nessa área, com elevado rigor metodológico, amostras maiores, instrumentos padronizados e validados e, preferencialmente, com seguimento de longo prazo, para melhor mensuração dos resultados.

Referências bibliográficas

1. Philp J. Yoga, Inc: a journey through the big business of yoga. Toronto: Viking Canada; 2009. [acesso em 20 jul 2022]. Disponível em: https://archive.org/details/yogaincjourneyth0000phil.

2. Souza CM. Mente e awareness nos tantras indianos: fundamentos da meditação, do hatha yoga e do ayurveda. Fractal: Revista de Psicologia. 2019 Dec 1;31:220-7.

3. Vallath N. Perspectives on yoga inputs in the management of chronic pain. Indian Journal of Palliative Care. 2010;16(1):1.

4. Cartwright T, Mason H, Porter A, Pilkington K. Yoga practice in the UK: a cross-sectional survey of motivation, health benefits and behaviours. BMJ Open. 2020 Jan;10(1):e031848.

5. Cramer H, Sibbritt D, Park CL, Adams J, Lauche R. Is the practice of yoga or meditation associated with a healthy lifestyle? Results of a national cross-sectional survey of 28,695 Australian women. Journal of Psychosomatic Research. 2017 Oct;101:104-9.

6. Penman S, Stevens P, Cohen M, Jackson S. Yoga in Australia: results of a national survey. International Journal of Yoga. 2012;5(2):92.

7. Kiecolt-Glaser JK, Christian L, Preston H, Houts CR, Malarkey WB, Emery CF et al. Stress, inflammation, and yoga practice. Psychosomatic Medicine. 2010 Feb;72(2):113-21.

8. Li Y, Li S, Jiang J, Yuan S. Effects of yoga on patients with chronic nonspecific neck pain. Medicine. 2019 Feb;98(8):e14649.

9. Bakshi N, Cooley A, Ross D, Hawkins L, Sullivan M, Astles R et al. A pilot study of the acceptability, feasibility and safety of yoga for chronic pain in sickle cell disease. Complementary Therapies in Medicine. 2021 Jun 1;59:102722.

10. Seguin-Fowler R, Graham M, Ward J, Eldridge G, Sriram U, Fine D. Feasibility of a yoga intervention to decrease pain in older women: a randomized controlled pilot study. BMC Geriatrics. 2020 Oct 12;20(1).

11. Schreiber K, Lazaridou A, Koulouris A, Dorado K, Chai P, Edwards R. The impact of a daily yoga program for women with fibromyalgia. International Journal of Yoga. 2019;12(3):206.

12. Curtis K, Osadchuk, Katz J. An eight-week yoga intervention is associated with improvements in pain, psychological functioning and mindfulness, and changes in cortisol levels in women with fibromyalgia. Journal of Pain Research. 2011 Jul;189.

13. Carson JW, Carson KM, Jones KD, Bennett RM, Wright CL, Mist SD. A pilot randomized controlled trial of the yoga of awareness program in the management of fibromyalgia. Pain. 2010 Nov;151(2):530-9.

14. Tul Y, Unruh A, Dick BD. Yoga for chronic pain management: a qualitative exploration. Scandinavian Journal of Caring Sciences. 2010 Nov 8;25(3):435-43.

15. Chopin SM, Sheerin CM, Meyer BL. Yoga for warriors: an intervention for veterans with co-morbid chronic pain and PTSD. Psychological Trauma: Theory, Research, Practice, and Policy. 2020 Jul 23;12(8).

16. Boehnke KF, LaMore C, Hart P, Zick SM. Feasibility study of a modified yoga program for chronic pain among elderly adults in assisted and independent living. Explore. 2022 Jan-Feb;18(1):104-7.

17. Miller S, Gaylord S, Buben A, Brintz C, Rae Olmsted K, Asefnia N et al. Literature review of research on chronic pain and yoga in military populations. Medicines. 2017 Sep 1;4(3):64.

18. Donaldson MT, Neumark-Sztainer D, Gaugler JE, Groessl EJ, Kehle-Forbes SM, Polusny MA et al. Yoga practice among veterans with and without chronic pain: a mixed methods study. Medical Care. 2020 Sep 1;58:S133.

19. Park CL, Braun T, Siegel T. Who practices yoga? A systematic review of demographic, health-related, and psychosocial factors associated with yoga practice. Journal of Behavioral Medicine. 2015 Jan 29;38(3):460-71.

20. Cox AE, Tylka TL. A conceptual model describing mechanisms for how yoga practice may support positive embodiment. Eating Disorders. 2020 Mar 22;1-24.

21. Oliveira MCS, Winiawer FB. Gestão de corpo e mente com yoga: um enfoque para saúde, bem-estar e qualidade de vida. Revista de Ensino, Educação e Ciências Humanas. 2015 Sep 25;16(3):201-7.

22. Uebelacker LA, Van Noppen D, Tremont G, Bailey G, Abrantes A, Stein M. A pilot study assessing acceptability and feasibility of hatha yoga for chronic pain in people receiving opioid agonist therapy for opioid use disorder. Journal of Substance Abuse Treatment. 2019 Oct;105:19-27.

23. Schmid AA, Fruhauf CA, Sharp JL, Van Puymbroeck M, Bair MJ, Portz JD. Yoga for people with chronic pain in a community-based setting: a feasibility and pilot RCT. Journal of Evidence-Based Integrative Medicine. 2019 Jan 1;24:2515690X1986376.

24. Sorosky S, Stilp S, Akuthota V. Yoga and pilates in the management of low back pain. Current Reviews in Musculoskeletal Medicine. 2008 Mar;1(1):39-47.

25. Wang Y, Lu S, Wang R, Jiang P, Rao F, Wang B et al. Integrative effect of yoga practice in patients with knee arthritis. Medicine. 2018 Aug;97(31):e11742.

26. Hassett AL, Gevirtz RN. Nonpharmacologic treatment for fibromyalgia: patient education, cognitive-behavioral therapy, relaxation techniques, and complementary and alternative medicine. Rheum Dis Clin North Am. 2009;35:393-407.

27. Uhlig S. Diferentes tipos de exercício físico no tratamento de dor lombar crônica: um mapa de evidência. Santa Catarina: Biblioteca Universitária da UFSC; 2021.

28. Ribeiro A, Bortoli M, Melo R, Toma T. Yoga para o tratamento de dor crônica e aguda em adultos e idosos. Rio de Janeiro: Editora Fiocruz; 2019. v. 1.

Capítulo 23

Terapia Comunitária e Dor

Virginia Turra

Introdução

O tema deste capítulo é a Terapia Comunitária como intervenção nos quadros de dores crônicas, como parte do campo das práticas integrativas em saúde. O objetivo do capítulo é situar a Terapia Comunitária como intervenção de cuidados de fatores psicossociais protetivos em quadros de cronicidades em geral e em quadros dolorosos em específico. Apresentar-se-ão: a definição de Terapia Comunitária; a forma e a função das etapas das reuniões; potencialidades e prováveis fragilidades da técnica; e algumas propostas de reflexão.

O que é Terapia Comunitária?

Seria uma forma de psicoterapia de grupo mais acessível, realizada no bairro em que as pessoas residem? Seriam atendimentos voltados às famílias de pessoas com quadros psicológicos graves ao ponto de comprometer a convivência com os vizinhos? Seria intervenção em nível coletivo para sanear problemas sociais? Seria uma forma de intervenção dos agentes comunitários de saúde para sensibilização de problemas ligados à unidade territorial de atendimento? Essas e outras perguntas são comuns como primeiras dúvidas e desconfianças a respeito dessa prática, hoje amplamente utilizada e integrada em diversos contextos, como ações com foco em depressão em adolescentes,[1] estresse familiar,[2] qualidade de vida[3] e cuidados com idosos,[4] incluindo o Sistema Único de Saúde.[5-9]

A **terapia comunitária sistêmica integrativa**, designada neste texto como Terapia Comunitária, foi criada no final dos anos 1980, a partir de práticas e estudos do médico psiquiatra Prof. Dr. Adalberto de Paula Barreto, docente da Universidade Federal do Ceará, com os seguintes **embasamentos teóricos e reflexivos**: o **enfoque sistêmico**, significando que nenhum fenômeno ocorre isoladamente e que a mudança de um fator, por menor que seja, é capaz de alterar toda uma teia de ocorrências; a **teoria da comunicação**, significando que a forma e os conteúdos das interações são constituintes do sujeito; a **Antropologia Cultural**, significando a compreensão teórica e a prática da alteridade dos grupos, dos povos; a **pedagogia de Paulo Freire**, significando o uso da prática dialética com a realidade dos integrantes; e o **conceito de resiliência**, significando consideração à capacidade de recuperação, de realinhamento, de ressignificação de cada participante.[9]

Essa forma de intervenção foi **sistematizada** sob o formato de encontros grupais de fala, rodas de conversa, encontros com troca de experiências e troca de vivências, chamados de Rodas de Terapia Comunitária.[10]

Como ocorrem, na prática, as Rodas de Terapia Comunitária?

Essas rodas são reuniões **flexíveis**; **abertas**, significando que os participantes podem entrar e sair e não estão obrigados a manter um índice de frequência; realizadas em **locais** previamente escolhidos, capazes de acomodar com algum conforto ambiental um número médio de participantes, com assentos, ou almofadas, ou bancos, ou tapetes, ou capulanas; disponibilizados em **círculo** para que todos se olhem e se escutem; **adaptáveis** às realidades locais, significando que acontecem dentro ou fora de edificações, em salas ou em pátios, em praças, em quintais; e sistematizadas nas seguintes **fases**: acolhimento, escolha do tema, contextualização, problematização ou partilha de experiências, encerramento reflexivo e apreciação. Os encontros são conduzidos, monitorados, facilitados por uma ou mais pessoas que se coordenam entre si e que possuem capacitação específica para o trabalho, aqui designadas terapeutas ou facilitadores. A seguir, serão apresentadas a forma e a função de cada etapa, com base no livro do próprio Barreto.[11]

Acolhimento

Em termos de **forma**, os participantes recebem as boas-vindas com bom humor, urbanidade e informalidade. É uma fase que conta com recursos diversos: músicas, poesias, atividades lúdicas apropriadas, adequadas, adaptadas para terem sentido à realidade cultural do grupo. Nesse primeiro momento, é apresentada uma breve definição de Terapia Comunitária, bem como as regras, os "combinados", que o próprio grupo manterá ao longo do encontro e que, em síntese, são: escutar quem fala, falar a partir da própria vivência, não julgar, não dar conselhos, não discursar, pregar ou interpretar. A principal **função** é que o participante se integre, trazendo à consciência que não se trata de uma reunião qualquer, mas de uma reunião que tem uma *estrutura*. Há aqui o chamamento e a valorização da sabedoria popular, da arte própria da cultura local. Isso tem um significativo impacto psicossocial, cognitivo, emocional.

Escolha do tema

Em termos de **forma**, os participantes são sensibilizados a expressarem-se pela fala, e inicia-se uma partilha organizada (de modo que quem fale seja ouvido) de assuntos, de temas advindos do grupo. Que temas são esses? São necessariamente problemas que cada pessoa está enfrentando? Os temas não estão sob o controle ou a censura do terapeuta que conduz o grupo, de modo que pode ser evocado um leque de desafios, vitórias, conquistas, superações, incômodos, necessidades. O terapeuta organiza, sintetiza, identifica e lista os temas evocados. A partir daí, o grupo vota de modo aberto, por levantar as mãos, por exemplo, qual será o tema daquela reunião. A partir dessa votação, o terapeuta agradece e pode até colocar-se à disposição para escutar aquelas pessoas cujos temas propostos não serão objeto da reunião. Quanto à **função**, é uma oportunidade para vivenciar um espaço de fala grupal, pública. A votação tem a função de exercitar um tipo de funcionamento vinculado à cidadania própria das comunidades, do público, o que implica em "ter a vez" por escolha do grupo. Na prática, mesmo as pessoas que não tiveram seus temas "vencedores", como tema imediato da reunião, de alguma maneira se sentem – e de fato são – valorizadas, ouvidas, acolhidas pelo grupo. Na prática, raramente acontece a necessidade de uma atenção extra, pois o próprio grupo exerce a força desse acolhimento, mais do que o terapeuta isoladamente.

Contextualização

Em termos de **forma**, o participante cujo tema foi escolhido pelo grupo aprofunda, esclarece, contextualiza a colocação do assunto, do tema. Nesse momento, tanto o grupo como o facilitador podem/devem fazer perguntas que possam ajudar na compreensão do tema. A **função** é vivenciar uma técnica de escuta sem julgamento, vivência esta que é significativa tanto para quem "recebe" a escuta como para quem "fornece" a escuta, tornando-se, na prática, um aprendizado mútuo, subjetivo, equânime, relacional, no aqui-agora e com o efeito de ampliar a visão, situar o problema, o tema, a questão num contexto maior.

Problematização

Em termos de **forma**, a partir dessa ampliação, o terapeuta a sintetizará em formato de mote, que é uma pergunta-chave capaz de ressaltar a vivência mais ampla, perceber os processos em curso e evocar reflexões. Por exemplo: um participante relata que sabe que precisa utilizar a medicação prescrita, mas não consegue fazer uso dela; fica pensando se ficará viciado, se seria melhor dispensar, desistir. Motes possíveis seriam: "quem já passou por dificuldades de fazer o que precisa fazer; e o que fez ou está fazendo a respeito"? ou "quem já teve vontade de desistir; e o que fez ou está fazendo para superar"? Pode-se usar motes simbólicos, ou até mesmo um mote genérico: "quem já passou ou está passando por uma experiência parecida"? Nesse momento, são relembradas as normas de funcionamento, pois é nele, em especial, que vem o *furor curandis* (a insanidade do cuidar) em forma de discursos, conselhos e pregações, e cabe ao terapeuta trazer o grupo de volta para o *setting* de autorregulação: as vivências precisam ser compartilhadas em primeira pessoa, na forma de "eu passei, eu estou passando por uma situação assim, eu precisava fazer isso e isso, e eu estava com essa e essa dificuldade, e eu tentei, eu tento fazer dessa e dessa forma". A **função** é evocar estratégias de *coping*/enfrentamento, de modo que todos se beneficiem em ouvir as vivências uns dos outros e, livremente escolher, pensar, refletir sobre cada uma delas e, quem sabe, elaborar a sua própria. É muito comum, na prática, as pessoas que não tiveram seu tema escolhido se beneficiarem das reflexões.

Encerramento: rituais de agregação e conotação positiva

Em termos de **forma**, o terapeuta retoma o mote e lista as estratégias compartilhadas como uma síntese das experiências. O grupo é convidado a levantar-se, formar uma roda, e o facilitador conota positivamente (e verdadeiramente!) cada participação, por exemplo: a coragem de falar, a responsabilidade que foi cumprida, a confiança depositada no grupo, as reflexões que foram evocadas, a música lembrada, o ditado popular evocado, e assim por diante. Essas conotações positivas são dirigidas tanto às pessoas nominalmente como ao grupo. A **função** é vivenciar o estar junto, a força do grupo, destacar a pessoa, valorizar o humano. Na prática, é um momento de transcendência no sentido mais amplo da palavra.

Apreciação da condução da terapia

Em termos de **forma**, os facilitadores se reúnem e pensam, refletem, recolocam os seus próprios desempenhos nessa reunião, bem como atualizam os registros. Os registros, que também são flexíveis, posto que precisam ser úteis, consistem em anotar, por exemplo, o número de participantes e o tema escolhido. Sugere-se uma categorização para o tema escolhido em cada encontro: abandono; alcoolismo e/ou consumo de drogas pessoais ou na família; competências e aspectos positivos; conflitos conjugais e familiares; depressão e outras doenças psiquiátricas; doença em si ou em pessoa próxima; exclusão, preconceito, injustiça, discriminação; perdas de entes queridos; problemas de autoestima, culpa, traição, raiva e solidão; e problemas na escola. Outras formas funcionais de registro e categorização podem ser desenvolvidas. A **função** é dar visibilidade ao trabalho e manter a autocrítica como promotora de melhoramentos, de aperfeiçoamento, não como um apontar de defeitos ou de autocomiseração, mas o eterno refazer-se.

Potencialidades e prováveis fragilidades da técnica

Como **potencialidades** da técnica como parte do tratamento de dor e cronicidades, é preciso considerar que práticas integrativas são, por definição, um convite à atuação **interdisciplinar**, que transcende o campo da territorialidade, do conforto do *locus terrenus* da disciplinaridade, e pressupõe circularidade e integração dos saberes. Essa é a ideia central no campo da dor crônica, que na Terapia Comunitária inclui o diálogo com os não profissionais de saúde, com a sabedoria popular, culturalmente apoiada, o que promove a sustentabilidade da ação. A Terapia Comunitária promove, cuida, aborda um conjunto bem conhecido de fatores **psicossociais** importantes no tratamento da dor e amplamente abordados na literatura em diversos diagnósticos;[12-19] e pode fazer parte dos cuidados integrais à pessoa com dor crônica.[20] É uma prática com o potencial de: estabelecer **redes**, teias de saberes e de apoio; **acolher** e ser acolhido; vivenciar a **escuta** em mão dupla, sem julgamento; experimentar espaço de conhecimento e **reconhecimento**; promover **cidadania**, num *setting* que garante direitos e explicita deveres; participar ativamente das **decisões** e rumos de si e do grupo; **aprender** de modo mútuo, subjetivo, equânime, relacional, no aqui-agora; **ampliar** a visão, **situar** o problema, o tema, a questão num contexto maior; perceber o **processo** em curso subjacente; evocar **estratégias** de *coping*/enfrentamento; **valorizar** o humano em cada pessoa; experimentar **conotações positivas**.

Como exemplo, no contexto hospitalar, como parte de uma pesquisa maior[10,21] foi realizado um *survey* que condensou 44 Rodas de Terapia Comunitária realizadas com usuários de saúde numa enfermaria hospitalar. Com média de 12 participantes por reunião, o tema mais escolhido, em 21 das 44 rodas, coerente com o contexto foi: a doença em si ou em pessoa próxima. Obtiveram-se 537 registros de falas, nas quais foram identificadas referências a 274 estratégias de enfrentamento, com destaque para: empoderamento pessoal (37%); busca de apoio familiar (19%); ênfase em religiosidade/espiritualidade (15%); busca por redes solidárias (13%); solicitação de apoio profissional (12%); e desenvolvimento de autocuidados (4%). A Terapia Comunitária, como tecnologia *soft*, de baixo custo, factível, viável, mobilizou mais pessoas e evocou mais estratégias de *coping*/enfrentamento adaptativas do que a soma dos atendimentos psicológicos individuais da equipe inteira no mesmo período.

Como prováveis **fragilidades**, faz-se necessário continuar a produção de **pesquisas** multimodais para produção de evidências. Encontram-se nessa produção de dados desafios na forma de produzir esses dados, posto que flexíveis porque precisam ser úteis ao contexto. Em outras palavras, pela capilaridade da Terapia Comunitária supõe-se que se trata de uma técnica que produz muito mais do que registra. Até mesmo no exemplo dado neste capítulo, a disciplina de registros não foi mantida após o término da (obrigação da) pesquisa, o que não significa que as rodas não foram continuadas. Pode-se prever (ou desejar), no futuro, a criação de um observatório de pesquisa que possa dar visibilidade à riqueza dessa produção, bem como monitoramento da formação.

Propostas de reflexão

Como proposta de reflexão, sugere-se atenção às disposições preliminares da Resolução n. 466/2012, do Conselho Nacional de Saúde (CNS),[22] referidas para a pesquisa com seres humanos, como requisitos bioéticos básicos do profissional de saúde, aqui colocadas sob formato de perguntas críticas sobre: autonomia, não maleficência, beneficência, justiça e equidade:

- Autonomia: a prática leva em conta o direito do sujeito de cuidados de possuir um projeto de vida próprio, pontos de vista, opiniões, escolhas e ações conforme os próprios valores e convicções?

- Não maleficência: há indicativos de que a prática, de modo direto ou indireto, provoque danos ou esteja ligada a alguma forma de violência (patrimonial, sexual, física, moral, psicológica) à pessoa?

- Beneficência: a prática produz bem-estar, melhora cuidados pessoais, familiares, comunitários, promove adesão a tratamentos de saúde? Práticas que não produzem bem-estar precisam ser banidas dos protocolos públicos de saúde, discussão que já foi objeto de importante audiência pública no Senado Federal.
- Justiça: a prática é realizada de modo apropriado, educado, gentil, suportivo, respeitoso, cortês?
- Equidade: a prática atende aos indivíduos de acordo com suas necessidades?

Considerações finais

Ao encerrar-se este texto, surge a clareza de ainda haver outros temas relevantes sobre a Terapia Comunitária, como as bases filosóficas das mudanças pessoais, a riqueza teórico-metodológica de cada etapa da roda, o potencial de aplicações em saúde, bem como as minhas próprias vivências no Brasil na prática hospitalar e acadêmica e, em Moçambique, no contexto de implantação de políticas de saúde com a Terapia Comunitária, assuntos que não couberam no escopo deste capítulo, como "temas não votados" para esta "roda". Esse não caber, que evoca a necessidade de prosseguir e evoluir, é mais um dos efeitos dessa maneira aparentemente simples e profundamente sábia de reunir e transformar pessoas.

Referências bibliográficas

1. Alves MI, Felipe AOB, Moreira DDS. Integrative community therapy: interventive strategies in the reduction of depression symptoms in adolescents: a quasi-experimental study. Int J Ment Health Nurs. 2021;30(Suppl 1):1426-36.
2. Carvalho MAP, Dias MD, Almeida SA, Ribeiro RLR, Silva PMC, Ferreira Filha MO. Community therapy and psychic distress in the family system: an approach based on the new paradigm of science. Cien Saude Colet. 2021;26(12):6211-21.
3. Lima Silva V, Medeiros CACX, Guerra GCB, Ferreira PHA, Araújo Júnior RF, Araújo Barbosa SJ et al. Quality of life, integrative community therapy, family support, and satisfaction with health services among elderly adults with and without symptoms of depression. Psychiatr Q. 2017;88(2):359-69.
4. Moura SG, Ferreira Filha MO, Moreira MASP, Simpson CA, Tura LFR, Silva AO. Social representations of integrative community therapy by the elderly. Rev Gaucha Enferm. 2017;38(2):e55067.
5. Carvalho MA, Dias MD, Miranda FA, Ferreira Filha MO. Contributions by integrative community therapy to users of psychosocial care centers (CAPS) and family members: thematic oral history. Cad Saude Publica. 2013;29(10):2028-38.
6. Padilha CS, Oliveira WF. Social representation of the community therapist in the Brazilian unified health system. Cien Saude Colet. 2013;18(8):2211-20.
7. Jatai JM, Silva LM. Nursing and the implementation of integrative community therapy in the family health strategy: an experience report. Rev Bras Enferm. 2012;65(4):691-5.
8. Ferreira Filha MO, Carvalho MA. Community therapy at psychosocial care centers: (dis)connecting relevant points. Rev Gaucha Enferm. 2010;31(2):232-9.
9. Camarotti MH, Freire TCGP, Barreto AP. Terapia comunitária integrativa sem fronteiras: compreendendo suas interfaces e aplicações. Brasília: MISMEC-DF; 2011.
10. Turra V. Protocolo de atendimento psicológico em saúde orientado para o problema (PAPO): uma proposta para internação cirúrgica. Brasília: Universidade de Brasília; 2012.

11. Barreto AP. Terapia comunitária passo a passo. Fortaleza: Gráfica LCR; 2008.

12. Cotchett M, Frescos N, Whittaker GA, Bonanno DR. Psychological factors associated with foot and ankle pain: a mixed methods systematic review. J Foot Ankle Res. 2022;15(1):10.

13. Fleckenstein J, Flössel P, Engel T, Krempel L, Stoll J, Behrens M et al. Individualized exercise in chronic non-specific low back pain: a systematic review with meta-analysis on the effects of exercise alone or in combination with psychological interventions on pain and disability. J Pain. 2022.

14. Ho E, Ferreira M, Chen L, Simic M, Ashton-James C, Comachio J et al. Psychological interventions for chronic non-specific low back pain: protocol of a systematic review with network meta-analysis. BMJ Open. 2020;10(9):e034996.

15. Ho EK, Chen L, Simic M, Ashton-James CE, Comachio J, Wang DXM et al. Psychological interventions for chronic, non-specific low back pain: systematic review with network meta--analysis. BMJ. 2022;376:e067718.

16. Houwen T, Munter L, Lansink KWW, Jongh MAC. There are more things in physical function and pain: a systematic review on physical, mental and social health within the orthopedic fracture population using PROMIS. J Patient Rep Outcomes. 2022;6(1):34.

17. Ruano A, García-Torres F, Gálvez-Lara M, Moriana JA. Psychological and non-pharmacologic treatments for pain in cancer patients: a systematic review and meta-analysis. J Pain Symptom Manage. 2022;63(5):e505-20.

18. Yap ZL, Summers SJ, Grant AR, Moseley GL, Karran EL. The role of the social determinants of health in outcomes of surgery for low back pain: a systematic review and narrative synthesis. Spine J. 2022;22(5):793-809.

19. Che X, Cash R, Chung S, Fitzgerald PB, Fitzgibbon BM. Investigating the influence of social support on experimental pain and related physiological arousal: a systematic review and meta-analysis. Neurosci Biobehav Rev. 2018;92:437-52.

20. Petrucci G, Papalia GF, Russo F, Vadalà G, Piredda M, De Marinis MG et al. Psychological approaches for the integrative care of chronic low back pain: a systematic review and meta-analysis. Int J Environ Res Public Health. 2021;19(1).

21. Turra V, Almeida FF, Doca FNP. Protocolo de atendimento psicológico em saúde orientado para o problema. Psico. 2012;43(4):500-9.

22. Brasil. Ministério da Saúde (MS). Conselho Nacional de Saúde (CNS). Resolução n. 466, de 12 de dezembro 2012. Brasília: MS/CNS; 2012.

Índice remissivo

A

Abhyanga, 106

Aceitação, 129

Acolhimento, 208

Aconitum napellus (capuz-de-frade), 114

Acupuntura, 27

    auricular, 49

    em pequenos animais, 152

      indicações da, 156

    evidências científicas para a efetividade da, 30

    mecanismo

      de ação, 27, 153

        local da, 28

      segmentar da, 28

      suprassegmentar da, 29

    pontos utilizados no controle da dor, 154

Águas minerais naturais, 190

Aldeídos, 35

Alívio da dor por meio da música, 137

Ampliação, 132

Analgesia

    e massagem, 104

    e óleos essenciais, 35

Angústia espiritual, 82

Antropologia cultural, 207

Aquapuntura, 154

Arnica montana (arnica-da-montanha), 115

Aromaterapia, 33

    massagem com, 106

    no processo doloroso, 33

Arteterapia, 41, 42

Artrite, 113

Artrite reumatoide, 104

Asanas, 195

Auriculoterapia, 49

    anatomia e neurofisiologia da, 49

    chinesa, 50

    evidências para manejo da dor, 51

Autodireção, 72

Autonomia, 210

Autossuporte, 72

B

Beneficência, 211

Bioestimulação, 87

Bryonia alba (briônia), 114

C

Calatonia, 55, 56

Caminhos neurais, 136

Campo eletromagnético, 69, 70

Cefaleia, 113

Cetonas, 35

Chakras, 163, 164

Chamomilla matricaria (camomila), 115

Confiança, 129

Conotação positiva, 209

Construção, 132

Crenoterapia, 187, 188

Cromoterapia, 61, 64

Cuprum metallicum praeparatum

    (cobre), 115

D

Dor, 19
  abdominal, 113
  acupuntura e, 27
  aguda
    em pacientes
      neonatais, 105
      queimados, 105
    no período de trabalho de parto, 105
    pós-operatória, 105
  aplicações externas para, 117
  arteterapia, 41
  auriculoterapia, 49
  calatonia e, 55
  conceito, 95
  cromoterapia e, 61
  crônica, 21, 22, 95, 104
    efeitos do *yoga* na, 196
    em diversas regiões do corpo em profissionais da saúde, 104
  medicina antroposófica e, 110
  sofrimento e, 20
  em animais manejo da, 149
  EMF Balancing Technique® e, 69
  emocional, 136, 179
  epidemiologia, 95
  espiritual, 82
  espiritualidade e, 79, 81
  familiar, 82
  financeira, 82
  física, 82, 136
  fotobiomodulação e, 87, 88
  interpessoal, 82
  lombar, 113
  massoterapia e, 103
  medicina atroposófica e, 109
  mindfulness e, 123, 124
  miofascial, 114
  musicoterapia e, 135, 137
  oncológica, 105, 114
    em cuidados paliativos, 105
  psíquica, 82
  reflexologia e, 161
  social, 82, 136
  terapia
    comunitária e, 207
    floral e, 179
  total, 21, 82

E

Electromagnetic Field Balancing Technique®, 69, 71
Eletroacupuntura, 154
Emprego da acupuntura em equinos, 156
Enxaqueca, 113
Equidade, 211
Equilíbrio da sabedoria e da emoção, 72
Espiritualidade, 79, 81
Essências florais, 179
Éteres, 35

F

Fadiga crônica, 114
Farmacoacupuntura, 154
Fenóis, 35
Fibromialgia, 105, 114
Filtro seletivo talâmico, 50
Floral(is), 180
  Acqua amarelo, 184
  Acqua azul, 184
  Acqua rosa, 184
  Anemone, 182
  Arnica, 181
  Bluebell, 182
  Bromélia 1, 184

Chiton, 182

Clematis, 183

Crowea, 182

da Austrália, 182

da Califórnia, 181

da Inglaterra, 183

dandelion, 181

do Pacífico, 182

Dog rose of the wild forces, 182

Egel, 184

Elm, 183

filhas de Gaia, 183

Five corners, 182

Hornbeam, 183

Impatiens, 183

Lavender, 181

Love lies bleeding, 181

Mussel, 182

Pyatã, 184

Rudá, 184

Self Heal, 181

Star of Bethlehem, 183

Thini-Á, 184

Vervain, 183

Formação reticular do tronco cerebral, 50

Fortalecimento da energia do centro, 72

Fotobiomodulação, 87, 88

G

Gerotranscedência, 81

H

Hatha Yoga, 195

Hipnose, 95

conceito, 96

e dor achados clínicos sobre, 99

ericksoniana, 99

história, 97

no manejo da dor, 95

regulamentação no Brasil, 98

Hipnoterapia, 99

J

Justiça, 211

K

Kriya yoga, 195

L

Laser, 87

LED, 87

Lesão química do núcleo pulposo, 144

Liberdade na energia do amor, 73

Lombalgia, 104, 105

M

Massagem, 103

analgesia e, 104

com aromaterapia, 106

terapêutica, princípio da técnica, 103

Massoterapia, 103

Mecanismo

segmentar da acupuntura, 28

suprassegmentar da acupuntura, 29

Medicações antroposóficas no tratamento da dor, 114

Medicamentos antroposóficos insumos, 118

Medicina antroposófica, 109, 110, 116

Mente de principiante, 129

Metacognição, 125

Mindfulness, 123, 124

Modulação da ativação cerebral, 30

Monoterpenoides, 35

Monoterpenos, 35

Musicoterapia, 135, 137

N

Não
- julgar, 129
- lutar, 129
- maleficência, 210

Nicotiana tabacum (tabaco), 115

O

Óleos essenciais, 33
- analgesia e, 35
- modos de aplicação, 34
- uso direcionado, 38

Organização
- anímica ou das emoções (OA), 110, 112
- do eu (ser individual), 112
- do eu ou do ego (OEU), 110
- física (OF), 110, 112
- vital (OV), 110, 112

Oxalis acetosella (azedinha), 115

Ozônio, 143, 144

Ozonioterapia, 143
- complicações, 146
- conceitos, 143
- mecanismos de ação, 143
- propriedades analgésicas da, 144

P

Paciência, 129

Pedagogia de Paulo Freire, 207

Peróxido de hidrogênio, 144

Pesquisas em dor em massagem, 104

Pontos de acupuntura utilizados no controle da dor, 154

Pranayama, 195

Práticas integrativas e complementares em saúde, 41, 73, 96
- no manejo da dor em animais, 149
- no tratamento da dor e do sofrimento, 22

Procedimentos dolorosos cirúrgicos e cuidados paliativos, 114

Protocolo analgésico para o alívio da dor, 187

Q

Qualidade de vida, 81

Quick massage, 106

Quiropraxia em animais, 150

R

Realização energética, 72

Reflexologia, 106, 171

Regulação
- de baixo para cima (*bottom-up*), 128
- de cima para baixo (*top-down*), 128

Reiki, 171
- ciência investigando o, 175
- metodologia, 172

Resiliência, 207

Rhus toxicodendron (Sumac venenoso), 114

Rituais de agregação, 209

Rodas de terapia comunitária, 208

S

Senso de coerência, 111

Sequência calatônica, 57

Sesquiterpeno betacariofileno, 35

Sesquiterpenoides, 35

Sesquiterpenos, 35

Shantala, 106

Shiatsu, 106

Síndrome(s)
- complexa regional, 114
- dolorosas, 113

Sistema(s)
- além do dr. Bach, 181
- ararêtama, 183

metabólico-motor (endoderma), 112

neuroendócrino imunológico, 69

neurossensorial (ectoderma), 112

rítmico (mesoderma), 112

Sofrimento, 19, 20

Soltar, 130

T

Técnica(s)

calatônica, 56

de estimulação nos pontos de acupuntura mais utilizados em pequenos animais, 154

Teoria(s)

da comporta, 128

da comunicação, 207

das comportas (mecanismo segmentar ou espinhal), 50

neuroendócrina, 69

Terapia(s)

com oxigênio-ozônio, 144

comunitária, 207

apreciação da condução da terapia, 209

contextualização, 208

encerramento, 209

escolha do tema, 208

potencialidades e prováveis fragilidades da técnica, 210

problematização, 209

propostas de reflexão, 210

de fotobiomodulação, 87

floral, 179

Termalismo, 187, 188

Terpeno limoneno, 35

Transformação, 132

Trataka, 195

Tratamentos da dor na medicina antroposófica, 116

V

Viscum album, 115

X

Yoga, 195

atuando na dor, 195

nidra, 195

Este livro foi impresso nas oficinas gráficas da Editora Vozes Ltda.,
Rua Frei Luís, 100 – Petrópolis, RJ.